노화는 나이가 아니라
습관이 결정한다

SLEEP DRINK BREATHE

Copyright © 2024 by Sleep Doctor, LLC
All rights reserved
Korean translation rights arranged with Glass Literary Management through EYA Co., Ltd.

Korean Translation Copyright © 2025 by Page2Books

이 책의 한국어판 저작권은 EYA 에이전시를 통해
저작권사와 독점 계약한 '페이지2북스'에 있습니다.
저작권법에 의해 보호를 받는 저작물이므로 무단 전재와 복제를 금합니다.

노화는 나이가 아니라
습관이 결정한다

마이클 브루스 지음 | 김하린 옮김

미국 수면의학위원회
ABSM 공인 전문가
마이클 브루스 박사가
25년간 연구한 건강 루틴

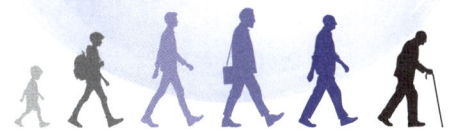

P page2

거참, 건강해지기 한번
되게 복잡하네!

다음 이야기가 어쩐지 내 이야기처럼 익숙하게 들리는지 보라. 평소 즐겨 듣는 건강 관련 팟캐스트에서 추천한 녹즙을 한 달 치 구매했다. 그러나 이게 웬걸, 겨우 한 모금 마시고는 너무 맛이 없어서 그대로 내팽개쳤다. 찬물 목욕이 몸에 좋다고 해서 마당에 전용 욕조까지 설치했건만 딱 한 번 사용하고 모셔 두었다. 온몸 구석구석을 최적화해 준다는 말에 혹해 비싼 돈을 들여 영양제를 샀지만, 결국 지금 영양제 통은 선반에서 뽀얗게 먼지만 뒤집어쓰고 있다. 큰맘 먹고 산 실내 자전거는 옷걸이 신세로 전락했다. 유전자가 변형되지 않은 자연식품만 먹으려고 밀키트를 구매했으나 모아 놓은 돈만 축내고 이렇다 할 효과는 하나도 보지 못했다.

수면 박사인 나는 여러 주요 분야에서 건강을 열심히 챙기는 사람들을 만나 그들과 자주 대화를 나눈다. 그러다 보면 이와 비슷한 사연을 하루에 열 번은 듣는다. 요즘에는 모든 기사를 올라오는 족족 읽어야 하고 새로운 기술이나 보충제나 기기는 출시되는 대로 전부 사용해 봐야 한다고들 한다. 하지만 유행하는 보충제나 건강 비법이 눈 깜짝할 새 휙휙 바뀌는 통에, 특정 방법이 과연 여전히 권장되는 방법인지 몰라 결국 대체 뭘 어떻게 해야 할지 막막한 상태에 빠지고 만다.

게다가 그때마다 들어가는 비용은 또 어떤가! 대다수의 건강 관련 제품과 프로그램은 건강이라는 목표를 고급 포장지에 싸서 유료로 판매한다. 건강 인플루언서와 팟캐스트 진행자들은 건강을 일종의 사치 산업으로 바꾸어 놓았다.

인플루언서와 팟캐스트 진행자들이 뭐라고 말하든, 건강은 누구나 돈 한 푼 안 들이고 도달할 수 있는 목표다! 소셜 미디어에서 몸이 무척 탄탄하고 좋아 보이는 사람들이 뭐라고 하든 유행하는 건강 관련 제품을 죄다 구매할 필요는 없다. 또 이래야 건강하다, 저래야 건강하다 하고 여기저기서 떠드는 말에 휩쓸리는 것도 우리 잘못은 아니다. 그러한 말들은 사회 곳곳에 퍼져 있다. 병을 예방하거나 낫게 해 주는 기적의 비법이 새로 나왔다는데 솔깃하지 않을 사람이 어디 있겠는가?

하지만 건강을 가장 열심히 챙기는 사람들이 실은 건강에 잘못된 방식으로 접근하고 있다고 하면 어떨까? 탁월한 최신 기법을 시도하며 건강이라는 모호한 상태를 거머쥐려고 애쓰는 사이 사람들은 정작 건강의 가장 기초적인 측면을 잊어버린다. 이들은 모든 것을 완벽하게 해야 한다고 여기고, 1월을 맞이하면 "새해가 됐으니 새로운 나로 거듭나겠어."라는 굳은 다짐으로 단기간에 급격히 변하려고 하다가 실패를 맛본다. 호기롭게 세운 목표의 무게에 짓눌려 주저앉는 것이다. 좌절감과 죄책감이 스멀스멀 찾아들면 사람들은 그대로 포기하고 만다. 그리고 다음번 유행이 불어닥치면 똑같은 일이 반복된다.

우리는 건강 관련 유행을 따라갈 필요도 없고 행여 유행을 놓칠까 봐 전전긍긍할 필요도 없다. 기본으로 돌아가 건강의 기초 원리만 제대로 파악한다면 무료 혹은 저렴한 비용으로도 몸 상태를 회복하고 건강을 증진하는 체내 환경을 조성할 수 있다. 우리가 매일 여러 차례 반드시 해야만 하는 단순한 생체 작용이나 생체 행동이 몇 가지 존재하는데, 이 몇 가지만 제대로 하면 전반적으로 건강해질 수 있다.

실질적이고 장기적인 건강을 얻는 비결이 딱 세 가지(세 가지라고 하면 나는 어쩐지 충분히 할 수 있을 듯한 느낌이 들어서 좋다.)로 귀결된다고 하면 어떻겠는가? 생명 유지에 필수적이고, 온몸에 영향을 미치며, 우리가 조절할 수 있는 굵직한 생체 행동 세 가지는 바로 수면과 수분 섭취와 호흡이다. 만일 모든 사람이 건강 산업 분야에서 출시한 각종 기기, 장치, 로션, 건강 음료를 기웃거리는 대신 딱 이 세 가지에만 집중했다면, 이미 모두가 건강으로 가는 출발선에 서 있을 것이다. 기적적인 결과를 약속하는 값비싼 상품의 행렬과 방대하게 쏟아지는 건강 정보로 인해 과거의 나를 비롯해 지금의 많은 이들이 지레 겁먹지도 않았을 것이다.

그렇다면 이쯤에서 아주 간단한 질문을 하나 하겠다.

만일 수면과 수분 섭취와 호흡을 잘못하고 있다면 어떻게 될까? 그게 과연 그렇게 큰 문제일까?

두말하면 잔소리다!

우리가 매해 정기 건강검진을 받으러 병원을 찾을 때 의사들은 이 세 가지 생체 행동에 관해 거의 언급하지 않는다. 가끔가다 "요즘 잠은 어떻게 주무세요?", "물은 충분히 마시고 계십니까?"라고 질문하는 주치의는 있을지도 모르겠다. 그러나 만일 "숨은 얼마나 깊게 쉬십니까?"라고 묻는 의사가 있다면 나는 깜짝 놀라 진찰대에서 떨어져 나동그라질 것이다. 환자가 호흡기 질환 위험군이거나, 흡연자이거나, 이미 만성폐쇄성폐질환으로 진단받지 않은 이상 호흡이라는 주제는 나올 확률이 희박하다.

생명을 유지하는 생체 행동인 수면과 수분 섭취와 호흡에 주치의들이 별 관심을 두지 않는 이유는 간단하다. 만약 환자가 이 세 가지를 제대로 하지 못했으면 애초에 자기 발로 멀쩡히 병원에 찾아오지도 못했을 것이므로 어련히 알아서 잘하고 있으려니 짐작하기 때문이다. 수면과 수분 섭취와 호흡에 관해서는 의사뿐 아니라 대부분 사람이 이렇게 생각하는 것으로 보인다.

솔직히 말해 보자. 의사들은 환자가 이 세 가지 근본적인 생체 활동을 당연히 기본적으로 잘하고 있으리라고 여긴다. 그리고 아마 여러분도 이렇게 생각할 것이다. 어쩌면 지금쯤 머릿속에 이런 의문이 떠올랐을지도 모르겠다.

'내가 대체 이걸 왜 걱정해야 하지? 평생 잠자고 물 마시고 숨 쉬면서 살았고 여태 잘만 살아 있는걸. 게다가 이건 몸이 알아서 조절해 주는 부분이잖아.'

무언가를 적당히, 최소한 할 만큼만 하는 것은 그것을 잘하는 것, 노력해서 더 많은 결실을 얻어 내는 것과는 엄연히 다르다. 건강과 안녕과 장수의 밑바탕을 이루는 수면과 수분 섭취와 호흡을 어차피 할 거라면, 몇 가지 간단한 습관을 들여 건강을 크게 개선하면 더 좋지 않겠는가? 이렇게 생각해 보자. 우리는 이미 걷는 법을 잘 안다. 하지만 여기서 그치지 않고 매일 1만 보씩 걷는다면 걷기를 통해 훨씬 더 많은 혜택을 누릴 수 있을 것이다!

다음으로 어차피 자연적으로 조절되는 생체 행동을 왜 굳이 신경 써야 하는지에 대해 이야기해 보자. 우리 몸에 우리를 잠들게 하고 갈증을 일으켜 물을 마시게 하고 폐를 움직여 숨을 들이쉬고 내쉬게 하는 체계가 갖춰져 있는 것은 사실이다. 다음은 이러한 체계에 관한 간략한 설명이다.

수면. 신체에서 수면과 대부분의 생물학적 기능을 관장하는 주체는 생체 시계다. 이는 뇌 속 깊숙이 묻힌 아몬드 크기의 샘인 시상하부에 있는 시교차상핵Suprachiasmatic Nucleus이라는 신경 다발이다. 해가 져서 밖이 어두워지면 시교차상핵은 솔방울샘에 신호를 보내 멜라토닌 호르몬을 서서히 분비하게 함으로써 스트레스 호르몬인 코르티솔의 생성을 막고 혈압과 체온과 심박수를 낮추는 연쇄 반응을 일으킨다. 이로써 우리가 긴장을 풀고 휴식과 수면을 취하게 한다.

아침에는 똑같은 과정이 반대로 일어나서 멜라토닌 분비가 멈추고, 코르티솔 수치가 치솟고, 혈압과 체온과 심박수가 상승하면서 잠에서 깨어난다.

수분 섭취. 갈증을 느끼게 하는 중추 또한 시상하부에 있다. 시상하부는 우리 몸에서 매우 중요한 혈액 내 수분과 염분의 비율을 감지한다. 나트륨 농도가 지나치게 높아지면 시상하부는 입과 목의 신경에 신호를 보내 갈증을 느끼게 한다. 그 순간 우리는 물을 마시고 싶어진다. 이때 물을 마시지 않으면 목이 타들어 가는 듯 갈증이 나고, 입 안과 입술이 바싹바싹 마르고, 눈이 건조해지고, 신경이 예민해지고, 심지어 두통이 오는 등 몸이 어서 물을 마시라는 신호를 보낸다. 만약 이 신호를 무시하면 뇌가 비상경보를 울린다. 탈수 증상은 점점 심해지다가 물을 벌컥벌컥 들이켜는 순간에야 잦아든다. 우리가 수분을 보충하는 동안 뇌는 도파민을 분비해 우리에게 물을 마셔 줘서 고맙다는 인사를 건넨다.

호흡. 우리가 매일 1만 7,000번에서 2만 5,000번가량 반복하는 들숨과 날숨은 자율 신경계에서 제어하고 감시한다. 자율 신경계는 심장이 뛰게 하고, 장이 음식물을 소화하게 하고, 간이 대사 작용을 하게 하는 신경계이기도 하다. 우리가 애써 기억하지 않아도 신체는 생명을 유지하는 이러한 기능들을 스스로 수행한다. 살면서 '달릴 때는 숨을 깊게 쉬라고 폐에 꼭 일러둬야겠군.'이라고 생각해 본 적이 있는가? 그렇게 생각하는 사람은 아무도 없다. 우리가 의식적으로 생각하든 하지 않든 심호흡은 저절로 이루어진다.

호흡을 관장하는 호흡 중추는 뇌의 숨뇌에 있다. 숨뇌는 혈액 내 산소와 이산화탄소의 비율을 철저히 감시한다. 혈중 이산화탄소 농도가 너무 높아지면 숨뇌는 갈비뼈 사이의 늑간근과 복부의 횡격막 근육에 수축하라는 신호를 보내 폐에서 공기를 배출시킨다. 또 산소가 부족하면 늑간근을 이완하고 횡격막을 평평해지게 하여 폐를 확장한다. 이러한 움직임은 진공 효과를 일으켜서 코와 입을 통해(비강 호흡과 구강 호흡에 관해서는 나중에 설명할 것이다.) 기관지를 거쳐 폐 속 작디작은 허파꽈리까지 공기를 끌어들인다.

우리 몸은 참으로 경이롭다. 인체는 위에서 설명한 일들뿐 아니라 우리가 거의 의식하지 못하는 영역에서 훨씬 더 많은 일을 부지런히 하고 있다. 모든 장기와 계통이 최상의 효율로 조화롭게 작동할 때 우리는 항상성이라는 전신 균형 상태에 도달한다. 그러나 항상성은 깨지기 쉽다. 우리는 몸의 조절 체계를 당연하게 여기고, 내가 무슨 짓을 하든 몸이 알아서 항상성을 유지해 주겠거니 생각하면서 그저 살던 대로 살아갈 수도 있다. 그러나 그것은 단단히 실수하는 것이다.

수면, 수분 섭취, 호흡을 조절하는 뇌의 안전장치는 스트레스, 기술, 빛 공해, 환경 독소와 식품 독소, 불안, 장시간 앉아서 지내는 생활, 카페인, 알코올, 약물 등 사실상 현대 생활의 모든 요소에 의해 방해받을 위험이 있다. 현대사회를 살아가는 사람들의 가장 기본적인 생체 기능은 교란되어 제대로 작동하지 못할 때가 많다.

> 생명을 유지하는 근본적인 생체 행동에 작은 결함 하나만 생겨도 몸 전체를 삐걱거리게 하는 나쁜 반응이 줄줄이 일어나 질병의 근원인 염증이 생기고, 체중이 증가하고, 호르몬 불균형과 감정 기복과 에너지 저하가 발생할 수 있다.

균형 상태와 마찬가지로 불균형 상태도 영구적이지는 않다. 우리가 이미 하는 잠자기, 물 마시기, 숨쉬기의 방식을 조금만 개선해도 좋은 반응이 줄지어 나타나서 항상성, 즉 체내 균형 상태를 되찾을 수 있다. 사실상 우리는 마음만 먹으면 하루아침에라도 호르몬 불균형을 바로잡고, 염증을 줄이고, 활력과 차분함을 되찾고, 삶의 질을 높이고, 질병과 사망의 위험을 낮출 수 있다.

신체는 균형을 유지하려고 하고, 기분 좋은 상태에 머무르고 싶어 한다. 우리는 그저 몸이 자기가 하고 싶어 하는 일을 할 수 있도록 옆에서 돕기만 하면 된다. 인간은 단순히 생존하는 것을 넘어서서 건강하게 살아갈 능력이 있다. 기초를 탄탄하게 다질 때 우리는 건강히 잘 살 수 있다. 우리는 수면계의 테일러 스위프트, 수분 섭취계의 고든 램지, 호흡계의 스테픈 커리가 될 수 있다. 오늘 하루 잘 자고, 물 한 잔 마시고, 숨 한 번 제대로 쉬는 것부터 차근차근 나아가면 된다.

건강을 구성하는 도미노 조각들

모든 행동은 다른 행동에 영향을 미치고 다른 행동을 유발한다. 잘못된 행동 하나가 다른 잘못된 행동으로 이어지고, 그 결과는 두 배에 그치지 않고 여러 배로 불어나 돌아올 때가 많다.

그러나 다행히 그 반대도 성립한다. 건강에 유익한 행동 하나가 다른 유익한 행동으로 이어지고, 그로 인한 엄청난 결실은 인생의 경로까지 뒤바꿔 놓을 수 있다.

나는 24년 동안 수면 박사로 활발하게 활동하면서 이런 현상을 수도 없이 목격했다. 건강한 수면 습관을 들이면 환자들은 온종일 활기가 넘치고, 삶의 거의 모든 영역에서 전보다 나은 선택을 한다. 이를테면 더 건강한 간식을 고르고, 헬스장에 더 자주 가는 식이다.

긍정적인 변화는 비단 건강에만 국한되지 않는다. 브레인 포그Brain Fog(머릿속에 안개가 낀 듯한 증상 - 옮긴이)가 걷히면 사람들은 직장에서 펄펄 날아다니기 시작한다. 휴식을 충분히 취해서 짜증이 줄어들면 인간관계도 자연스럽게 좋아진다. 잘못된 생체 행동 양식 하나를 고침으로써 미처 생각지도 못했던 정신적, 정서적, 신체적 건강이 덩달아 저절로 개선되는 것이다. 심지어 내게 이렇게 말한 환자도 있었다.

"잠 좀 잘 잤다고 연봉이 인상되고 이혼 소송까지 중단하게 될 줄 누가 알았겠습니까?"

그때 일을 돌이켜 보며 나는 건강이라는 도착점을 향해 죽 늘어선 도미노의 첫 번째 조각이 양질의 수면이라는 생각이 들었다. 건강은 지극히 기본적인 행동에서부터 시작한다. 그러므로 양질의 수면은 건강으로 가는 도미노의 행렬 중에 첫 번째 도미노다. 일단 첫 번째 도미노를 쓰러뜨리고 나면 이로 인해 여러 가지 혜택이 따를 뿐 아니라 건강에 유익한 다른 행동까지 잇따라 일어날 테고, 그러면 이후에 무슨 일이 벌어질지는 여러분도 짐작할 것이다.

우리가 어떤 건강 목표를 세우든 간에 우리 몸은 그 목표로 향하는 경로에 서 있다. 우리는 건강한 식단 지키기, 규칙적으로 운동하기, 염증 줄이기, 스트레스 완화하기, 더 행복한 마음가짐 갖기 등을 목표로 설정할 수 있다. 먼저 수면이라는 도미노를 쓰러뜨리고 나면 나머지 도미노도 크게 힘들이지 않고 넘어뜨릴 수 있다. 줄줄이 쓰러진 도미노 행렬의 끝에서 우리는 모두가 원하는 것, 바로 건강과 안녕과 행복의 근간이 되는 균형 잡힌 체내 환경을 얻을 것이다. 한때 나는 환자들에게 이렇게 이야기하곤 했다.

"잠을 잘 자면 몸에 이로운 연쇄 반응이 일어납니다. 특별히 다른 노력을 기울이지 않아도 건강에 유익한 다른 여러 행동이 자연히 뒤따라 오죠."

나는 내 소중한 친구인 조 폴리쉬가 쓴 책『삶은 베푸는 사람에게 베푼다Life Gives to the Giver』를 읽고 나서 수면을 '건강의 도미노Domino of Wellness'라고 부르기 시작했다. 이 책에서 조는 인생의 여러 영역에서 기본이 되는 부분을 도미노라는 개념을 활용해서 설명한다. 나는 나 자신에게 이렇게 물었다.

"건강의 근본을 이루는 도미노는 과연 무엇일까? 솔직히 요즘은 건강해지기가 너무하다 싶을 정도로 복잡해졌잖아?"

나는 나를 찾는 환자들 사이에서 긍정적인 결과를 목도하는 한편 과학적인 연구 결과도 살펴보았다. 원체 깊이 파고들어 연구하기를 좋아하는 나는 여러 문헌을 파헤쳐서 내가 세운 이론을 확인하고 이를 뒷받침하는 증거를 무더기로 찾아냈다. 수면이라는 필수적인 생체 행동을 최적화하면 전반적인 건강과 안녕, 즉 삶 전체에 도움이 된다.

2023년 미국 수면 재단National Sleep Foundation에서 자체 수면 건강 평가 시스템인 '베스트 슬렙트 셀프Best Slept Self'를 활용해 조사한 결과에 따르면 75퍼센트의 응답자가 수면 건강에서 C, D, F 등급을 받았다. 또 이와 엇비슷한 비율의 응답자가 수면 만족도가 낮다고 보고했다.[1] 이처럼 처참한 수면 건강 실태로 인해 수백만 명이 면역력 저하, 극심한 피로, 만성 염증, 인지 기능 저하, 기분 장애, 그 밖에도 많은 문제로 고생하고 있다.

건강의 첫 번째 도미노는 수면이다. 내 전문 분야이기도 한 수면은 우리가 건강한 삶을 살기 위해 가장 먼저 바로잡아야 할 근본적인 생체 행동이다.

건강의 두 번째 도미노는 수분 섭취다. 수분 섭취 분야에 학위를 보유하고 있지는 않지만, 평생 달리기와 운동을 하면서 수분 보충을 주의 깊게 연구해 왔다. 나는 땀이 많은 편이라 1.6킬로미터를 달리면 윗옷

전체가 흠뻑 젖는다. 그래서 여러 해에 걸쳐 수분 섭취를 조사했고, 조사한 결과를 내 임상 업무에 접목했다. 그 결과 미국인의 75퍼센트가 만성 탈수 상태임을 알게 되었다.[2]

몸에 수분이 부족하면 순환계가 둔해져 장기와 세포에 영양분을 효율적으로 전달하지 못한다. 호르몬 경로도 막히고 만다. 최근 연구에서는 당뇨병, 관절염, 심장 질환, 뇌졸중 등 수많은 질병의 원인으로 지난 몇 년간 꾸준히 지목된 만성 염증이 탈수와 관련이 있다고 본다. 반면 몸에 수분이 넉넉하면 활력이 넘치고 면역력이 강해지며 세포에 영양이 원활하게 공급된다.

건강의 세 번째 도미노는 호흡이다. 박사 학위를 받은 후 6년 반 동안 나는 조지아주 디케이터에 있는 사우스이스턴 폐 전문 병원Southeastern Lung Care에서 호흡기 내과 전문의 여섯 명과 함께 근무했다. 나는 수면무호흡증이라는 호흡 장애를 중점적으로 치료했다. 호흡기 내과 의사인 동료들 사이에서 일하는 동안 나는 호흡에 관해 어깨너머로 꽤 많은 것을 배웠고, 임상이나 학술 활동 외에도 빔 호프(자신이 고안한 호흡법으로 극한의 추위를 견디기로 유명한 네덜란드의 인물, 일명 '아이스맨'으로 불린다. - 옮긴이) 같은 전문가들과 함께 훈련하고 호흡 요법 수련회에 참석하면서 호흡에 관한 지식을 늘려 갔다.

그렇게 공부하다 보니 나는 사람들이 대부분 올바르게 숨 쉬는 법을 잘 모른다는 사실을 알게 되었다. 말도 안 되는 소리처럼 들릴지도 모르겠다. 어쨌거나 산 사람이라면 누구나 1분에 최소 여섯 번에서 최대

스물다섯 번까지 호흡하고 있지 않은가. 하지만 상대적으로 몸집이 큰 성인의 경우 한 번 호흡할 때마다 공기를 최대 6리터까지 들이마실 수 있는 폐 용량을 보유하고 있음에도 대부분 사람은 젊을 때조차 최대 용량의 고작 70퍼센트를 들이마시는 데 그친다. 나이가 들면 폐 기능은 40퍼센트까지 급격히 감소한다.[3]

폐 기능이 약화되는 속도를 늦추려면 호흡기 근육을 강화해야 한다. 여러분은 횡격막을 탄탄하게 단련해야겠다고 생각해 본 적이 있는가? 폐와 폐 주변 근육을 단련하면 뇌줄기에서 골반까지 뻗어 있고 그 사이에 있는 거의 모든 기관에 영향을 미치는, 몸에서 가장 긴 신경 중 하나인 미주신경까지 함께 단련된다.

미주신경은 휴식 및 소화 시스템으로 알려진 부교감신경계를 활성화해 스트레스 반응을 멈춤으로써 몸을 이완 상태로 전환하여 아픈 곳을 치유하고 활기를 되찾게 하는 중요한 역할을 한다. 이는 어느 모로 보나 건강에 가까워지는 작용이라 할 수 있다.

이미 언급했듯 모든 건강한 상태는 항상성에서 시작된다. 그러나…

> 수면, 수분 섭취, 호흡 방식을 최적화하지 않으면 전신 균형 상태에 다다르지 못한다.

균형은 잠을 자고, 수분을 섭취하고, 숨 쉬는 습관을 고쳐야 얻을 수 있다. 5,000달러짜리 매트리스나 스탠리Stanley 사에서 나오는 45달러짜리 물병을 살 필요는 없다. 내가 말하는 변화는 누구나 공짜로 할 수 있는 작은 행동들을 가리킨다. 건강의 도미노 세 개를 살살 건드리기 시작하면 하루를 살아가면서 전보다 기운이 넘치고 마음가짐이 긍정적으로 변하는 것을 곧바로 느낄 것이다.

그러는 동안 체내에서는 염증이 잦아들고, 호르몬이 균형을 이루고, 세포들이 기뻐서 춤을 출 것이다. 자신의 건강 목표에 도달하려면 잠을 자고, 수분을 섭취하고, 숨을 쉬자. 일단 이것부터 해결한 다음에 녹즙, 사우나, 찬물 목욕, 그 외에 건강 시장에서 새로이 떠오르는 여러 아이디어를 고려해도 늦지 않다.

∞

건강의 도미노 효과를 누리려면 이 세 가지 시스템에 관해 배우고, 나쁜 습관을 없애고, 새로운 습관을 확립해야 한다. 나는 여러분이 정보를 받아들이는 방식을 최적화하여 각자 자신에게 유리하게 활용할 수 있도록 이 책을 구성하였다. 그리하여 하나의 도미노를 다룰 때마다 다음의 네 가지 내용을 이야기하려고 한다.

- **진실.** 혹은 단순한 사실. 다짜고짜 이러이러하게 하라는 지침을 아는 것만으로는 충분하지 않다. 먼저 왜 그렇게 해야 하는지 이유부터 이해해야 지침을 따를 가능성도 커지는 법이다. 여기서는 수면

과 수분 섭취와 호흡 기능이 어떻게 작동하는지, 그리고 체내에서 어떻게 작용하는지 설명하여 여러분이 도미노를 쓰러뜨리는 데 필요한 지식을 갖추도록 할 것이다. 걱정하지 않아도 된다. 지나치게 심도 있는 내용으로 빠지거나 어려운 용어를 쓰지는 않을 것이다. 나는 여러분에게 필요한 내용을 쉽게 전달하고자 할 뿐 부담을 주려는 게 아니다.

- **평가 도구.** 모든 발전의 경로는 올바른 지표를 활용해 기준치를 측정하는 데서 시작한다. 우리는 현재 얼마나 잘 자고, 충분히 수분을 섭취하고, 제대로 숨을 쉬고 있을까? 평가 도구를 다루는 장에서는 가정에서 무료 혹은 적은 비용으로 자신의 수면, 수분 섭취, 호흡 상태를 평가하는 방법을 소개한다. 자신이 현재 어느 정도 수준인지를 파악하고 나면 각 도미노를 하나하나 쓰러뜨리면서 기준선 너머로 꾸준히 발전할 수 있다.

- **문제 분석하고 해결하기.** 수면과 수분 섭취와 호흡이 최적의 방식으로 이루어지지 않았을 때 어떤 결과가 발생하는지 살펴보고, 그렇다면 무엇을 바꾸어야 하는지 논의한다. 설령 그동안 잘못된 방식을 고수해 왔더라도 이것은 올바른 정보를 얻고 동기 부여를 받으면 되는 문제일 뿐 부끄러워할 일이 아니다. 무언가를 다시금 배우려면 이전에 잘못 알던 지식을 뿌리 뽑는 작업부터 시작해야 한다. 여기서는 사람들이 올바른 정보를 다시 배우는 과정에서 흔히 겪는 문제에 대한 해결책도 제시할 것이다.

- **최적화 전략.** 진짜 과학에 기반해 엄선한 최고의 방법 및 실행 전략과 더불어 어떤 장치나 도구를 쓰면 좋은지도 소개하여 여러분이 새로운 습관을 빠르게 정착시키고 도미노를 쓰러뜨리도록 할 것이다.

이 책의 사용법

건강에 신경 쓰는 사람이라면 수면이나 수분 섭취나 호흡에 관해 자신이 이미 알 만큼 다 안다고 생각할 수도 있다. 그러나 이 책에서는 방대한 정보를 제공하므로 설령 여러분에게 익숙한 분야라 해도 무언가 새로운 사실을 알게 될 가능성이 매우 크다. 그렇기는 해도 만약 자신이 수면이라는 도미노를 이미 쓰러뜨렸다고 생각한다면 수면에 관한 부분은 훑어보는 정도로만 읽고, 한 번쯤 수면 상태를 평가해 본 다음 수분 섭취에 관한 장으로 넘어가도 좋다. 혹은 '호흡 평가 도구'나 '수분 섭취 문제 분석하고 해결하기'로 건너뛸 수도 있을 것이다. 이 책은 읽는 사람에 따라 각자 필요한 부분을 찾아 읽으며 자기만의 탐험을 떠나는 방식으로 활용하면 된다. 어떤 사람은 처음부터 끝까지 남김없이 읽으려고 할 수도 있다(그렇게 하면 이 책에 나온 모든 정보를 습득할 수 있을 것이고, 그만큼 권장 사항을 지키기도 쉬워질 것이다). 또 누군가는 맨 뒤에 있는 '수면 -

수분 섭취 - 호흡 계획'으로 바로 넘어가서 실천 지침에 먼저 익숙해진 다음 자세한 설명이 담긴 앞 장들로 돌아가고 싶을 수도 있다. 어느 쪽이든 각자 원하는 방식대로 이 책을 마음껏 활용해 보길 바란다.

면허를 소지한 의료 전문가로서 이야기하자면 환자들이 긍정적인 결과를 얻는 데 가장 큰 걸림돌로 작용하는 것은 환자가 지침을 얼마나 잘 따르고 수행하는가이다. 내가 본 바로 환자들은 의사의 조언이 너무 복잡하면 이를 따르기 어려워한다.

하지만 이 책에서 다루는 행동들은 애초에 실천하고 말고 할 선택지가 아예 존재하지 않는다. 이러나저러나 우리는 이 세 가지 생체 행동을 날마다 반드시 해야 한다. 어차피 꼭 수행해야 하는 생체 행동이라면 제대로 하는 편이 좋을 것이다.

나는 최대한 쉽게 실천할 수 있는 지침을 만들고자 온갖 과학적인 내용을 끌어다가 매일 건강의 도미노 세 개를 쓰러뜨리는 단순한 계획으로 변모시켰다.

이 책의 마지막 부분에 등장하는 '수면 - 수분 섭취 - 호흡 계획'은 수면, 수분 섭취, 호흡을 최적화하는 전략을 일상생활에 매끄럽게 녹여 낸 3주간의 실천 지침이다. 나는 이 방안이 과학과 상식이 만나서 한데 어우러진 요약본이라고 생각한다.

'수면 - 수분 섭취 - 호흡 계획'은 무척 단순하고 실행하기 쉽다. 처음에는 한 번에 몇 가지만 조금씩 바꿔 보다가 이후에 몇 가지 변화를 덧

붙이는 방식이다. 행동 양식을 바꾸면 그 즉시 전보다 활력이 넘치고 기분이 좋아지는 것을 체감할 테고, 그러한 발전이 있으면 계속해서 실천을 이어 나갈 동기가 피어오를 것이다. 또한 모든 적응 과정이 쉽고 즐겁게 이루어질 것이다. 실제로 여러분은 이제 이 계획을 빨리 실천하고 싶어 기대하는 마음마저 들 것이고 어쩌다 빼먹는 날이면 오히려 어색한 기분이 들지도 모른다.

이 계획은 매우 단순하므로 누구나 겁먹지 않고 꾸준히 실천할 수 있다. 실행 후 며칠만 지나도 신체적, 정신적, 정서적으로 건강이 개선될 것이다. 몇 주 후면 새로운 건강 습관이 몸에 익을 테고, 뇌가 새로운 습관을 학습하여 자동화했을 것이다. 그리하여 수면과 수분 섭취와 호흡을 잘하고 있다는 자신감이 붙으면 건강의 도미노를 굳이 하나하나 신경 쓰지 않던 시절로 되돌아갈 수 있다.

사랑하는 사람이나 가족이나 친구에게 이러한 변화 과정이 얼마나 수월했는지 전함으로써 주변 사람에게 '실질적으로 건강한 친구'가 되어 줄 수도 있을 것이다.

이렇게 한두 달쯤 지나면 일상생활을 하다 문득 '그러고 보니 감기 안 걸린 지 정말 오래됐네.'라는 깨달음이 머리를 스칠 것이다. 예기치 못하게 닥쳐와 하루를 엉망으로 망쳐 놓던 사건, 사고도 이제는 수월하게 넘길 수 있게 된다. 십자말풀이도 전보다 빠르게 술술 풀리고, 더는 영양가 없이 열량만 높은 음식을 갈망하지도 않게 된다. 이전보다 기력이 넘치니 힘없이 늘어져서 빈둥거리며 보내는 시간이 줄어들고, 뱃살이 빠져서 바지 허리춤도 헐렁해질 것이다.

사람들이 고민하는 건강 문제는 일단 단순한 부분부터 최적화하면 대부분 저절로 해결된다.

내가 '단순하다'라는 말을 반복해서 쓰는 데는 그럴 만한 이유가 있다. 건강을 굳이 복잡하게 생각할 이유가 없기 때문이다. 세상에서는 건강해지는 방법을 두고 이러쿵저러쿵 말이 많다. 그런 소식들을 따라잡는 게 내 일이지만, 그런 나조차도 3대 영양소, 미생물군 유전체, 열량 부족, 고강도 인터벌 트레이닝 등 끝도 없이 이어지는 온갖 이야기를 보고 듣노라면 머리가 지끈거릴 지경이다.

우리는 이제 간헐적 단식을 하면서 단백질과 녹즙 섭취량을 계산하느라 머리 싸매고 고심하는 일을 멈추어야 한다. 건강은 기본적인 부분에서 시작된다. 우리는 우리가 이미 수행하고 있는 세 가지 생체 행동의 방식을 살짝 수정함으로써 건강 목표에 다다를 수 있으며, 그러고 나면 나머지는 저절로 해결되거나 훨씬 수월해진다.

이것은 "걷기 전에 기는 법부터 배워야 한다."라는 말보다 더 깊은 의미를 지닌다. 수면, 수분 섭취, 호흡의 도미노를 꾸준히 쓰러뜨리다 보면 마치 두 다리를 새로 갈아 끼운 듯한 기분이 들 것이다.

우리가 쓰러뜨릴 첫 번째 도미노는 수면이다. '잠시 후 알람 다시 울림' 버튼을 누를 것 없이 곧바로 수면 쓰러뜨리기에 뛰어들어 보자.

이렇게 하세요

- **건강에 관한 생각을 재설정한다.** 건강해지는 데 이런저런 장비나 복잡한 계획은 필요치 않다. 근본적인 부분에 집중하고 기초적인 부분을 제대로 수행하는 것이 중요하다.
- **수면과 수분 섭취와 호흡을 당연하게 여기지 않는다.** 물론 우리 몸에 조절 체계가 있는 것은 사실이나, 살다 보면 조절 체계에도 갖가지 결함이 생기기 마련이다.
- **건강의 세 가지 도미노를 쓰러뜨린다.** 이 책에서 우리는 수면, 수분 섭취, 호흡이라는 건강의 세 가지 도미노를 완전히 정복할 것이다. 일단 지금은 단순한 행동의 변화로 건강과 안녕에 엄청난 영향을 미칠 수 있다는 사실을 받아들이자.
- **전신의 균형을 건강 목표 1순위로 삼는다.** 몸의 모든 체계가 조화롭게 작동하면 건강 목표가 손에 닿을 듯 가까워질 것이다. 수면, 수분 섭취, 호흡을 잘하는 것이 온몸의 균형을 회복하는 가장 빠르고 효과적인 방법이다.

목차

머리말 · 거참, 건강해지기 한번 되게 복잡하네!   4

도미노 하나
수면

1장 수면에 관한 진실   29
2장 수면 평가 도구   57
3장 수면 문제 분석하고 해결하기   79
4장 수면 최적화 전략   115

도미노 둘
수분 섭취

5장 수분 섭취에 관한 진실   147
6장 수분 섭취 평가 도구   163
7장 수분 섭취 문제 분석하고 해결하기 181
8장 수분 섭취 최적화 전략   205

도미노 셋

호흡

9장 호흡에 관한 진실		243
10장 호흡 평가 도구		261
11장 호흡 문제 분석하고 해결하기		273
12장 호흡 최적화 전략		299
13장 수면 - 수분 섭취 - 호흡 결합하기		343

실천편

수면 – 수분 섭취 – 호흡 계획   353

감사의 글	396
참고 문헌	399

도미노 하나

수면

첫 번째로
근본적인 생체 행동을
정복하여
단순하게 건강해지기

1장

수면에 관한 진실

인생 3분의 1을 특정 행동을 하며 보낸다면 이에 관해 더 자세히 알아야 하지 않겠는가? 이번 장에서는 수면에 관한 일반적인 궁금증을 해소하고 여러분이 미처 생각지 못했을 질문에도 답하려고 한다.

사람은 왜 잠을 잘까?
우리는 어떻게 잠이 드는가?
수면이란 정확히 무엇인가?
잠잘 때는 무슨 일이 벌어질까?
꿈이란 무엇인가?
잠을 자지 않으면 죽을까?
수면이 극도로 부족하면 어떻게 될까?

> 🔵 **브루스 박사가 전하는 한마디**
>
> 만일 이 책의 머리말을 읽지 않고 바로 1장으로 넘어왔다면 부디 앞으로 돌아가서 머리말을 먼저 읽고 와 주길 바랍니다. 머리말을 읽고 나면 이 건강 프로그램 전반을 이해하고, 매일 사소한 변화를 실천함으로써 삶의 질을 극적으로 끌어올릴 수 있음을 알게 될 것입니다!
> 고맙습니다!

지난 10년간은 불면증 발생률이 두 자릿수씩 늘어나는 등 수면 장애 사례가 눈에 띄게 증가했다.[1] 코로나19 발생 이후 사실상 수면과 관련해서 지옥의 문이란 문은 다 열렸다고 해도 과언이 아니다. 팬데믹 기간이었던 2022년에 사람들의 수면 습관을 조사하여 『수면 과학Sleep Science』 잡지에 실은 설문 결과는 다음과 같았다.[2]

- 응답자의 70퍼센트가 수면에 어려움을 겪었다고 답했다.
- 8퍼센트가 불안 증세로 인해 수면에 방해를 받았다고 호소했다.

- 수면 시간이 하루에 약 7시간에서 6시간으로 감소했다.
- 수면 불만족도가 28퍼센트 증가했다.
- 잠들기 어렵다고 응답한 비율이 30퍼센트 이상 증가했다.

이러한 결과는 실로 엄청난 수치다. 설문 조사 대상은 코로나 기간에 업무 스트레스가 대체로 증가한 의료계 종사자가 주를 이루었다. 그러나 의료계 종사자가 아닌 일반인 역시 팬데믹 기간에 평소와 다른 스트레스 요인을 맞닥뜨렸고, 이로 인해 수면에 영향을 받았다. 증가하는 것은 수면 장애뿐만이 아니다. 내가 '선잠disordered sleep(정식으로 수면 장애로 진단받을 정도는 아니지만 6~8시간을 자고 일어나도 피로가 전혀 풀리지 않는 상태)'이라고 부르는 증상 역시 증가하는 추세다.

우리의 수면 상태가 어쩌다 이다지도 엉망이 되었을까? 우리를 양질의 수면에서 멀리 떨어뜨려 놓는 원인은 무엇일까? 한마디로 말하자면 바로 교육의 부재 때문이다.

학교에서는 수면에 관해 거의 아무것도 가르치지 않는다. 의과대학도 예외는 아니다. 대다수 사람은 수면의 원리를 배운 적도, '수면이란 무엇인가?', '잠잘 때는 무슨 일이 일어나는가?' 같은 지극히 기초적인 질문에 대한 답을 배운 적도 없다. 이처럼 필수적인 지식과 올바른 인식이 갖춰져 있지 않으니 하루에 다섯 시간만 자도 멀쩡하게 활동할 수 있다고 생각하거나, 레드불 같은 에너지 음료를 마시면 극심한 피로를 날려 버릴 수 있다고 여기는 것도 무리는 아니다.

미안하지만 그 생각은 틀렸다. 수면이라는 도미노를 쓰러뜨리려면 수면의 진실을 들여다보아야 한다. 그렇다면 '수면 박사'인 나보다 수면의 진실을 더 잘 밝혀 줄 사람이 또 어디에 있겠는가?

사람은 왜 잠을 잘까?

과학자들은 수면이 정신 건강과 신체 건강에 미치는 이점을 많이 알고 있다. 심지어 (비록 질문에 제대로 된 답을 하는 것 같지는 않지만) 『우리는 왜 잠을 자야 할까』라는 책까지 나와 있다. 그러나 인간이 하루에 일고여덟 시간을 무의식 상태로 보내도록 진화한 이유를 과학계가 완전히 명확하게 밝혔다고 한다면 거짓말일 것이다. 할 일이 그토록 많은 상황에 긴 시간을 잠으로만 보내는 것은 실용적으로 보이지 않는다.

그럴싸한 이론은 몇 가지 존재한다. 그 이론들을 한데 모으면 사람이 잠을 자는 이유에 관한 종합적인 (하지만 여전히 불완전한) 설명을 도출할 수 있다.[3]

에너지 보존 이론. 사람들은 잠을 마치 컴퓨터의 전원이 꺼지듯 몸의 전원이 꺼지는 것으로 생각한다. 하지만 그것은 잘못된 생각이다. 인간의 신체는 잠들어 있을 때도 에너지를 공급받는다. 인체에 에너지가 전혀 흐르지 않는 순간은 죽었을 때뿐이다. 수면은 컴퓨터를 절전 상태로 전환할 때처럼 강도를 살짝 낮춘 에너지 전이에 더 가깝다. 신체는 수면의 대부분 단계에서 비수면일 때보다 에너지를 덜 쓰기는 해도 여전히 '전원이 켜진' 상태다. 신진대사는 밤사이에 둔화하지만, 고작 10퍼센트 감소할 뿐이다.[4]

콜로라도 대학교 볼더 캠퍼스 연구진에 따르면 수면은 '에너지를 보존하기 위한 생리적 적응'이다.[5] 신체는 밤새 에너지를 비축함으로써 우리가 아침에 자리를 박차고 일어나 각자의 매머드를 사냥하러 나갈 힘을 준다.

> **수면 과학:** 나는 환자들에게 수면을 일종의 에너지 전이로 생각하라고 조언한다. 잠드는 것은 이를테면 이메일에 답장해야 한다는 생각에서 벗어나 규칙적인 호흡에 집중하는 것처럼 에너지를 다른 방향으로 전환하는 과정이다. 환자가 이 에너지 전이를 스스로 실행하려고 집중하면 더 빨리 잠이 들고 양질의 휴식을 취할 수 있다.

회복 이론. 사람이 깊이 잠들어 있을 때는 대체로 자리에 가만히 누워 있으므로 활동하지 않는 것처럼 보인다. 그러나 사실 이때 사람은 활발한 무의식 상태에 있다. 앞뒤가 안 맞는 말로 들리겠지만 그렇지 않다. 여기서 이해해야 할 핵심은 인체가 생물학적으로는 항상 분주하지만, 의식이 있느냐 없느냐에 따라 몸과 뇌가 각각 다른 시점에 다른 일을 한다는 것이다.

의식이 있을 때 세포는 그날의 임무를 수행하느라 바쁘게 움직인다. 몸을 움직이고, 대사 작용을 하고, 음식물을 소화하고, 생각하고, 호르몬을 분비한다. 인체는 일종의 기계와 같다. 수많은 톱니바퀴로 이루어져 있고 다양한 기능이 탑재된 기계가 으레 그렇듯 몇몇 부품은 쓰면 쓸수록 닳을 수밖에 없다. 세포의 마모는 지극히 정상적인 현상이다.

의식이 없을 때 몸과 뇌는 낮 동안 망가진 세포를 복구하고 수리한다. 성장 호르몬은 밤에 가장 많이 분비되면서[6] 근육과 조직과 뼈를 회복한다. 어깨 회전근개가 파열되어 교정 수술을 받은 환자를 대상으로 한 2021년 이탈리아 연구에 따르면 수면의 질이 회복 과정에 상당한 영향을 미치는 것으로 나타났다.[7] 환자가 잠을 잘 자는 만큼 치유 속도도 빨라졌다. 한밤중에 깨서 다시 잠들지 못하는 조각 잠이 아니라 통잠을 푹 자는 동안에는 특정 유전자가 줄기세포를 활성화하여 노화와 연관된 기능 저하를 방지한다.[8]

잠을 자면 세포 수준에서 재생이 이루어진다. 진화론적 관점에서 보면 우리는 연약한 몸을 수리하기 위해 매일 몇 시간을 무의식 상태로 보내야 한다. 그렇지 않았다면 인류가 그토록 오랫동안 살아남지 못했을 것이다.

뇌 가소성 이론. 인간의 뇌는 정보를 빠르게 학습하고 가차 없이 편집한다. 새로운 정보를 받아들이고, 저장하고, 처리하는 인간의 능력에는 한계가 거의 없다. 새로운 정보가 들어오면 뇌는 시냅스 사이에 새로운 신경 경로를 만들어 낸다. 그러나 만약 정보가 쓸모없어지면 뇌는 더는 필요 없거나 사용하지 않는 신경 경로를 가지치기한다. 사람이 새로운 것을 배우고 변화함에 따라 스스로 변모하는 뇌의 능력인 신경 가소성은 쉬지 않고 작동한다.

그러나 두뇌 회로는 우리가 의식 상태냐 무의식 상태냐에 따라 각각 다른 모습을 띠고 다르게 기능한다. 깨어 있는 시간에 뇌는 신경 경로를 만들고 잘라 낸다. 반면 잠자는 시간에는 신경 경로를 형성하고 쳐 내는 과정에서 나온 찌꺼기를 청소한다. 기억을 처리하고 저장하려면 깨어 있는 동안 성장하고, 잠자는 동안 회복하는 두 가지 과정을 모두 거쳐야 한다.[9]

수면을 통해 뇌는 환경에 적응한다. 찰스 다윈의 말을 빌리자면 힘과 지능도 좋지만, 적응하는 능력이야말로 그 종의 생존과 성공을 좌우하는 핵심 요인이다.

우리는 어떻게 잠이 드는가?

나를 찾는 불면증 환자들은 날마다 이 질문을 한다. 순전히 생물학적인 차원에서 답하자면 우리를 잠들게 하는 별개의 과정이 두 가지 존재한다. 하나는 수면 욕구이고 다른 하나는 수면 리듬이다.

수면 욕구. 수면 욕구 메커니즘은 수면을 촉진하고 수면의 강도를 조절한다. 수면 욕구는 배고픔에 빗대면 이해하기 쉽다. 오랜 시간 음식을 먹지 않으면 우리는 갈수록 허기를 심하게 느낀다. 그러다 마침내 음식을 우걱우걱 먹기 시작하면 신경을 야금야금 갉아 먹던 '배고파 죽겠어!'라는 느낌이 차차 사그라든다.

수면 욕구도 이와 마찬가지로 작동한다. 자지 않고 오래 깨어 있을수록 잠에 대한 갈망은 더욱 선명해진다. 눈꺼풀이 무거워지면서 드는 '지친다….'라는 느낌이 바로 우리더러 그만 잠자리에 들라고 등을 떠미는 수면 욕구다. 그 느낌은 파도처럼 밀려왔다가 어느 순간 가시기도 하지만, 잠을 자지 않고 오래 버틸수록 한층 강렬해진다.

생물학적으로 보면 졸리고 나른한 느낌은 뇌에 아데노신이라는 화학물질이 축적되어 생긴다. 아데노신은 세포 대사의 부산물이다. 우리가 음식을 먹고, 소화하고, 배설물을 만들어 내듯 세포 역시 훨씬 더 작은 규모로 같은 일을 수행한다. 온종일 몸의 모든 체계를 가동하기 위해 세포는 포도당을 흡수하고 대사하여 에너지로 전환하고, 그 과정에서 아데노신을 생성한다.

아데노신은 다른 대사 부산물과 함께 혈류로 배출된다. 배출된 아데노신은 혈류를 타고 뇌로 이동하여 특정 수용체 부위에 달라붙는다. 이러한 수용체 부위에 아데노신이 가득 차면 우리는 점점 더 피곤해진다. 아데노신은 우리가 잘 때 뇌에서 씻겨 나간다. 그리고 잠에서 깨어나면 낮에는 아데노신이 쌓이고 밤에는 씻겨 나가는 수면 욕구 주기가 다시 시작된다.

수면 리듬. 뇌에는 언제 무엇을 하고 무엇을 느껴야 하는지 몸에게 알려 주는 24시간 주기의 생체 시계가 존재한다. 여러분은 분명 하루 중 특정 시간대에 배고픔이 느껴진다는 사실을 눈치챘을 것이다. 일주기 리듬은 배고픔 호르몬인 그렐린을 때맞춰 분비하여 식사 시간을 알리는 종을 울린다. 해가 지면 체내 시계가 작동함에 따라 부신이 각성 호르몬인 코르티솔 분비를 중단하고 솔방울샘이 멜라토닌을 분비하므로 우리는 피로를 느끼고 하품을 한다. 이러한 호르몬의 변화는 잠잘 시간이 가까워졌음을 의미한다.

그리고 아침이 되어 첫 빛이 눈에 들어와 시신경을 자극하면 시상하부에 있는 생체 시계가 각성 과정에 시동을 건다. 혈압과 체온이 상승하고, 멜라토닌 수치가 잦아들고, 코르티솔이 분비된다. 각성 과정에는 세로토닌과 감마-아미노부티르산GABA도 관여하지만,[10] 우리를 잠에서 깨어나게 하는 자연의 알람 시계 역할은 주로 코르티솔이 담당한다. 그렇게 우리가 잠에서 깨면 수면 리듬 주기가 다시 시작된다.

수면 욕구가 올라오고 수면 리듬이 때맞춰 작동하면 우리는 보통 15분 이내에 잠이 들어 저녁 내내 푹 자게 된다. 그러나 둘 중 하나라도 어긋나면 수면 장애로 진단받을 수 있다.

> **수면 과학:** 등산을 하거나, 정원에서 일하거나, 격렬하게 운동한 후 집에 돌아왔다고 하자. 피곤해서 오후 여덟 시쯤 일찍이 잠자리에 들기로 하고 침대에 누우면 두 가지 중 하나의 결과가 발생한다. 깜빡 잠들었다가 한두 시간 만에 깨고 그날 밤 내

내 눈이 말똥말똥해서 밤을 꼴딱 지새우거나, 피로에 절어 파김치가 된 몸을 누였는데도 신경이 곤두서고 짜증만 난 채 쉬이 잠들지 못하고 하염없이 천장만 바라보게 된다.

수면이란 정확히 무엇인가?

간단히 말해 수면은 뇌와 신체가 휴식하고, 회복하고, 재충전하고, 병든 곳을 치유하는 필수적이고 자연적이고 생물학적인 과정이다.

수면은 무의식 상태이다. 우리는 잠잘 때 주위에서 무슨 일이 일어나는지 알아차리지 못한다. 그러나 과도한 알코올 섭취나 혼수상태로 인한 무의식 상태와 다르게 수면에서는 비교적 쉽게 빠져나올 수 있다.

수면은 부분적으로는 자기도 모르는 사이에 일어난다. 신체에는 해가 지면 멜라토닌을 분비하고 이에 따라 코르티솔 수치를 떨어뜨리는 등 수면을 촉진하는 메커니즘이 존재하지만 우리는 손가락을 튕기듯이 자기 의지에 따라 의식적으로 잠들지는 못한다. 또 어느 시점까지는 억지로 깨어 있을 수 있지만, 그 시점을 넘어가면 본인이 원하지 않거나 굳이 자려고 하지 않아도 저절로 잠들기도 한다.

수면은 보편적이면서도 개인적인 경험이다. 내가 볼 때 수면의 매력적인 측면은 사람마다 자기만의 독특한 방식으로 수면을 경험한다는 것이다. 잠은 누구나 자지만, 밤의 여정을 정확히 똑같은 방식으로 보내는 사람은 아무도 없다. 그러나 수면이라는 생물학적 과정의 작동 원리와 구조는 모든 사람이 거의 동일하다.

브루스 박사의 수면 이야기: 여러 해 동안 전 세계를 돌며 강의하는 가운데 내가 들은 수면의 정의 중 압권은 어떤 유치원생들에게 들은 것이었다. "잠을 자면 우리는 몸에 아픈 곳이 낫고요, 꿈나라로 모험도 떠나요. 그리고 엄마랑 아빠는 뽀뽀를 해요."

잠잘 때는 무슨 일이 벌어질까?

몸과 뇌는 우리가 잠들어 의식이 없는 동안 공장 설정으로 복원되고 복구되어, 날마다 초기화되고 준비된 몸으로 하루를 시작하게 해 준다. 잠은 마치 매일 밤 자동차를 정비소에 맡겨서 긁힌 자국과 움푹 팬 흠집을 없애고 세포에서 나온 노폐물과 독소를 진공청소기로 빨아들이게 한 뒤, 아침이 되었을 때 안팎으로 반짝반짝 빛나고 깨끗한 자동차를 찾아오는 것과 같다.

이 정비소에는 네 개의 수리실 혹은 '단계'가 존재한다. 단계별로 두뇌 활동과 신체 상태는 각기 다른 모습을 띤다. 그리고 각 단계는 서로 다른 회복 과정을 담당한다.

1단계. 깨어 있는 상태에서 매우 얕은 수면 상태로 전환되면서 잠시 꾸벅꾸벅 조는 단계이다. 이 단계는 마치 호수에 물수제비를 뜰 때처럼 잠의 표면을 스치듯 건드린다. 이때 몸이 이완되는 과정에서 갑자기 추락하는 듯한 느낌 때문에 움찔하며 깨는 불쾌한 감각을 느낄 수 있다. 이러한 감각은 수면 반사hypnic jerk라고 알려진 근육 수축으로 인해 발생한다(잠이 들 때 떨어지는 듯한 감각이 드는 것을 보면 우리는 정말 말 그대로 잠에 '빠져든다'는 생각이 든다). 움찔하던 움직임이 멈추고 잠이 들면 근육 활동이 둔해진다.

1단계는 보통 전체 수면 시간의 2~3퍼센트에 해당하는 10분 동안 지속된다. 대부분의 수면 추적기는 1단계를 '얕은 수면'으로 분류한다. 이렇게 수면의 1단계가 지나고 나면 이제 2단계에 진입한다.

2단계. 얕은 수면에서 깊은 수면으로 넘어가는 과도기다. 이 단계에서는 눈동자의 움직임이 멈추고 뇌파가 눈에 띄게 느려진다. 다만 감각 처리와 기억에 중요한 작용을 하는 '수면 방추sleep spindle'라는 빠른 뇌 활동도 이따금 나타난다. 근육은 계속해서 이완되고 심박수는 떨어진다.

2단계는 전체 수면 시간의 50퍼센트 이상을 차지하고 수면 추적기에서는 1단계와 마찬가지로 얕은 수면으로 분류된다. 2단계 수면이 최대 25분간 지속되고 나면 3단계에 돌입한다.

3단계. 편안하게 숙면하는 단계이다. 3단계에서는 호흡수, 심박수, 혈압 등 모든 수치가 떨어진다. 뇌파는 느려지면서 델타파 형태로 널찍하게 퍼진다. 안구 움직임과 근육 활동이 멈추고, 우리는 '의식을 잃는다.' 3단계 수면 중인 사람을 깨우려면 몸을 붙들고 꽤 세차게 흔들어야 한다. 그리고 그 사람은 잠에서 깨더라도 처음 몇 분간은 "여기가 어디야?" 하는 식으로 쉬이 정신을 차리지 못하고 혼란스러워할 것이다.

3단계 수면의 주된 효과는 전신의 회복과 치유다. 3단계에서는 면역 체계가 강력하게 작동하여 감염을 일으키는 세균과 바이러스를 공격하는 한편 성장 호르몬 분비를 늘려 세포를 재생하고 복구한다. 이 단계는 최대 40분까지 지속된다.

과거에 수면 과학자들은 깊은 수면을 더욱 세분화하여 3단계 외에 4단계로도 분류했다. 그러나 수면 실험실에서 관찰한 결과 사람들의 뇌파는 3단계와 4단계를 굉장히 자주 오갔고, 그리하여 학자들은 기존의 3단계와 4단계를 흔히 N3 단계라고 지칭하는 한 단계로 통합했다.

통상적으로 3단계까지 간 후에는 다시 2단계로 돌아갔다가 렘rapid eye movement, REM수면으로 넘어간다.

렘수면은 두뇌 활동이 증가하는 깊은 수면 상태다. 이때는 호흡이 빠르고 불규칙하고 얕아진다. 심박수와 혈압도 깨어 있던 때만큼 다시 올라간다. 그러나 렘수면 중에는 맥박과 호흡이 증가하더라도 근육은 마비된 상태. 안구는 움직임이 무척 빨라져서 마치 핀볼처럼 이리저리 휙휙 움직인다. 렘수면 중에 꾸는 꿈은 다른 단계에서 꾸는 꿈보다 생생하므로 렘수면 중에 깨면 꿈을 기억할 수도 있다.

렘수면은 정신적, 정서적 회복과 기억 강화를 담당한다. 무언가에 화가 단단히 난 채로 잠자리에 들었다가 다음 날 아침에 일어났을 때 '어젯밤에 생각했던 것만큼 나쁘지는 않네.'라는 생각이 든 적 있다면 속상한 기억과 그때 겪은 강렬한 감정을 분리해 준 렘수면에 감사해야 한다.[11] 렘수면 단계에서 뇌는 그날 일어난 사건을 이해하고, 과거 경험을 바탕으로 그날 겪은 일의 맥락을 파악하고, 이를 통해 학습하며, 그것을 머릿속 문서 보관함에 알맞게 분류하여 저장한다.[12] 이토록 많은 작업이 이루어지지만, 렘수면은 최대 60분까지만 지속된다.

> **수면 과학:** 글림프 시스템glymphatic system은 뇌 전용 노폐물 제거 서비스이다. 3단계에서 시작해 렘수면 단계에 이르기까지 뇌척수액은 뇌로 흘러 들어가 뇌가 기능하는 데 필요한 영양분인 포도당, 지질, 아미노산을 공급하는 한편 낮 동안 축적된 신경독성 노폐물인 베타 아밀로이드나 타우 등을 강력하게 씻어 낸다. 뇌를 거쳐 흘러나온 더러운 뇌척수액은 림프계로 빠져나갔다가 나중에는 소변을 통해 몸 밖으로 배출된다.

렘수면 단계가 한 차례 지나가면 우리는 몇 초 동안 깼다가 다시 잠에 들어서 1단계부터 주기를 다시 시작한다.

이전 단계로 되돌아가는 정상적인 과정을 포함해서 수면의 네 단계를 모두 거치는 과정을 '수면 주기sleep cycle'라고 한다. 이른 밤에는 주기가 비교적 짧아서 70분에서 100분 정도 지속된다. 밤이 깊어지면 주기가 길어져서 90분에서 120분가량 지속되며, 렘수면의 비중 또한 높아진다. 전반적으로 따지면 1, 2, 3단계 수면이 전체 수면 시간의 75퍼센트를 차지하고 렘수면이 나머지 25퍼센트를 차지한다. 몸은 우리에게 무엇이 필요한지를 알고 그에 맞추어 각 단계의 지속 시간을 조절한다.

잠을 푹 자려면 수면 주기를 다섯 번 거치는 것이 이상적이지만, 네 번만 거쳐도 그럭저럭 나쁘지는 않다.

다른 사람이 아닌 내 수면 주기가 얼마나 긴지 계산하려면 수면 추적기가 필요하다(기기에 관한 자세한 설명은 74~75쪽을 참조하라). 수면 추적기를 사용하면 자신이 각 수면 단계를 거치는 과정을 자료로 확인할 수 있다. 먼저 하룻밤 동안 거치는 네 번의 수면 주기에서 한 렘수면 단계에서 다음 렘수면까지 걸리는 시간을 각각 측정한다. 그 숫자를 합산하고 4로 나누면 하루 평균 수면 주기가 나온다. 이와 같은 계산을 일주일간 반복한 뒤 각 밤의 평균치를 합산하고 7로 나누면 주간 평균 수면 주기를 구할 수 있다.

수면 과학: 잠을 규칙적으로 충분히 자지 않으면 몸은 3단계 수면(깊은 수면)과 렘수면 시간을 늘림으로써 이를 보상한다. 렘수면 시간이 늘어나면 좋은 것 아니냐고 생각할 수 있으나 이것은 보기와 달리 그다지 신나는 일이 아니다. 렘수면 시간이 길어지면 '렘수면 반동REM rebound'이라는 현상으로 인해 지나치게 생생한 꿈을 꾸거나, 악몽을 꾸거나, 잠에서 깼을 때 혼란스럽거나, 아침에 두통을 겪을 가능성이 있다.

꿈이란 무엇인가?

폭넓게 보면 꿈은 감각과 감정을 동반하는 정신적인 영화라고 할 수 있으며, 주로 렘수면 중에 눈꺼풀 아래 영화관에서 상영된다. 이 영화는 선명한 색채를 띨 수도 있고 흑백일 수도 있다. 또 시간과 공간을 왜곡할 수도 있고, 현실처럼 정상적이고 일상적인 차원에 머무를 수도 있다. 사람들은 가끔 자신이 꿈을 꾸고 있음을 인지하고 꿈속에서 상호작용하는 자각몽을 꾸기도 한다.

꿈은 정신이 만들어 내는 영화이므로 개인의 생각과 경험을 반영하지만, 보편적인 상징과 주제가 등장하기도 한다. 무슨 꿈을 꾸었는지 기억하면 그 안에서 어떠한 통찰을 얻거나 의미를 찾을 수도 있다. 어딘가에 갇히는 꿈, 이가 빠지는 꿈, 공부를 하나도 못 한 채로 시험장에 가는 꿈은 보통 스트레스를 받는 시기에 많이 꾼다. 하늘을 날아다니는 꿈, 부자가 되는 꿈, 명성을 얻는 꿈은 소원을 성취하는 길몽일 수 있다.

과학계는 사람이 꿈을 꾸는 이유를 100퍼센트 확실하게 밝히지 못했다. 어떤 사람들은 꿈이 삶이라는 연극을 올리기 전의 최종 연습과 같아서 예를 들면 불륜을 저지르는 등의 시나리오를 머릿속에서 미리 연기해 볼 기회를 준다고 여긴다.

잠에서 깨어나서 생각했을 때 꿈이 이해되든 안 되든 상관없이 뇌는 우리가 현실에서 마주하는 감정과 경험을 정리하는 데 도움을 주기 위해 꿈을 만들어 낸다. 어떤 연구에서는 꿈이란 뇌가 고통스러운 삶의

경험을 처리하게 해 주는 '야간 치료overnight therapy'와 같다고 말하기도 했다.[13]

나는 꿈이 정서적 신진대사라고 생각한다.

어떤 경험은 깨어 있는 상태로 직면하기에는 지나치게 고통스럽다. 외상 후 스트레스 장애를 겪는 사람의 80퍼센트는 악몽을 반복해서 꾸고 이 때문에 수면 불안과 수면 부족에 시달린다.

꿈은 기억을 강화하는 데 일부 기여하는 것으로 보이지만 정확히 어떻게 기여하는지는 불분명하다. 어떤 가설에서는 우리가 괴상하고 말도 안 되는 꿈을 꾸는 이유가 지루하고 단조로운 삶을 살아가는 가운데 정신을 또렷하게 유지하기 위해서라고 주장한다. 그러나 한 시간 내내 부엌을 청소하고 할 일 목록을 점검하는 꿈처럼 애초에 꿈 자체가 지루하고 일상적인 경우도 존재한다.

수면에 관한 미신: 공포 영화 〈나이트메어〉의 줄거리처럼 꿈속에서 죽으면 잠결에 죽을까? 그다지 놀라운 이야기는 아니지만, 이제껏 과학계에서 사람들의 머리에 죽는 꿈을 주입하고 그들이 죽는지 알아보는 연구를 시도한 적은 없었다. 물론 발작, 약물 과다 복용, 일산화탄소 중독으로 인해 수면 중에 사망하는 경우는 존재한다. 2021년 한 연구에 따르면 모든 심장

관련 돌연사의 22퍼센트는 수면 중에 발생한다.[14] 허혈성 뇌졸중의 15퍼센트는 밤에 일어난다.[15] 또 중증 폐쇄성 수면무호흡증이 있는 사람들은 그렇지 않은 사람보다 밤중에 사망할 확률이 세 배 높다.[16] 그러나 발작 장애, 심장 질환, 폐 질환, 비만, 중독 등 위험 요인 없이 건강한 사람이라면 수면 중에 사망하는 일은 비교적 드물다. 그래도 잠자기 전에 프레디 크루거(영화 〈나이트메어〉에 등장하는 꿈속 살인마 - 옮긴이)가 나오는 영화를 보는 것은 권하지 않는다. 괜히 악몽을 꿀 수 있기 때문이다.

잠을 자지 않으면 죽을까?

며칠에 걸쳐 불면증을 겪으면 좀비가 된 듯한 기분이 들 수 있다. 피곤해서 짜증을 부리거나 널뛰는 감정을 주체하지 못하면 직장 동료나 배우자가 내심 우리가 죽어 버렸으면 하고 바랄지도 모르겠다. 그러나 급성 수면 부족만으로 사람이 죽을 수 있다는 과학적 근거는 없다.

수면 부족은 생활 습관, 기분, 인지 능력에 영향을 미쳐 우리와 주변 사람 모두에게 해를 끼친다. 잠을 제대로 못 자서 피곤할 때 우리는 다음과 같은 상황을 맞닥뜨린다.

- 운동을 덜 한다.

- 운동 중에 다칠 위험이 증가한다.[17]
- 과식하거나 건강에 해로운 음식을 먹을 가능성이 커진다.[18]
- 걸핏하면 화를 낸다.[19]
- 쉽게 우울해진다.
- 감정을 조절하기 어려워진다.[20]
- 인지 장애를 겪을 가능성이 커진다.[21]

만성 수면 부족으로 인해 지쳤을 때는 의욕이 떨어지고, 성격이 나빠지고, 슬퍼지고, 솔직히 말해서 멍청해질 뿐 아니라 당뇨병[22]이나 심혈관계 질환[23] 같은 치명적인 질병까지 발생할 수 있다.

그러니 농담 삼아 "잠은 죽어서 자야지."라고 말하는 사람들은 영원한 안식이 자기 생각보다 빨리 닥쳐올 수 있다는 사실을 염두에 두어야 할 것이다.

정리하자면 장기간에 걸친 수면 부족은 우리를 간접적으로 죽일 수 있고, 그렇게 되기 전까지 우리는 분명 끔찍한 컨디션 난조를 겪을 것이다.

반면 쥐는 그리 운이 좋지 않았다. 1989년 시카고 대학교의 한 연구에서 연구자 앨런 렉트셰이펀은 쥐 열 마리를 대상으로 실험을 진행했다. 렉트셰이펀은 물이 가득 찬 탱크에 판을 얹고 그 위에 쥐를 올려놓았다. 쥐가 잠들기 시작하면 그 즉시 판이 기울었고, 그러면 물에 빠진 쥐는 깜짝 놀라 잠에서 깼다.

11일 동안 잠을 하나도 자지 못한 쥐들 가운데 일부는 죽거나 죽음이 임박해 안락사되었다. 개중에 가장 튼튼한 쥐들은 32일간 눈 한번 제대로 붙이지 못하고 버티다가 영영 잠들고 말았다.[24] 실험이 진행되는 과정에서 쥐들은 꼬리와 발에 병변이 생겼다. 털은 색이 바랬고, 전보다 먹이를 많이 먹는데도 도리어 몸무게가 빠졌다. 한마디로 썩 예쁜 그림은 아니었다.

잠을 자지 않고 얼마나 오래 버틸 수 있는지 실험하는 것은 권장할 만한 일이 못 된다. 그러나 과학의 발전 혹은 자신의 영광을 위해 이 실험을 시도한 사람들이 있었다.

브루스 박사의 수면 이야기: 우리 부부는 첫 아이를 낳은 지 열여덟 달 만에 둘째를 보았다. 갓 부모가 된 사람이라면 누구나 아이를 낳은 뒤 처음 1년 동안은 수면 부족이 어마어마하다는 사실을 익히 알 테지만(2019년의 한 연구에 따르면 이 시기에 쌓인 수면 빚을 갚으려면 장장 6년이 소요된다고 한다[25]), 내가 겪은 이야기만 봐도 모든 상황이 한 번에 확 와닿으리라고 본다. 하루는 아내가 딸에게 먹이기 위해 내게 냉장고에 넣어 둔 모유를 가져다 달라고 부탁했다. 당시 나는 겨우 서너 시간 잔 몸을 이끌고 터덜터덜 움직이고 있었다. 나는 침대보를 보관하는 벽장으로 걸어가 벽장 문을 열고는 아내에게 말했다. "모유는 얻다 갖다 팔아먹고 냉장고에 침대보를 넣어 놨어?"

수면이 극도로 부족하면 어떻게 될까?

1963년 12월, 캘리포니아주 출신의 열일곱 살 소년 랜디 가드너는 잠 안 자고 오래 버티기 최장 기록을 깨려고 나섰다. 가드너는 핀볼, 탁구, 농구를 하거나 그저 가만히 앉거나 서서 몸을 똑바로 세운 채로 11일 24분 동안 깨어 있었다.

혹여 화장실에서라도 잠드는 일을 방지하기 위해 가드너는 스탠퍼드 대학교 수면 연구 센터Sleep Research Center의 설립자인 윌리엄 디멘트 의학 박사와 샌디에이고에 있는 미 해군 신경정신의학 연구소U.S. Navy Medical Neuropsychiatric Research Unit의 존 J. 로스 소령을 비롯한 참관인들과 쉬지 않고 대화를 이어 가야 했다. 의사들은 가드너의 건강 상태를 계속해서 점검했다.

이틀이 지나자 가드너는 기분이 가라앉은 모습을 보였고 간단한 잰 말 놀이tongue twister(발음이 어려운 문장이나 문구를 말하는 놀이 - 옮긴이)조차 하지 못했다.

나흘이 지나자 가드너는 환각을 보기 시작했다.

닷새, 엿새, 이레째 되는 날에는 말이 어눌해졌고 자기가 어디에 있으며 무엇을 하고 있는지도 기억하지 못했다.

11일 차가 되자 가드너는 질문을 해도 반응하지 않았고 얼굴에서 표정이 흔적도 없이 사라졌다.

일단 신기록을 세우고 나자 가드너는 내리 열네 시간을 잔 뒤 별 탈

없이 상쾌하게 깨어났다.

이후 정신 건강과 신체 건강 상태를 여러 가지 척도로 검사한 결과 가드너는 제대로 된 휴식 단 한 번 만에 바로 정상으로 회복한 것으로 확인되었다.[26] 모든 사람이 건강한 열일곱 살 젊은이만큼의 회복력을 지녔다면 얼마나 좋을까?

가드너는 무사히 살아남아 자신의 이야기를 다른 이들에게 전했고, 그의 실험은 수십 년간 수면 부족을 주제로 한 과학 연구의 단골 소재가 되었다. 그러나 만일 의사들이 가드너를 잘 통제된 환경에서 주의 깊게 관찰하지 않았다면 그에게 무슨 일이 벌어졌을지는 아무도 모를 일이다.

밤을 단 하루만 새워도 뇌 기능에 심각한 타격을 입는다.[27] 예를 들어 브레인 포그가 생기고, 주의 집중 시간이 짧아지고, 성질이 괴팍해지고, 쉽게 욱하는 등의 증상이 나타날 수 있다. 지친 상태에서는 어딘가에 집중하거나 의사 결정을 내리기가 어려워지므로 단순한 일조차 완수하지 못할 수 있다. 신체의 반응 속도는 현저히 느려지고, 몸이 떨리거나 신경이 날카로워지고 하품을 참지 못하게 될 수 있다. 이와 더불어 청력과 시력도 떨어질 수 있다.

2021년 오하이오 주립 대학교 연구에 따르면 밤을 새우는 것은 뇌진탕이 발생하거나 혈중알코올농도가 0.1퍼센트일 때만큼 심각한 인지 장애를 일으킨다(법적으로는 혈중알코올농도가 0.08퍼센트 이하여야 운전할 수 있다).[28] 그 말인즉슨 졸음운전을 했다간 사고가 나거나 죽는 것은 시간문제라는 뜻이다.

　미국 고속도로 교통안전국National Highway Traffic Safety Administration의 추산에 따르면 2017년에 졸음운전으로 인한 교통사고는 9만 1천여 건 발생했으며, 이 때문에 5만여 명이 다치고 8백여 명이 사망했다.[29]

　졸음운전은 왜 이다지도 위험할까? 수면이 부족하면 반사 작용과 반응 속도가 느려진다. 이렇게 신경 기능에 조금이라도 이상이 생기면 위험한 상황이 발생하기 쉽다. 우리는 단 하룻밤 잠을 설친 대가로 길을 건너다가 차에 치여 죽거나, 운전하다가 다른 누군가를 치어 죽일 수도 있다.

> **브루스 박사의 수면 이야기**: 나는 이제 막 경력을 쌓기 시작했을 무렵에 조지아주 고속도로 순찰대Georgia Highway Patrol와 함께 일한 적이 있다. 우리는 졸음운전과 음주 운전의 유사성을 두고 논의하고 있었다. 그때 나와 대화하던 순찰 경관이 해 준 이야기는 아마 평생 잊지 못할 것 같다. 내가 졸음운전 사고와 음주 운전 사고를 구별할 수 있느냐고 묻자 경관은 이렇게 대답했다. "100퍼센트 구별하죠. 사고 현장에만 가 봐도 압니다. 졸음운전이면 운전자가 잠들어서 브레이크를 밟지 못하니 도로에 바퀴 자국이 남지 않거든요. 일반적으로 음주 운전 사고보다 충돌도 심하게 발생하고요." 그 말을 듣자 나는 온몸에 소름이 쫙 돋았다.

36시간 동안 잠을 자지 않으면 신경 기능 장애가 한층 심해진다. 주의 지속 시간과 집중력이 초파리 수준으로 떨어지는 것은 물론 어차피 기억하지도 못하는 대상을 묘사할 알맞은 단어가 떠오르지 않아 끙끙대기도 한다. 이때는 소파에서 몸을 일으키려고만 해도 어마어마한 노력이 필요하다. 신체는 코르티솔 분비량을 늘림으로써 "지금 공격당하고 있어!"라고 외치며 투쟁-도피 반응을 일으키는 교감신경계를 활성화한다.

수면이 결핍된 몸은 "배고파 죽겠어!" 호르몬인 그렐린 분비량을 증가시키므로 우리는 시카고 대학교에서 고문당하던 가엾은 쥐들처럼 엄청난 허기를 느끼게 된다.[30] 잠을 제대로 못 자고 일어난 날 어쩐지 계속 먹을 것에 손이 갔다면 그것은 우리 잘못이 아니라 그렐린이 분비된 탓이다.

48시간 동안 잠을 자지 않으면 뇌가 곤죽 같은 상태가 된다. 이 시점에 사람은 현실 감각이 무뎌져서 자기가 얼마나 꼴사납고 짜증스럽게 행동하고 있는지를 포함해 지금 무슨 일이 일어나는지 전혀 깨닫지 못한다. 면역 체계도 손상되어 제 기능을 하지 못한다. 방어 체계가 무너지므로 몸은 세균성 및 바이러스성 질환에 취약해진다.

72시간 동안 잠을 자지 않으면 뇌는 자기 보호 상태에 돌입해 우리가 자리에 누워 눈을 감는 생각을 반복하게 한다. 유일한 탈출구는 이쯤에서 일어날 법한 환각뿐이다.

이러한 상태에서는 도저히 정신을 집중할 수 없으므로 기초적인 숫자 계산, 이메일 작성, 샌드위치 만들기처럼 아주 간단한 일조차 어려워진다. 말이 어눌해지고, 편집증, 심지어 급성 정신 이상이 발생해 의사소통도 불가능해진다.[31]

96시간 동안 잠을 자지 않으면 정신이 현실의 끈을 완전히 놓아 버릴 수 있다. 뇌에 축적된 독소는 뇌의 오작동을 유발한다. 2015년 타이완에서 진행한 연구에 따르면 장기간의 수면 부족으로 인한 체내 염증과 산화 스트레스가 쥐에게 다발성 장기 부전을 일으켰다.[32] 사람은 쥐보다 오래 버티겠지만, 염증이 증가하면 수많은 질병의 위험이 덩달아 커지는 것은 매한가지다.

앞서 말했듯 누군가는 며칠 동안 내리 깨어 있는 것을 자랑하며 우쭐댈지도 모른다. 어쩌면 2021년 미네소타주 출신의 잭 겐슬러처럼 기네스 측에서 안전상의 이유로 요구한 낮잠 몇 번을 제외하면 124시간 동안 자지 않고 포커를 쳐서 세계 기록에 오르는 영예를 안을 수도 있다. 그러나 병상에 눕는 신세가 되어서도 자신만만하게 으스대지는 못할 것이다.

내가 양질의 수면을 충분히 취하는지는 어떻게 알 수 있을까?

아주 좋은 질문이다. 수면의 질을 평가하는 방법은 다음 장에서 찾아볼 수 있다.

핵심 정리

우리가 잠을 자는 이유에 관해서는 완전한 합의가 이루어지지 않았으나 수면이 인간의 생활 주기에 내재한 필수적이고 자동적인 작용이라는 것만은 확실하다.

- 신체는 우리가 자는 동안에도 활발하게 움직이며 회복 및 치유 작용을 하고, 신경 경로를 구축하고, 기억을 저장한다.
- 수면 욕구 메커니즘에 따라 우리는 시간이 지날수록 점점 더 피곤해진다.
- 수면 리듬은 우리에게 언제 피로를 느끼고 언제 깨어나야 하는지 알려 주는 생체 시계이다.
- 수면의 단계로는 몸을 회복하고 활력을 되찾아 주는 얕은 수면과 깊은 수면, 창의력 증진과 기억 강화를 담당하며 꿈꾸는 상태가 지속되는 렘수면이 있다.
- 수면 주기는 수면의 네 단계를 모두 합쳐 한 번에 대략 90분간 지속된다. 하룻밤에 네다섯 주기 동안 잠을 자는 것이 바람직하다.
- 잠이 부족하다고 죽지는 않지만, 수면 부족이 극심해지면 차라리 죽는 게 낫겠다는 생각이 들 수는 있다.
- 만성 수면 부족은 인지력, 주의력, 기억력, 기분에 영향을 미치고 신체 기능에 문제를 일으킨다.

- 양질의 수면을 중요하게 생각하지 않으면 몸 전체의 균형이 위태로워진다.

2장
수면 평가 도구

건강의 첫 번째 도미노를 쓰러뜨려 우리가 애초에 타고난 단잠 자는 능력을 회복하기 전에 현재 수면 상태를 점검하는 것부터 시작하자.

자기 보고 수면 일지
자기 보고 수면 평가
수면 추적기

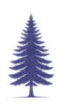

 무엇이든 개선해 나가려면 처음과 비교해 얼마나 발전했는지 가늠할 지표가 있어야 한다. 그러니 먼저 현재의 기준선을 파악한 뒤 거기서부터 나아지려고 노력하자. 이번 장에서는 몇 가지 자료를 수집하여 수면의 두 가지 구성 요소인 양(수면 지속 시간)과 질(수면의 깊이)의 기준선을 설정하려고 한다.

 수면의 양과 질을 종합적으로 살피면 우리가 얼마나 잘 혹은 못 자는지 상당히 정확하게 파악할 수 있다. 수면은 양과 질 모두 중요하다. 나를 찾는 환자들 가운데는 "도대체 뭐가 문제인지 모르겠습니다. 하루에 여덟아홉 시간을 자는데도 아침마다 피곤해 죽겠어요."라며 호소하는 사람들이 꽤 많다. 이 말은 꼭 "헬스장에 가서 유산소운동을 몇 시간씩 하는데도 건강이 영 좋아지는 것 같지 않아요."라는 말과 비슷하다.

 수면무호흡증, 알코올 섭취, 흡연, 숙면을 방해하는 약물 사용 등 수면 시간이 긴데도 깊이 잠들지 못하는 이유를 밝히려면 최소한의 검사를 해 봐야 한다. 수면의 1단계와 2단계에 오래 머무르면 3단계나 렘수면의 회복 효과를 누리지 못하므로 피로가 풀리지 않은 채로 잠에서 깨어나게 된다.

반대로 수면의 질이 아니라 양이 문제인 경우도 있다. 어떤 환자들은 수면의 각 단계를 수월하게 돌파하여 효율적이고 질 좋은 잠을 잔다. 다만 몸이 이상적으로 기능할 수 있을 만큼 충분히 자지 못할 뿐이다.

나는 얼마나 오래 자야 할까?

사람마다 건강 수준, 사용하는 약물, 생활 방식, 크로노타입chronotype (유전적으로 정해진 개인의 활동 시간대. 선호하는 시간대에 따라 크게 아침형과 저녁형으로 나뉜다. 크로노타입에 관해서는 전작 『WHEN 시간의 심리학』에서 자세히 설명한 바 있다.) 을 비롯한 여러 요인에 따라 필요한 수면의 양이 다르다. 가장 중요하게 작용하는 요인은 나이다. 미국 수면 재단에 따르면 사람에게 필요한 수면의 양은 나이대에 따라 천차만별이다.[1]

- 신생아(생후 4개월까지): 하루에 14~17시간
- 영아(4~11개월): 12~15시간
- 유아(1~2세): 11~14시간
- 미취학 아동(3~5세): 10~13시간
- 학령기 아동(6~12세): 9~11시간

- 청소년(12~18세): 8~10시간
- 젊은 성인(19~25세): 7~9시간
- 일반 성인(25~64세): 7~9시간
- 고령 성인(65세 이상): 7~8시간

성인 인구 대부분의 수면 필요량을 계산하려면 기본 공식을 사용하면 된다. 사람들은 대부분 수면 주기를 다섯 번 완료했을 때 최상의 컨디션을 보인다. 수면 주기의 길이는 개개인과 수면 시간대에 따라 50분에서 120분까지 다양하다. 그러나 평균값인 90분으로 어림잡아 계산하면 유용하다.

$$5 \times 90 = 450분 \text{ 또는 } 7.5시간$$

수면 과학: 하루에 여덟 시간을 자야 한다는 말은 잘못된 믿음이다. 그런 식의 계산은 애초에 맞지도 않는다. 하루 여덟 시간이라는 일명 '수면 권장량'의 역사는 산업화 이전 시대로 거슬러 올라간다. 당대 사람들은 오후 9시부터 자정까지 '첫 번째 잠'을 자고 일어나 식사, 성관계, 기도 등을 한 뒤 오전 2시부터 새벽까지 '두 번째 잠'을 자는 생활을 했다. 이 두 번의 수면 시간을 합치면 7시간이나 8시간이 나온다. 그러나 산업 혁명이 일어나 밤에도 일할 수 있게 되자 사람들은 두 번에 걸쳐 나

뉘 자는 대신 한 번에 길게 자는 압축된 수면 패턴을 따르게 되었다.

그렇다면 자기가 충분히 자고 있는지 아닌지는 어떻게 알 수 있을까? 스마트 워치, 스마트 스트랩, 스마트 링 같은 웨어러블 수면 추적기를 사용하면 여러 가지 수면 지표에 관한 자료를 얻을 수 있다. 그러나 굳이 스마트 기기가 없어도 할 수 있고, 내가 모든 환자에게 추천하는 방법은 바로 '수면 일지' 쓰기다.

수면 일지는 당사자가 직접 기록하므로 정보가 믿을 만할 뿐 아니라, 기록자가 자신의 수면에 관한 정보를 적극적으로 기록하는 과정에서 수면의 질을 개선할 수 있다는 믿음을 품고 자연히 의욕적으로 임하게 된다는 장점이 있다. 어떤 사람들은 과학자처럼 객관적으로 정보를 기록하는 행위를 통해 자신이 지닌 수면 문제에서 감정적으로 분리되어 수면 문제에 관한 불안이 줄어드는 효과를 누리기도 한다(반면 정확한 기록을 남기는 것이 오히려 불안 요소로 작용해 불면증이 심해지는 사람들도 더러 있다).

매일 같은 시간에 몇 분 정도를 투자해서 그날그날 수면 상태가 어땠는지 써넣으면 자신을 돌보는 습관도 덩달아 길러진다. 수면 일지 쓰기의 단점은 정확성이 떨어진다는 것이다. 잠자리에 든 시각은 확실히 알 수 있어도 정확히 몇 시에 잠들었는지는 알기 어렵기 때문이다. 그렇다고는 해도 각종 스마트 기기가 생겨나기 전 약 25년 동안은 수면 일지만으로도 충분히 효과를 보았다는 사실을 기억하자.

수면 일지

	월	화	수	목	금	토	일
누운 시각							
잠든 시각							
도중에 깬 횟수							
깨어난 시각							
'잠시 후 알람 다시 울림' 버튼을 누른 횟수							
침대에서 일어난 시각							
카페인 음료 섭취량							
알코올 음료 섭취량							
낮잠 시간							
운동한 시간							

자기 보고 수면 일지

수면 일지는 종이에 펜으로 직접 그려도 되고, 스프레드시트에 작성해도 되고, 내가 환자들에게 제공하는 서식을 내려받아서 사용해도 된다(drive.google.com/file/d/1Nd21vH5RNNem8s73ga228khxRCfEj7Iq/view에서 수면 일지 서식을 내려받을 수 있다).

수면 일지의 핵심은 평균을 기록하고 추세를 파악하는 것이다. 수면의 양과 질뿐 아니라 다른 여러 요인이 수면에 어떻게 영향을 미치는지도 살펴봐야 한다. 수면 일지를 단 사흘만 써 봐도 운동과 음주가 수면 개시(잠드는 것)와 수면 유지(깨지 않고 계속해서 자는 것)에 미치는 영향력을 깨닫고 생활 습관을 조정할 수 있을 것이다.

수면 일지를 일주일간 작성한 뒤 전체 수면 시간을 합산하고 그 수를 7로 나누면 평균 수면 시간을 구할 수 있다.

하루 평균 몇 시간을 잤는가?

주말에는 수면 시간이 달랐는가?

보통 몇 시에 일어났는가?

주말에는 일어나는 시간이 달랐는가?

내 환자 가운데 많은 이들이 수면 일지를 디지털 파일로 만들어서 키보드로 숫자만 입력하는 방식을 쓴다. 아마 그게 더 편리해서 그런 모

양이다. 하지만 내가 지금까지 경험한 바로는 환자들이 종이에 펜으로 수면 일지를 작성했을 때 수면의 질이 더 빠르고 효과적으로 개선되었다. 임상적으로 말해서 수면 일지를 수기로 작성하는 행위가 왜 치유 효과를 늘리는지는 잘 모르겠다. 다만 그렇다는 사실만 알 뿐이다. 어쩌면 환자들은 수면 일지를 손수 작성함으로써 이 과정의 중요성과 수집한 자료가 의미하는 바를 더 잘 이해하고, 추세를 더욱 명확하게 파악하는 눈이 생기는지도 모르겠다.

나는 얼마나 잘 잘까?

우리는 흔히 수면의 질보다는 양에 초점을 맞추는 경향이 있다. 내게 "저는 몇 시간을 자야 할까요?"라고 물은 사람이 얼마나 많은지는 셀 수도 없다(앞의 내용을 보면 이 질문에 대한 답은 하룻밤에 약 7.5시간이다). 다들 몇 시간 몇 분에만 집중하는 듯하지만, 수면의 질이 좋지 않으면 수면의 양은 몇 시간이든 별로 중요하지 않다.

수면의 질은 수면의 양만큼이나 전반적인 건강과 안녕에 중요하다.

현대인은 수면을 방해하는 물질(카페인, 담배, 알코올, 대마초, 항우울제를 비롯한 약물)을 사용한다. 그뿐 아니라 수면을 어렵게 하는 환경적 요인(인공조명, 소음, 전자 기기 화면)도 작용한다. 우리는 24시간 내내 자극이 끊이지 않는 문화 속에 살므로 수면의 질이 현저히 떨어지는 위기에 빠져 있다. 해가 진 이후에 전자 기기에서 우리 눈으로 쏟아져 들어오는 빛이 일주기 리듬을 교란하고 렘수면 질에 악영향을 미친다는 사실은 몇 번이나 입증되었다.[2] 렘수면의 질이 낮으면 뇌가 학습하고, 기억하고, 회복하고, 재충전하는 능력을 상실한다. 온갖 정보가 광섬유의 속도로 오가는 세상에서는 그리 이상적인 상황이라 할 수 없다.

어떤 사람이 얼마나 잘 자는지 측정하는 일은 기초적인 수학보다 어렵다. 수면의 질은 수면의 각 단계에 시간을 충분히 할애하여 얕은 수면, 깊은 수면, 렘수면에서 오는 회복 잠재력을 전부 거두어들이느냐에 달렸다. 수면의 질을 결정하는 요소이자 수면 평가를 어렵게 만드는 또 다른 요소는 밤중에 깨는 횟수이다. 밤중에 몇 번 깨는지는 그나마 셀 수 있을지 몰라도 단계별 수면 시간은 어떠한가? 그 정보는 혼자서는 도저히 알아낼 도리가 없다.

정식으로 수면 검사실에 방문해서 전극 스물일곱 개를 연결한 채 하룻밤 자고 일어나면 수면의 질이 어떠한지 정확하게 진단받을 수 있을 테지만, 그러려면 낯선 장소에서 전선을 주렁주렁 달고 자야 해서 수면 환경이 평소와 달라지다 보니 결과가 부정확하게 나올 가능성이 있다.

그래서 sleepdoctor.com에서는 손가락, 손목, 가슴 센서를 포함한 가정용 수면 검사 장비인 워치팻 원 키트 WatchPAT ONE kit를 200달러 미만의 가격으로 판매한다. 워치팻 원 키트는 수면 검사실에서 쓰는 장비만큼 정교하지는 않지만, 일반적으로 대중에게 보급된 웨어러블 수면 추적 기기보다는 높은 정확도를 자랑한다. 한편 웨어러블 수면 추적기를 사용하는 것도 고려해 볼 수 있다. 그러나 정확한 측정이 불가능하고 사용하는 용어의 정의도 제각기 다르므로 주의해야 한다(수면 추적기별 장단점, 사용 목적, 내가 개인적으로 선호하는 추적기에 관해서는 72~75쪽을 참조하라).

하지만 솔직히 말해서 수면의 질을 파악하기 위해 장비까지 구매할 필요는 없다. 그저 자기 보고 형식으로 수면의 질을 평가하면 된다. 자기 보고 평가의 초점은 내가 '아침 기분morning feel'이라고 부르는 통계치를 얻는 것이다. 사람들은 뭐니 뭐니 해도 아침에 기분 좋게 일어나기를 바란다. 그러니 수면 습관을 바꿈에 따라 아침 기분이 어떻게 변화하는지 살펴보도록 하자!

자기 보고 수면 평가

수면의 질을 평가하는 표준 평가 도구는 1989년 피츠버그 대학교 연구진이 개발한 피츠버그 수면 질 지수Pittsburgh Sleep Quality Index이다.[3] 다음의 수면 평가지는 수면의 질을 간편하게 평가하고 점수를 쉽게 매길 수 있도록 기존의 도구를 축약하고 선다형 문항으로 변형한 것이다.

얼마나 잘 자고 있습니까?

다음 문장에 대하여 자신의 상황에 가장 가까운 항목을 고르시오.

지난 한 달 동안

1. 아침에 일어날 때 개운했다.
    a. 항상 그렇다.
    b. 때때로 그렇다.
    c. 거의 그렇지 않다.

2. 수면이 만족스러웠다.
    a. 항상 그렇다.
    b. 때때로 그렇다.
    c. 거의 그렇지 않다.

3. 수면의 전반적인 질은
    a. 좋다.
    b. 보통이다.
    c. 나쁘다.

4. 수면제나 수면 보조제를 복용했다.
    a. 일주일에 1회 미만
    b. 일주일에 1~2회
    c. 일주일에 3회 이상

5. 잠들기까지 30분 이상 걸렸다.

   a. 일주일에 1회 미만

   b. 일주일에 1~2회

   c. 일주일에 3회 이상

6. 한밤중이나 새벽에 잠에서 깬 뒤 다시 잠들지 못했다.

   a. 일주일에 1회 미만

   b. 일주일에 1~2회

   c. 일주일에 3회 이상

7. 밤중에 화장실에 가려고 자리에서 일어났다.

   a. 일주일에 1회 미만

   b. 일주일에 1~2회

   c. 일주일에 3회 이상

8. 밤에 기침을 심하게 하거나 코를 크게 골았다.

   a. 일주일에 1회 미만

   b. 일주일에 1~2회

   c. 일주일에 3회 이상

9. 침실이 너무 춥거나 더웠다.

   a. 일주일에 1회 미만

   b. 일주일에 1~2회

   c. 일주일에 3회 이상

10. 악몽을 꿨다.

    a. 일주일에 1회 미만

    b. 일주일에 1~2회

    c. 일주일에 3회 이상

11. 통증이 있어서 자기가 힘들었다.

    a. 일주일에 1회 미만

    b. 일주일에 1~2회

    c. 일주일에 3회 이상

12. 함께 자는 배우자가 코를 골거나 다른 방식으로 수면을 방해했다.

    a. 일주일에 1회 미만

    b. 일주일에 1~2회

    c. 일주일에 3회 이상

13. 낮 동안 일할 의욕이 떨어졌다.

    a. 일주일에 1회 미만

    b. 일주일에 1~2회

    c. 일주일에 3회 이상

14. 낮 동안 평소처럼 활동하는 중에 깨어 있기가 힘들었다.

    a. 일주일에 1회 미만

    b. 일주일에 1~2회

    c. 일주일에 3회 이상

15. 낮 동안 오늘 밤에 충분히 잘 수 있을지 걱정되어 불안했다.

    a. 일주일에 1회 미만

    b. 일주일에 1~2회

    c. 일주일에 3회 이상

자기 보고 수면 평가 점수 매기기

이 평가지는 수면의 질을 주관적 만족도, 방해 요인, 효율 측면에서 평가한다.

만족도: 1~4번 문항에서 (a)를 골랐다면 2점, (b)를 골랐다면 1점, (c)를 골랐다면 0점을 매겨 점수를 합산한다. **총점:** _____

0~3점: 수면의 질에 대한 만족도가 매우 낮다.
4~6점: 수면의 질에 대한 만족도가 보통이다.
7~8점: 수면의 질에 대한 만족도가 매우 높다.

방해 요인: 5~12번 문항에서 (a)를 골랐다면 2점, (b)를 골랐다면 1점, (c)를 골랐다면 0점을 매겨 점수를 합산한다. **총점:** _____

0~5점: 수면에 방해를 받을 때가 많고, 이로 인해 주관적 만족도도 낮을 가능성이 크다.
6~10점: 수면에 방해를 받을 때가 종종 있다.
11~16점: 수면에 방해를 받을 때가 거의 없다. (운이 좋으시군요!)

효율: 13~15번 문항에서 (a)를 골랐다면 2점, (b)를 골랐다면 1점, (c)를 골랐다면 0점을 매겨 점수를 합산한다. **총점:** _____

0~2점: 수면의 효율이 낮아 몸이 충분히 휴식하고 회복하지 못하므로 하루를 살아갈 활력이 부족하다.
3~4점: 수면의 효율이 보통이다.
5~6점: 수면의 효율이 높다.

수면의 질에 관한 자료는 문제 영역을 파악하기에 유용하며, 이 평가지를 활용하면 우리 수면이 불만족스럽고, 질이 떨어지고, 비효율적인 이유에 관한 단서를 얻을 수 있다. 일상생활 습관을 개선하면 평가 점수도 오를 것이다.

수면 과학: 아침에 졸린다고 해서 무조건 수면의 양이나 질이 부족했다는 뜻은 아니다. 잠에서 깼을 때 멍하고, 취한 것 같고, 혼란스러운 느낌이 드는 이유는 '수면 관성sleep inertia'이라는 현상 때문일 수 있다. 수면 관성은 뇌파가 델타파 곡선을 그리는 깊은 수면 중에 알람이 울렸을 때 발생하는 안타까운 결과다. 만약 이런 증상이 만성적으로 나타난다면 수면 장애일 수 있으므로 검사를 받아 봐야 한다.[4] 아니면 자기 크로노타입의 자연스러운 리듬에 어긋나는 시간에 일어나서 그럴 수도 있다. 이에 관한 내용은 뒤에서 다룬다.

첨단 기술을 활용한 접근법

수면 추적기

지금까지는 기술의 도움 없이도 수면의 양과 질을 평가하는 방법을 소개했다.

그러나 우리는 디지털 시대에 살고 있다. 많은 사람이 스마트폰이나 스마트 워치, 스마트 링을 사용하며, 그중 상당수 기기에 수면을 추적하는 애플리케이션이 설치되어 있다. 다만 이런 기기는 정확도가 그다지 높지 않고, 특히 수면 개시 시점과 수면 단계를 추적할 때는 정확도가 더욱 떨어진다.

전자 기기는 다양한 정보를 제공하고, 매일 아침 자신의 수면 점수를 확인하는 것은 재미있는 일이다. 그러나 수치가 엉망으로 나온다고 해서 지레 겁먹을 필요는 없다. 그저 스마트 워치의 끈이 느슨해졌을 수도 있고, 배터리가 방전되었거나 소프트웨어에 결함이 생겼을 가능성도 있다.

개인이 일상에서 사용하는 전자 기기는 절대 수면 검사실에서 사용하는 전문 진단 장비만큼 신뢰할 수 없다. 기술을 사용하지 않는 아날로그 방식보다 특별히 더 믿을 만한 것도 아니다.[5] 그래도 디지털 기기를 활용해서 수면 상태를 추적하는 방법이 궁금한 독자를 위해 몇 가지를 추천해 보려고 한다.

웨어러블 기기를 잘 활용하면 건강에 도움을 얻을 수 있다! 양질의 수면은 우리의 손목, 손가락, 이마만큼이나 가까운 곳에 있다.

다시 한번 말하지만, 모든 정보는 적당히 걸러서 받아들일 줄 알아야 한다.

인기 있는 웨어러블 기기 네 가지와 그의 장단점은 다음과 같다.

후프 스트랩Whoop Strap

가격: 240달러, 연간 회원권 포함

장점: 손목 밴드 형태인 후프 스트랩은 운동하거나 잠잘 때 착용하기 편하고 걸리적거림이 가장 적다. 미관상 특별히 예쁘지는 않아도 그럭저럭 괜찮은 편이다. 후프 스트랩은 여러 센서를 통해 심박수, 혈중 산소, 호흡수, 피부 온도, 몸의 움직임을 측정한다. 그리고 그 모든 자료를 바탕으로 수면 개시, 각성, 수면 단계에 관한 정확한 정보를 산출한다. 이에 더해 부드럽게 진동해서 사용자를 깨우는 알람 기능도 있다. 배터리 수명은 4~5일이다!

단점: 회원 가입을 해야만 사용할 수 있다.

오우라 링Oura Ring

비용: 초기 비용 350달러, 추가로 월별 사용료 6달러

장점: 오우라 링은 내가 사용하고 있으며 환자들에게 추천하는 장치이기도 하다. 블랙, 골드, 로즈골드, 실버 등 마감 색상을 다양하게 선택할 수 있어 아주 멋스럽다. 오우라 링은 착용하기 편안하고 눈에 띄지 않는다. 센서는 체온, 혈중 산소, 맥박, 움직임, 심박 변이도 등 그야말로 필요한 모든 항목을 추적한다. 그리고 그렇게 수집한 사용자의 일상 활동과 수면 기록을 바탕으로 취침 시간을 알려 준다. 배터리 수명은 7일이다!

단점: 매월 사용료를 내야 한다.

뮤즈 에스 헤드밴드 Muse S Headband

비용: 400달러, 추가로 월별 프리미엄 구독료 12달러

장점: 헤드밴드 센서가 뇌파 측정 기술EEG을 사용해 뇌파를 추적하고 수면의 질, 강도, 양에 관해 가장 정확한 측정값을 제공한다. 이외에 심박수와 수면 자세도 추적하므로 흥미로운 통찰을 얻을 수 있다.

단점: 머리에 착용하므로 손목 밴드나 반지와 비교해 편하지는 않다. 블루투스로 연결해야 사용할 수 있고, 매일 충전해야 한다. 가격도 비싸다! 배터리 수명은 10시간이다.

아폴로 뉴로 Apollo Neuro

비용: 350달러, 추가로 회원권 99달러

장점: 유연성. 이 기기는 피부에 접촉하기만 하면 되므로 손목이나 발목에 착용해도 되고 옷에 고정해도 된다. 아폴로 뉴로는 특정 패턴의 저강도 진동으로 부교감신경계를 자극해서 사용자를 차분하게 하거나 반대로 교감신경계를 활성화해서 사용자를 더욱 각성하게 한다. 그러므로 필요에 따라 진정 기능을 활성화하면 이 기기를 수면의 양과 질, 수면 중 움직임에 관한 자료를 수집하는 수면 추적기뿐 아니라 수면 보조 장치로도 사용할 수 있다. 아폴로 뉴로는 착용하기 편안하고 외관상으로도 나쁘지 않다.

단점: 설정을 변경하려면 스마트폰 애플리케이션에서 해야 한다. 배터리 수명이 6~8시간이다.

수면 과학: 수많은 이들이 내게 와서 묻는다. "어젯밤에는 잠을 푹 잤습니다. 그런데 일어나서 수면 추적기 점수를 확인해 보니 제가 잠을 못 잤다고 하더라고요? 그 반대도 마찬가지입니다. 잠을 잔뜩 설치고 일어나서 막상 수치를 확인하면 점수가 높게 나오더라고요. 대체 왜 그러는 걸까요?" 한편 이렇게 말하는 사람도 있다. "브루스 박사님, 저는 깊은 수면 시간이 14분밖에 안 되던데요. 그래도 괜찮은 겁니까?" 각 수면 단계와 수면 주기를 비롯한 모든 자료를 해석할 때는 다음 사항을 염두에 두어야 한다. 측정 결과가 의미하는 바를 모르면 혼란스럽고 무척 실망스럽게 느껴질 수 있다. 게다가 산출된 수치를 하루 단위로 끊어서 보면 안 된다. 이렇다 할 결론을 도출하기에는 표본이 지나치게 적기 때문이다. 그래서 나는 사람들에게 일주일 혹은 한 달에 걸쳐 꾸준히 측정한 자료에서 추세를 파악하고, 이를 바탕으로 수면 주기의 길이(수면 주기 계산법은 43쪽에서 설명했다.)나 본인에게 알맞은 취침 시각(취침 시각 계산법은 125~126쪽에서 다룬다.) 등을 직접 계산해 보라고 조언한다.

수면 일지를 기록하고 수면 평가지를 작성하여 수면의 질을 평가하거나, 며칠 동안 수면 추적기를 착용해 보면 내가 양질의 수면을 충분히 취하는지 아닌지 파악할 수 있다.

만일 여러분이 수면 부족자라면 이제 논리적으로 다음에 나올 질문은 "그렇다면 내가 뭘 잘못하고 있을까?"일 것이다.

그럴 줄 알고 준비했다. 책장을 뒤로 넘겨 보자.

핵심 정리

- 필요한 수면량은 나이를 비롯한 여러 요인에 따라 달라진다.
- 수면 습관을 일지로 기록하면 자신에게 알맞은 수면량을 찾는 데 도움이 된다.
- 모든 수면 단계에서 시간을 충분히 확보하여 전반적인 회복력을 높여야 양질의 수면을 취했다고 할 수 있다.
- 웨어러블 수면 추적기는 수면 상태를 평가하는 훌륭한 도구다. 그래도 손으로 직접 수면 일지를 써 보길 권장한다. 수기 수면 일지는 첨단 기기만큼이나 효과적이다.

3장
수면 문제
분석하고 해결하기

잠을 푹 자지 못하면 온갖 부작용이 꼬리에 꼬리를 물고 뒤따른다. 사람들이 잠을 충분히 자지 못하는 원인은 대체로 비슷하고 본인이 자초한 경우가 많다.

수면 부족의 결과	수면의 5대 함정
면역력 저하	일주기 리듬에 맞지 않는 생활
염증 증가	따라잡기
기력 저하	지레 겁먹기
체중 증가	수면을 방해하는 습관
정신 건강 악화	문제가 저절로 사라지길 바라기
정서 조절 어려움	
수명 단축	

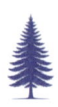

 가장 흔히 발생하면서도 교정하기 쉬운 수면 문제를 논의하기에 앞서 매일 밤 효율적인 수면을 충분히 취하지 못할 때 실제로 어떤 문제가 발생하는지 알아보자. 잠을 잘 자지 못하면 실로 무시무시한 결과가 뒤따른다. 여러분에게 겁을 주거나 부담감과 불안을 안겨 주려는 것이 아니다. 다만 흔히 말하듯 진실이란 때로 아픈 법이지 않은가! 내가 수면을 첫 번째로 쓰러뜨려야 할 도미노로 꼽은 이유는 수면이 건강 전반에 매우 중대한 영향을 미치기 때문이다.

 잠을 푹 자지 못하는 사람은 피로감과 이에 따른 인지 기능 저하 및 성격 문제 외에도 다음과 같은 의학적, 심리학적 문제에 맞닥뜨릴 수 있다.

 면역력 저하. 백혈구는 세균이나 바이러스 같은 외부 침입자를 죽이기 위해 감염 부위로 몰려간다. 우리 몸의 면역력을 떠받치는 이 보병들은 언제나 유리기free radical(염증뿐 아니라 때로는 종양까지 유발하는 불량 세포)를 찾아내 중화하려고 한다. 체내 균형이 유지될 때는 백혈구의 생산이 활발하게 이루어지고 운동성이 높다. 그러면 면역 세포는 자기가 가야 할 부위에 가서 자기가 해야 할 일을 문제없이 수행한다. 그러나 잠을 거의 자지 않으면 면역계가 혼돈에 빠진다. 이로 인해 백혈구는 가야 할 부위로 이동하지 못해 감염에 맞서 싸우지 못한다.

카네기 멜런 대학교에서는 21세부터 55세 사이의 건강한 성인 153명을 대상으로 수면과 면역력에 관한 연구를 수행했다. 피험자는 14일 연속으로 자기가 얼마나 오래 잤는지, 얼마나 잘 잤는지, 피로가 풀렸다고 느꼈는지를 자가 보고했다.

이후 연구진은 피험자를 실험실에 격리하고 일반적인 감기 바이러스가 포함된 비강 점적제를 투여했다. 그러자 하루 평균 일곱 시간을 잔 피험자는 여덟 시간을 잔 피험자보다 기침이나 재채기를 할 확률이 세 배 높게 나타났다. 고작 한 시간 차이가 감기에 걸리느냐 걸리지 않느냐를 가른 것이다.[1]

2017년 UCLA의 한 연구에 따르면 딱 하룻밤만 네 시간을 자도 '자연 살해 세포(암에 맞서 싸우는 면역 세포)'의 운동성이 최대 72퍼센트까지 감소한다.[2] 다른 연구에서는 수면 시간이 짧으면 당뇨병,[3] 고혈압,[4] 심혈관계 질환, 비만의 위험이 증가한다고 이야기한다.

염증 증가. 2020년 국제 학술지 『신경학 최신 연구Frontiers in Neurology』에 발표된 한 연구에서는 피험자 533명을 대상으로 수면 일지를 기록하게 하고, 수면 실험실에서 수면 행동 검사를 시행하고, 염증성 생체지표를 추적하기 위한 혈액 표본을 채취했다. 연구진은 7일 밤에 걸쳐 중도 각성, 취침 시각과 기상 시각의 변화 등 수면 비일관성을 측정했다. 이러한 비일관성은 적어도 여성의 경우 염증성 생체 지표의 증가와 관련이 있었다.[5]

기력 저하. 낮 동안 축적된 아데노신이 피로를 유발한다는 것은 앞에서 이미 설명했다. 수면은 바로 이 아데노신을 깨끗이 씻어 내 우리가 상쾌하고 활기찬 아침을 맞이하게 해 준다. 몸에 저장되어 있다가 신체가 여러 가지 활동을 수행할 수 있도록 연료를 공급하는 포도당인 글리코겐은 수면과 함께 움직인다.

글리코겐은 우리가 휴식하는 동안 증가하여 몸이 활력 넘치는 하루를 보낼 수 있도록 준비한다. 그러나 수면이 부족하면 이 신속한 에너지원이 감소하므로 몸이 극도로 피로해진다.[6] 이때 영양소가 풍부한 음식을 섭취하거나 운동하는 등 특정 행동을 하면 활력이 생긴다. 비타민, 미네랄, 단백질이 부족한 식단은 단지 기운을 빠지게 하는 데서 그치지 않고 수면까지 방해한다.

몸을 충분히 움직이지 않는 것도 마찬가지로 같은 결과를 불러온다.[7] 전날 밤에 적게 자서 너무 피곤하다는 이유로 식사를 잘 챙기지 않거나 운동하지 않으면 건강한 식사와 운동이 가져다주는 에너지를 누리지 못할 뿐 아니라 그날 밤에 양질의 수면을 즐기지 못한다.

환자의 수면 이야기: 내 환자 중 한 명은 직장에서 구조 조정을 당해 큰 충격을 받았다. 별안간 실직한 상황에서 오는 좌절감

과 불안으로 인해 그는 이제껏 한 번도 겪어 보지 못한 불면증에 시달렸다. 환자는 자기가 이력서를 수정하거나 친구와 만나 점심을 먹을 기력이 없는 이유가 수면 부족 때문이라고는 미처 생각하지 못했다. 잠을 자지 못한 적이야 이전에도 있었지만, 이 정도 경험은 난생처음이었기 때문이다. 감정적으로 고달픈 시기와 수면 부족이 맞물리면서 환자는 큰 타격을 입었다. 그는 잠을 자지 못하고 운동도 하지 않는 생활 방식에 갇혔다. 그러자 아주 작은 일조차 갑자기 버겁게 느껴지기 시작했다. 그러나 내가 환자에게 수면 재설정 계획을 실행하게 하자(여러분도 나중에 '수면 – 수분 섭취 – 호흡 계획'에 가서 하게 될 것이다.) 그는 정상적인 에너지 수준을 회복했을 뿐 아니라 새로운 직장까지 구했다.

체중 증가. 내가 방금 만들어 낸 새로운 용어 '피곤픔tunger'을 소개한다. 피곤픔은 피곤해서 배고픔을 느끼고 음식을 먹는 행위를 가리킨다. 이런 일은 실제로 일어난다. 피곤하다는 이유로 음식을 먹으면 체중이 증가한다.

2014년 브리검 영 대학교 연구에서는 대학생 나이의 여성 330명을 대상으로 수면 패턴과 더불어 키, 몸무게, 체지방 비율을 일주일에 걸쳐 관찰했다. 그러자 매일 밤 수면의 네 단계를 다섯 번 이상 거치는 것(수면 효율), 취침 시각과 기상 시각을 일정하게 지키는 것(수면 일관성)과

낮은 체지방 비율 및 정상 체중을 유지하는 것 사이에 명확한 연관성이 드러났다. 수면 효율과 수면 일관성이 낮은 사람들은 과체중인 경향을 보였다.[8]

미국 국립 보건원National Institutes of Health에서는 성인 496명의 수면 습관과 체질량 지수BMI를 10년 넘게 추적 관찰했다. 가족력, 인구통계학적 특성, 운동 습관이라는 변수를 고려하여 분석한 결과 적게 자는 피험자는 비만일 확률이 현저히 높았다.[9] 수면 부족은 배고픔 유발 호르몬인 그렐린 수치를 높이고 포만감 유발 호르몬인 렙틴 수치를 감소시키는 인자로 오랫동안 지목되었다.[10]

한편 목둘레와 허리둘레를 보면 수면의 질과 양을 떨어뜨리며 생명을 위협하는 수면 장애인 폐쇄성 수면무호흡증을 예측할 수 있다. 과체중과 폐쇄성 수면무호흡증 중에 무엇이 더 먼저 발생할까? 그것은 중요하지 않다. 체중이 많이 나가면 잠자기가 어려워지고, 잠을 잘 자지 못하면 체중이 불어난다(이에 관한 자세한 사항은 내 책 『수면 박사의 식단 계획: 잠자면서 살을 빼는 단순한 규칙The Sleep Doctor's Diet Plan: Simple Rules for Losing Weight While You Sleep』을 읽으면 알 수 있다).

정신 건강 악화. 잠이 조금만 부족해도 정신이 뿌옇게 흐려지고, 주의력과 집중력이 떨어지며, 반응 시간이 길어진다. 피곤하면 나중에 후회할 법한 나쁜 결정을 할 가능성이 커진다.[11] 우울증[12]과 불안 장애를 겪을 위험도 급격히 치솟는다. 수면 부족과 불안은 양방향으로 작용한다. 즉 수면 부족이 불안을 낳고, 불안이 수면 부족을 낳는다. 뜬눈으로 밤을 지새우면서 자기가 자지 못하고 있다는 사실을 되새김질하며 불안에 떨면 우울해질 가능성도 커진다.[13]

환자의 수면 이야기: 불안은 수면 문제를 일으키고, 수면 문제는 다시 불안을 증폭시킨다. 이러한 악순환의 고리는 점점 옥죄어 오면서 사람들의 삶을 찌그러뜨린다. 어떤 20대 남성이 나를 찾아와 이렇게 호소했다. "제 인생은 오늘 잠을 잘 수 있을지 걱정하다가 결국 못 자고, 다음 날 일어나서 또 걱정하는 게 전부입니다. 너무 피곤하다 보니 무거운 몸을 겨우 이끌고 다니며 비척거리고, 아무것도 하지 않으려 하고, 멍청한 소리나 지껄이는 사람으로 전락했어요." 나는 불안과 수면 부족의 악순환을 끊고자 그에게 현실을 있는 그대로 수용하는 것부터 시작하도록 했다. 잠을 자지 못해도 괜찮다고 받아들이게 한 것이다. 잠을 기필코 자야만 한다는 압박감을 덜어 내자 이내 불안이 사그라들었고, 불안이 잦아들자 환자는 마침내 잠들 수 있게 되었다. 수면 시간이 늘어난 만큼 불안도 감소했고, 머지않아 환자는 수면 건강과 정신 건강이 모두 개선되었다.

정서 조절 어려움. 수면이 부족하면 일상 속 스트레스에 대처하기 힘들어진다. 아무리 긴장 완화 음악을 쉬지 않고 귓가에 흘려 넣은들 지쳤을 때는 강렬한 감정을 조절하기가 어려워진다. 낮 동안 받는 정서적 스트레스가 꿈의 내용과 꿈속에서 느끼는 기분에 영향을 미친다는 사실을 수면 전문가들이 경험적인 자료를 바탕으로 입증했으나, 정확한 원리는 아직 명확하게 밝혀지지 않았다.

그러나 2018년 한 연구에 따르면 우리가 온종일 스트레스를 받을 경우 밤에 어찌어찌 잠이 들더라도 기억을 통합하고 삶의 사건과 감정을 처리하는 렘수면 단계가 중도 각성으로 인해 지연되고 방해를 받는다고 한다.[14]

**달리 말하면
지치고 힘들 때는
잠을 잔다고 해서 상황이 전부 나아지지는 않는다.**

2020년 오스트레일리아의 한 연구에서는 젊은 성인 326명을 대상으로 수면 행동 검사를 시행하고, 피험자가 자신의 수면 지속 시간, 수면 효율, 방해 요인, 수면의 질을 일주일 넘게 보고하도록 했다. 이에 더해 피험자들은 각각 아침, 낮, 저녁에 스트레스 수준이 어떠했는지도 보고했다.

저녁 시간에 스트레스를 받았다고 보고한 피험자는 전날 밤 수면 시간이 짧았다. 수면 시간이 짧고 수면의 질이 낮으면 다음 날 스트레스 수준이 높아졌다.[15] 이러한 인과관계는 틀림이 없다. 질 나쁜 수면이 스트레스를 부르고, 스트레스가 다시 질 나쁜 수면으로 이어지는 악순환은 끊임없이 돌고 돈다.

수명 단축. 중년과 노년 초기를 지나는 사람이 잠을 부족하게 자면 수명이 몇 년쯤 깎여 나갈 수 있다. 2020년 한 연구에 따르면 50대부터 렘수면 시간이 5퍼센트 감소할 경우 20년 이내에 모든 원인으로 인한 사망 위험이 13퍼센트 증가한다.[16]

따라서 은퇴할 나이가 되기 전에 돈을 최대한 많이 모으려고 열심히 일하느라 잠을 포기했다가는 퇴직 이후의 삶을 즐길 기회를 영영 잃어버릴 수도 있다.

∞

물론 잠을 잘 자야 건강해진다는 사실은 누구나 직관적으로 알고 있다. 양질의 수면을 충분히 취할 수만 있다면 더 건강해지고, 날씬해지고, 스트레스와 불안과 우울이 줄어들 것이다. 원리는 이렇게나 간단명료하다.

그러나 인생은 복잡하다. 때로는 우리의 생활 방식이 숙면하는 데 필요한 조건과 일치하지 않기도 한다. 수면이라는 중대한 도미노를 쓰러뜨리려면 나쁜 습관을 물리치고 잘못된 정보에서 벗어나야 한다.

수십 년 동안 수면 전문가로 일하면서 나는 우리의 꾸준한 숙면을 가로막는 수면의 5대 함정을 밝혀냈다. 수면과 관련해 우리는 얼마나 많은 실수를 저지르고 있을까?

수면 함정 1. 일주기 리듬에 맞지 않는 생활

우리 몸에는 생체 시계, 즉 일주기 리듬 혹은 크로노리듬chronorhythm이 장착되어 있다. 크로노리듬은 우리가 자고, 깨고, 먹고, 소화하고, 생각하고, 상상하고, 성관계하고, 사회성을 발휘하는 등 수백 가지 기능을 수행해야 할 시점을 알려 주는 수십 개의 생체 시계를 망라한다.

일주기 리듬은 어떤 사람이 일찍 일어나는 사람인지, 늦게 일어나는 사람인지, 혹은 그 중간 어디쯤인지를 결정하는 유전적 성향, 즉 크로노타입을 파악할 수 있는 중요한 단서다. 자신의 크로노타입을 알면 무엇을 하든 그 일을 하기에 제일 적합한 시간대도 알 수 있다. (전작 『WHEN 시간의 심리학』에서 크로노리듬과 크로노타입에 관해 자세히 다루었으니 이 주제에 관해 깊게 알고 싶은 독자는 참고하길 바란다.)

환자 수천 명을 만나 연구하는 과정에서 나는 각각의 고유한 호르몬 기복, 성향, 생활 방식을 특징으로 하는 크로노타입 네 가지를 발견했다. 크로노타입이 무엇인지 알고 싶다면 웹사이트 chronoquiz.com에서 진단해 볼 수 있다. 지금까지 200만 명 이상이 간단한 퀴즈를 풀어 자신의 크로노타입을 확인했다. 개인의 고유한 유전적 특성을 깨닫는 것만으로도 인생이 달라진다. 특히 수면 문제를 해결할 열쇠를 찾을 수 있다.

네 가지 크로노타입을 간단히 소개하면 다음과 같다.

곰. 곰 유형은 실제 곰과 마찬가지로 주행성이라 낮에 활동하고 밤에 휴식한다. 곰 유형은 전체 인구의 50퍼센트를 차지한다. 곰 유형이 다수를 차지하다 보니 사회의 시간표는 그들의 생활 리듬을 중심으로 형성되어 왔다.

예를 들어 아침 9시부터 오후 5시까지 일하는 통상적인 근무 시간은, 오전 7시쯤 자연스럽게 기상하고 오후가 무르익을 무렵 인지적 예리함이 떨어지기 시작하는 곰 유형을 위해 설계되었다. 그러나 곰 유형이라고 해서 침대에서 벌떡벌떡 잘 일어난다는 말은 아니다. 곰 유형도 아침에 일어날 때는 '잠시 후 알람 다시 울림' 버튼을 누르고 겨우 몸을 일으킨다(할 수만 있었다면 이들도 겨우내 겨울잠을 잤을 것이다).

곰 유형의 에너지가 최고점을 찍는 시간은 오전 중반에서 오후 중반, 그리고 다시금 활기를 되찾는 이른 저녁(해피 아워)이다. 피로를 느끼는 시간은 늦은 오후인 3시경이며, 잠자리에 드는 시각은 밤 11시경이다.

곰 유형은 외향적인 사람이 많지만, 나는 내향적인 곰 유형도 많이 만났다. 곰 유형은 먹는 것을 좋아해서 온종일 즐겁게 음식을 야금야금 먹는다. 운동 면에서는 주말만 되면 친구들과 함께 팀 스포츠를 즐기며 펄펄 날아다니는 경우가 많다. 안정적인 성향을 지닌 곰 유형은 인간관계에서 갈등을 피하려는 경향이 있고, 상황에 따라 예측 가능한 기분 변화를 보인다.

사자. 사자 유형은 사자처럼 동트기 전에 일어나서 사냥에 나선다. 이들은 허기지고 기운이 넘쳐흐르는 상태로 잠에서 깨어난다. 사자 유형은 전체 인구의 20퍼센트를 차지한다. 많은 이들이 사자 유형을 동경하며 자신도 동이 트기 전에 눈이 저절로 번쩍 뜨이는 아침형 인간이 되기를 바라지만 사자 유형으로 타고난 사람은 많지 않다.

사자 유형의 에너지는 높은 수준으로 유지되다가 오후 5시경에 급격히 떨어진다. 이들은 오후 9시나 10시쯤이면 침대에 눕게 된다. 사자 유형이 늦은 밤에 열리는 파티나 사교 모임에 참석하는 것은 불가능하지는 않지만 힘들다.

건강에 유달리 신경을 많이 쓰는 사자 유형은 규칙적으로 운동하고, 식사를 잘 챙기고, 약물이나 알코올을 피한다. 때문에 네 가지 크로노타입 가운데 체질량 지수가 가장 낮다.

이들은 야망이 있고, 타고난 지도자이며, 두려움이 없고, 목표 지향적이고, 자신감이 넘치고, 낙관적이다. 사자 유형의 인지 능력이 가장 명료한 시점은 다른 사람들이 이제 막 잠에서 꾸물꾸물 깨어나는 이른 아침이다.

늑대. 야행성인 야생 늑대는 나머지 세상이 잠들면 그제야 생기를 띤다. 늑대 유형은 전체 인구의 약 20퍼센트를 차지한다. 이 크로노타입을 가진 사람들은 자정 혹은 그 이후가 되어서야 피로를 느낀다. 늑대의 아침은 안개 속에 스쳐 지나간다.

이들이 아침에 커피를 내리고, 옷을 입고, 또다시 커피를 내리는 모습을 보면 겉으로는 깨어 있는 듯 보일지 모르지만, 뇌는 여전히 반쯤 잠들어 있다.

오후가 되어 마침내 정신이 맑아지면 늑대는 배고픔을 느낀다. 늑대 유형은 식사를 느지막이 하는 경향이 있고, 이는 늑대 유형의 체질량 지수가 다른 크로노타입의 체질량 지수보다 높은 이유 중 하나다. 쾌락을 추구하는 늑대는 충동, 욕망, 식욕에 탐닉한다. 이들은 헬스장보다는 술집에 가기를 선호한다.

늑대 유형의 집중력은 오후에 최고조에 이르러서 마침내 소설 한 장을 거뜬히 쓸 수 있을 만큼 빠릿빠릿해진다.

한편 늑대 유형은 파티에서 사람들과 어울리기도 좋아하지만, 혼자 있는 시간 역시 많이 필요하다.

돌고래. 자연의 돌고래는 단일 반구 수면unihemispheric sleep을 취하는 동물이다. 뇌의 절반은 익사를 방지하고 포식자를 경계하기 위해 깨어 있고, 그동안 나머지 절반은 잠을 잔다. 돌고래 유형은 좀처럼 깊이 자거나 오래 자지 못하는 불면증 환자다.

전체 인구 가운데 단 10퍼센트를 차지하는 돌고래 유형은 호르몬 주기가 곰, 사자, 늑대의 호르몬 주기와 거꾸로 흘러간다. 예를 들어 나머지 유형의 코르티솔 수치가 떨어지는 밤에 돌고래 유형은 코르티솔 분비가 오히려 증가한다. 이들은 신경증적이고 위험을 회피하는 성향이 있어서 해로운 물질을 피하고 의사가 권장하는 건강한 습관을 고수하곤 한다.

돌고래 유형은 강박적으로 운동하는 데다 잠시도 가만히 있지 못하는 탓에 체질량 지수가 평균 이하다. 돌고래는 성실하고 사랑스러운 동반자지만, 일반적인 곰 유형이 보기에 이들의 신경증적인 성향은 다소 부

내 크로노타입은 무엇일까?

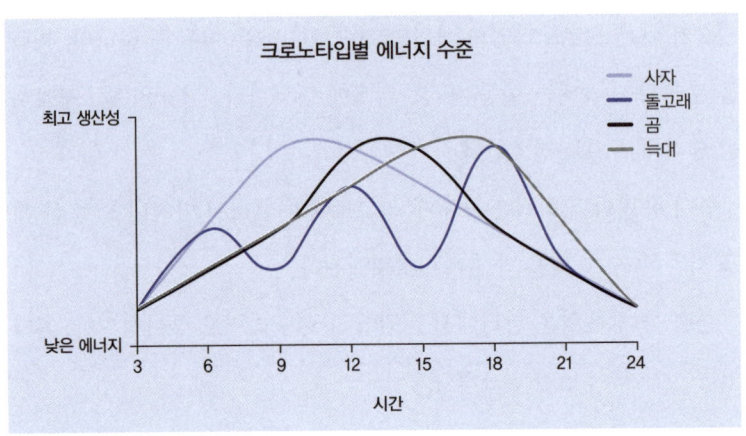

담스럽게 느껴질 수 있다. 직장에서 아주 똑 부러지게 일하는 돌고래 유형은 꼼꼼하고, 기준이 높으며, 오전 중반에 창의력이 최고조에 다다른다. 이들은 잠자리에 들기 전 좀처럼 긴장을 풀지 못하며 매번 겪는 수면 문제 때문에 불안해한다.

다른 조건을 차치하고 크로노리듬만 고려한다면 양질의 수면을 적정량 취하기 가장 쉬운 유형은 곰일 것이다. 애초에 아침 일곱 시에 일어나서, 정오에 점심을 먹고, 여섯 시에 저녁을 먹고, 밤 열한 시에 잠자리에 드는 통상적인 일정 자체가 곰 유형이 자신들을 위해 고안한 것이기 때문이다.

곰 유형이 아닌 나머지 절반은 관습적인 식사, 업무, 수면 일정에 억지로 맞춰야 하므로 자신의 자연스러운 리듬과 어긋난 생활을 하게 되고, 이로 인해 여러 가지 심각한 문제, 특히 수면 문제를 겪는다.

어떤 늑대 유형 환자는 자신이 일평생 심각한 불면증에 시달렸다고 굳게 믿었다. 그러나 자신이 극단적인 늑대 유형에 속하며 그간 몸이 잠잘 준비가 채 되기도 전에 잠자리에 들었다는 사실을 안 뒤 삶이 송두리째 바뀌었다. 몸에 있는 수면 기능이 고장 난 것이 아니었다. 늑대가 곰의 일정에 자신을 끼워 맞추려고 아등바등한 것이 패인이었을 뿐이었다.

나는 환자에게 오전 1시까지는 잠자리에 들지 말라고 조언했다. 이미 자녀를 독립시킨 프리랜서였던 환자는 내 조언에 따라 생활 리듬을 조정할 수 있었다. 생활 리듬을 바꾸자마자 그는 베개에 머리를 대고 15분 이내에 스르르 잠이 들었다. 평생 그림자처럼 따라다니던 불면이 눈 녹듯이 자취를 감췄다. 환자는 오전 7시 대신 9시에 알람을 설정해 두었지만, 굳이 알람이 필요하지 않았다. 오전 8시 45분이 되면 자연스럽게 눈이 떠졌기 때문이다.

"꼭 제 몸에 알람 시계가 내장된 것 같아요." 환자가 말했다.

정말 그렇다. 그리고 여러분의 몸에도 알람 시계가 있다. 다만 자신이 어떤 시계를 가졌는지 몰라 제대로 쓰지 못했을 것이다.

곰 유형의 체내 알람은 오전 7시 30분경에 맞춰져 있다. 그러나 늦게까지 자지 않으면 일주기 리듬이 교란되면서 새로운 행동 양식에 맞추어 재조정된다. 이러한 현상을 '사회적 시차증 social jet lag'이라고 한다.

사회는 곰 유형의 리듬에 맞추어 돌아가지만, 그렇다고 곰 유형이 반드시 그 일정을 지키라는 법은 없다. 그리고 이러한 행동은 수면 부족으로 이어진다. 밤늦게까지 깨어 있더라도 다음 날이면 어김없이 원래 일어나던 시각에 일어나서 그날의 할 일을 해야 하기 때문이다.

사자 유형의 체내 알람은 오전 6시 혹은 그보다 일찍 울린다. 설령 유전자가 선호하는 취침 시각을 훨씬 넘어서서 늦게까지 아득바득 깨어 있더라도 이들은 동트기 전이나 동틀 무렵이면 벌떡 일어난다.

돌고래 유형은 관습적인 일과에 따르면 이만 침대에 누워 눈을 감아야 할 시간에도 정신이 맑고 활력이 넘쳐서 잠드는 데 어려움을 겪는다. 이들은 몇 시간이고 천장을 바라보며 불안을 차곡차곡 쌓아 가다가 마침내 까무룩 잠들어서 운이 좋으면 네 번의 수면 주기를 거친다.

크로노타입별 이상적인 기상 시각과 취침 시각
휴대전화에 알람을 설정하자!

사람들이 각자 자기 몸이 유전적으로 선호하는 취침 시각과 기상 시각을 알고 이를 지켰다면 잠을 훨씬 더 잘 잘 수 있었을 것이다. 매번 지키기는 어려울 수도 있지만, 크로노리듬에 최대한 맞춰 생활할수록 수면의 질이 나아질 것이다.

기상 시각과 취침 시각을 알려 주는 안내자는 코르티솔이다. 코르티솔은 밤이 되면 분비를 멈추어서 우리를 나른하게 가라앉히고, 이른 아침이면 다시 분비되어 우리를 깨운다. 코르티솔 수치가 한 시간에서 두 시간에 걸쳐 증가하면 몸은 하루를 시작할 준비를 마친다. 혈청 혈중 농도에 관한 한 연구에 따르면[17] 아침의 코르티솔 증가는 일반적으로(곰 유형에 해당) 오전 5시에서 6시 사이에 시작된다. 사자 유형은 이보다 한두 시간 일찍 시작되고, 늑대 유형은 한두 시간 늦게 시작된다.

곰 유형은 오전 7시 30분쯤 일어나고 오후 11시경에 침대에 누워야 한다. 그러면 잠드는 데 필요한 여유 시간 30분을 제외하고 하루에 여덟 시간을 자게 된다.

사자 유형은 오전 6시에 잠에서 깬다. 오후 10시까지 깨어 있을 수 있으면 다섯 주기의 수면을 수월하게 취할 수 있을 것이다. 극단적인 사자 유형은 이 일정을 오전 5시 기상, 오후 9시 취침으로 앞당기면 된다.

늑대 유형은 자정이 되기까지는 침대를 아예 쳐다볼 생각도 하지 말아야 하고, 가능하면 오전 8시 이후에 일어나야 한다. 이 일정에 가깝게 생활하면 누워서 눈을 말똥말똥 뜬 채 대체 언제쯤 잘 수 있을까 불안해하는 대신 수면 시간을 더 많이 확보할 수 있다.

돌고래 유형은 언제나 그렇듯 특수한 사례다. 돌고래 유형의 코르티솔 수치, 체온, 혈압은 밤새 상승하다가 아침에 떨어진다. 돌고래는 애초에 깊게, 오래 자기가 불가능하다. 그러나 오전 7시에 기상하면 오전 1시에는 잠들 만큼 수면 욕구를 충분히 축적해서 여섯 시간의 충분한 휴식을 취할 수 있다.

수면의 지름길: 참고로 취침 시각과 기상 시각 중 하나만 지킬 수 있다면 기상 시각을 일정하게 유지하는 편이 좋다. 그 이유는 첫째, 기상 시각은 적어도 일주일에 5일은 이미 일관되게 정해져 있을 가능성이 크고 둘째, 아침 기상은 질 좋은 수면을 지탱하는 닻과 같기 때문이다. 자신의 크로노타입에 알맞은 기상 시각만 지켜도 수면의 질이 극적으로 개선될 것이다!

수면 함정 2. 따라잡기

대부분 사람은 수면 부족이 신체적, 정신적, 정서적 건강과 안녕에 악영향을 미친다는 사실을 안다. 이들은 성인과 노인의 수면 권장량에 따라 하루 일곱 시간에서 여덟 시간을 자려고 애쓴다. 그러나 그것이 마음처럼 쉽지는 않은 것 같다. 어쨌거나 틱톡이 자정이 될 때까지 저 스스로 스크롤을 내리지는 않지 않는가.

이렇게 하루 450분의 황금 수면 시간을 채우지 못하고 수면 빚이 심각하게 누적되기 시작할 때 사람들은 '괜찮아. 주말에 만회하면 되지.'라고 생각한다.

그러나 일주일에 하루이틀 잠을 더 길게 잔다고 해서 만성적인 수면 부족에서 오는 장기적인 악영향을 완화할 수 있는 것은 아니다. 이것은 마치 토요일과 일요일에 샐러드만 먹으면 체중을 감량할 수 있다거나,

주말에만 담배를 끊으면 흡연으로 인한 폐 손상을 치유할 수 있다고 말하는 것과 같다.

이러한 계산은 맞지 않는다. 예를 들어 평일 밤에 7.5시간 대신 평균 6시간을 잔다고 가정해 보자. 그러면 수면 부채는 하루 수면 부족분 1.5시간에 5일을 곱해 총 7.5시간이 나온다. 그 빚을 토요일과 일요일에 몰아서 갚으려면 하룻밤당 3.25시간을 추가해서 총 10.75시간을 자야 한다. 나는 거의 열한 시간을 내리 잘 수 있는 건강한 성인을 많이 만나지 못했다. 게다가 하루는 그렇다 쳐도 이틀 연속으로 그렇게 자기는 더더욱 쉽지 않다.

평일에 잠이 부족하다면 주말에 추가로 최대 45분까지만 더 자기를 권한다. 그러면 주당 1.5시간의 수면을 채워 수면 부채를 일부 갚을 수 있다. 몰아 자기를 왜 이렇게 엄격하게 제한해야 할까?

주말에 너무 많이 자면 '사회적 시차증'이라고도 부르는 '일요일 밤 불면증'이 나타난다. 일요일 아침에 너무 늦게까지 자면 수면 리듬은 우리가 다른 시간대로 이동해서 새로운 일정에 맞춰 움직인다고 착각한다. 그래서 일요일 밤에 잠자리에 들면 몇 시간 동안 뜬눈으로 누워 있다가 겨우 잠든 뒤 피곤한 월요일 아침을 맞이하게 되는 것이다.

주말에 늦잠을 자서 늦춰진 일주기 리듬을 원래대로 되돌리려면 시간이 며칠 걸릴 수 있다. 수요일이나 목요일쯤이면 원래 시간대에 맞는 리듬으로 돌아갈 테지만, 그러는 과정에서 수면 빚이 몇 시간씩 쌓일 것이다.

수면 제안: 수면 부족을 따라잡으려고 주말에 몰아서 자다가 다음 주를 망치는 대신 토요일과 일요일을 자기 본연의 크로노리듬으로 돌아가는 시간으로 활용하자. 그리고 자신에게 이상적인 취침 시각과 기상 시각을 지키자. 그렇게 하면 수면 리듬이 안정적으로 잡혀서 다음 주를 활기차게 살아갈 수 있고 어쩌면 오랫동안 갚지 못한 수면 빚을 천천히 갚아 나갈 수도 있을 것이다.

너무 많이 자도 좋지 않다

잠을 지나치게 많이 자는 것은 바람직하지 않다. 물론 사람에 따라 누군가는 아홉 시간을 자야 본래의 컨디션을 회복하기도 하고, 질병에서 회복하는 중이거나 그동안 자지 못한 잠을 보충하고 있거나 감정적으로나 신체적으로 고된 하루를 보낸 탓에 오래 잘 수도 있다. 이런 경우에는 늦잠을 자도 괜찮고, 늦잠이 오히려 건강에 이롭다.

그러나 규칙적으로 여덟 시간 이상 자는데도 영 피로가 풀리지 않고, 깨고 나서도 눈꺼풀과 몸이 천근만근이라 몸을 간신히 일으키고, 온종일 기운이 없고, 집중이 잘 안 되고, 왜인지 자꾸 깜빡깜빡한다면 몸에 문제가 있을 가능성이 있다. 이러한 증상은 우울증, 수면의 질 저하, 기면증, 폐쇄성 수면무호흡증, 일주기 리듬 이상 같은 수면 장애로 설명할 수 있다.

과도한 수면이 석 달 이상 지속된다면 과다수면증hypersomnia일 수 있다. 과다수면증은 아무리 길게 자도 늘 피곤한 수면 장애다. 원인으로는 두부 손상, 뇌졸중, 파킨슨병, 우울증, 양극성 장애, 계절성 정동장애 등이 있다. 역설적이게도 과다수면의 위험 인자는 수면 부족의 위험 인자와 유사한 당뇨병, 비만, 심혈관계 질환 등이다.[18] 과다수면이 이러한 질병을 유발한다는 것은 아니고 단지 서로 연관성이 있다는 뜻이다.

청소년 자녀가 잠을 너무 많이 자거나 젊은 성인이 침대에서 벗어나지 못한다면 심각하게 받아들여야 한다. 과다수면은 우울증을 알리는 신호일 수 있다. 30세 미만 인구의 40퍼센트가 과다수면증을 앓고 있다.[19] 과다수면은 노인 우울증과도 연관 있다. 2018년 한 연구에 따르면 우울증을 앓는 피험자의 30퍼센트가 불면증과 과다수면증을 둘 다 경험했다.[20] 이들은 잠을 이루지 못했고 침대에서 벗어나지도 못했다.

과다수면의 원인을 알아내려면 일단 병원에 가서 기저 질환이 있는지 검사해야 한다. 현재 복용하는 약 때문일 수도 있으니 약물 부작용도 확인해야 한다. 다음으로 이 책에서 권고하는 대로 기상 시각과 취침 시각을 일정하게 지키고 알코올 섭취, 카페인 섭취, 흡연, 격렬한 운동, 자기 전 전자 기기 사용을 피하자. 운동 시간을 좀 더 이른 시간으로 앞당기면 정해진 시간에 잠들어서 양질의 휴식을 즐기고 다음 날 아침에 침대에서 가뿐하게 일어날 수 있다.

수면 함정 3. 지레 겁먹기

수면 주기가 한 차례 지나가고 나면 다시 얕은 수면에 들어가 새로운 수면 주기를 시작하기까지 몇 초 혹은 몇 분간 잠시 깨는 일은 매우 흔하게 발생한다. 그러나 수면 유지 불면증이 있는 사람들은 한밤중에 깨는 시간이 너무 길어져서 전체 수면 시간이 줄어들기도 한다. 그러면 침대에 누워 있는 시간은 여덟 시간일지 몰라도 정작 자는 시간은 일곱 시간도 채 안 될 수 있다. 때로는 이 작지만 중대한 차이가 수면 부족을 일으킨다.

잠에서 깼다가 바로 다시 잠들지 못할 때 사람들이 가장 먼저 하는 행동은 시계를 보거나 휴대전화를 들어 지금이 몇 시인지 확인하는 것이다. 현재 시각을 확인하고 나면 우리는 '지금이 새벽 세 시니까 네 시간 후면 일어나야 하는군.' 하며 머릿속으로 계산기를 두드리기 시작한다. 그러다 보면 불안이 슬그머니 고개를 드는 통에 '당장 다시 자야 해. 지금 당장! 안 그러면 내일 하루를 통째로 망치고 말 거야.'라며 자신에게 명령하고 엄포를 놓는다.

불안이 밀려듦과 동시에 코르티솔이 분비되고 심박수와 혈압이 높아진다. 이러한 생리적 변화는 밖이 아직 캄캄한데도 지금은 일어나야 할 시간이라는 신호를 뇌에 전달한다.

잠을 자지 못하는 것에 대한 불안이 마음에 가득하면 가만히 누워만 있어도 심박수가 분당 100회까지 껑충 치솟을 수 있다. 건강한 성인의 휴식기 심박수는 분당 60회에서 100회 이내다. 다시 수면 상태로 들어가려면 심박수가 그보다 10퍼센트에서 20퍼센트가량 떨어져야 한다. 따라서 휴식기 심박수가 통상적으로 분당 60회인 사람이 잠들려면 심박수가 분당 48~54회로 떨어져야 한다. 휴식기 심박수가 분당 80회라면 심박수가 64~72회까지 떨어져야 잠들 수 있다. 자다 말고 화장실에 가려고 자리에서 일어나면 그 움직임 때문에 심박수가 올라가고, 이로 인해 올라간 심박수를 낮추려면 시간이 더 오래 걸린다.

급한 게 아니라면 밤중에 소변을 보러 화장실에 가는 일은 되도록 피하자. 불을 켜거나 책을 읽거나 괜히 집 안을 어슬렁거리지도 말아야 한다. 그리고 제발 부탁이니 휴대전화나 다른 전자 기기 화면을 보지 말고 부정적이고 자극적인 콘텐츠만 찾아서 클릭하지도 말자. 전자 기기를 사용하면 눈에 청색광이 들어와 멜라토닌이 억제되고, 정신을 온통 빼앗겨 들뜨게 된다.

그 대신 물을 한 모금 마시고 다시 자리에 눕자. 그리고 깨어 있는 상태를 '못 자는 시간'이라고 생각하는 대신 '자지 않고 깊이 휴식하는 시간'이라고 마음속으로 재해석하자. 가만히 고요하고 평온하게 누워 있기만 해도 어느 정도는 원기를 회복할 수 있다. 이러한 상태를 유지해야 스트레스를 받았을 때보다 수면으로 되돌아갈 가능성이 커진다.

나는 환자들에게 이렇게 말한다.

"수면은 사랑과 비슷합니다. 일부러 찾으려고 애쓰지 않을수록 더 잘 찾아오죠."

수면 제안: 4-7-8 호흡법을 시행하면 마음을 고요하게 하고 몸을 진정시키는 데 도움 된다. 먼저 4초간 아주 서서히 배로 숨을 들이마신다. 그러고 나서 7초간 가볍게 숨을 참았다가 8초간 배를 끌어당기면서 천천히 숨을 내쉰다. 이렇게 한 차례 호흡을 완료하면 19초가 걸리므로 호흡수가 분당 3회로 매우 낮아진다. 그러면 심박수와 혈압이 낮아져 수면에 들어가기에 적합한 심박수에 다다르고 스트레스 반응도 멈춘다.

수면 함정 4. 수면을 방해하는 습관

각 수면 단계는 몸과 뇌의 활력을 회복하는 데 매우 중요하다. 1단계와 2단계에서는 근육이 이완되고 회복되기 시작한다. 3단계에서는 성장 호르몬을 생성하고, 조직을 치유하고, 글림프 과정을 통해 뇌에 영양소를 주입하고 독소를 제거한다. 렘수면 단계에서는 기억을 강화하고 감정을 처리한다.

수면 주기는 이 모든 중요한 단계를 하나하나 빠짐없이 거치는 여정이다. 몸은 자기에게 무엇이 필요한지 알고 이에 따라 각 단계에 쏟는 시간을 적절하게 할당한다. 우리는 대체로 이른 밤에 깊은 수면을 오래 취하고, 마지막 3분의 1 지점에 가서는 렘수면을 길게 취하는 경향이 있다. 따라서 전반적인 수면 시간이 짧으면 렘수면 시간이 줄어들 수 있다.

그래서는 안 된다. 원기를 온전히 회복하려면 수면의 네 단계가 모두 균형을 이루어야 한다.

짧게 낮잠을 자거나 몇 분 동안 누워 있으면 얕은 수면과 깊은 수면에서 오는 치유 효과를 일부 누릴 수 있다. 그러나 렘수면의 효과는 오로지 수면 주기의 마지막 단계에서만 누릴 수 있다.

짧게 자면 그만큼 렘수면 시간이 줄어든다. 하지만 렘수면을 앗아 가는 범인이 짧은 수면만 있는 것은 아니다. 소중한 렘수면 시간을 갉아먹는 것은 그게 무엇이든 무슨 수를 써서라도 피해야 한다.

렘수면 도둑 중 하나는 취침 전 2시간 이내에 섭취하는 알코올이다. 가볍게 포도주 한 잔을 마시면 긴장을 풀고 잠드는 데 도움이 될 가능성이 있는 것은 사실이다. 문제는 알코올 때문에 수면의 호수에 깊이 빠져들지 못하고 수면만 스치게 된다는 데 있다.

술을 마시면 결국 얕은 잠에서만 이리저리 떠돌게 된다. 우리가 깨어 있을 때는 칵테일이나 맥주 한 잔을 대사하는 데 한 시간이 걸리지만 잠을 자는 동안에는 그 네 배의 시간이 걸린다.[21] 그러니 자기 전에 포도주를 홀짝였다가는 알코올 성분이 밤 늦게까지 체내에 남은 탓에 렘수면에 들어가야 할 시간에 그러지 못하고 얕은 수면에만 머물게 될 수 있다.

잠자리에 들기 불과 몇 시간 전에 과식하면 밤중에 깨기 쉽고, 자다가 깨면 얕은 수면부터 다시 시작하므로 후반에 등장하는 깊은 수면과 렘수면 시간이 댕강 잘려 나간다.

최악은 매운 음식이다. 잠자기 직전에 치킨빈달루(인도의 매운 닭고기 카레 - 옮긴이)를 먹고 배부른 상태로 누우면 십중팔구 속이 쓰리기 마련이다. 목구멍을 타고 신물이 올라오면 잠들기 힘든 것은 당연지사다. 그 결과 잠을 자지 못하면 전반적인 수면 시간이 짧아지고 렘수면 시간도 줄어든다.

커피, 초콜릿, 탄산음료, 차 등 카페인이 함유된 음식이나 음료를 자기 직전에 섭취하면 수면 단계가 엉망이 된다. 이때도 역시 동일한 문제가 발생한다. 전체 수면 시간이 짧아지면 꿈을 꾸면서 정신적, 정서적 처리 작용을 하는 단계인 렘수면 시간이 줄어든다.

흡연이 수면에 나쁘다는 말을 구태여 할 필요가 있을까? 흡연은 호르몬 리듬을 교란한다. 니코틴은 불면증을 유발하는 각성제다. 흡연은 호흡에도 영향을 미쳐 폐쇄성 수면무호흡증 같은 수면 호흡 장애를 일으키거나 악화할 수 있다.[22]

일부 기호용 약물은 잠드는 데 도움이 될 수 있으나, 그렇다고 해서 약물의 힘을 빌려 자는 잠이 양질의 수면이라는 뜻은 아니다. 대마초(이 글을 쓰는 현시점을 기준으로 미국 내 38개 주에서 기호용 및 의료용 대마초 사용이 합법이다.)의 경우 칸나비디올CBD과 테트라하이드로칸나비놀THC 제품을 사용하면 확실히 금세 잠들어서 델타파가 흐르는 깊은 3단계 수면에 빠져 구름 위를 떠다니게 된다.

한 연구에서는 칸나비디올 사용자의 65퍼센트가 제품을 사용하자마자 즉시 수면의 질이 높아졌다고 보고했다.[23] 그러나 고용량 대마초 제품은 렘수면 시간을 단축한다.[24] 그래서 몇 주 연속으로 자기 전에 대마초 껌을 씹다가 끊으면 렘수면 반동으로 인해 섬뜩하리만치 생생하고 무척 괴상한 꿈을 꿀 수 있다.

처방 약을 많이 먹으면 렘수면이 억제될 위험이 있다. 그러나 졸피뎀(브랜드명 앰비엔Ambien) 같은 진정 수면제는 일단 잠드는 데는 도움이 될 수 있다. 또 심장 질환 치료제인 베타 차단제와 고혈압 치료제인 알파 작용제는 렘수면을 감소시키지만, 생명을 유지해 주는 약이기도 하다.[25] 그러니 결국은 무엇을 선택하느냐 하는 문제다.

수면 제안: 수면 부족이 발생하는 가장 흔한 원인 중 하나는 신체 통증이다. 다행히도 알리브Aleve나 애드빌Advil 같은 일반 의약품 비스테로이드성 항염증제와 타이레놀 같은 아세트아미노펜 제품은 렘수면을 방해하지 않는다. 그러므로 두통이나 요통이 있다면 가끔가다 한 번씩 약을 먹는 것은 괜찮다. 더 큰 효과를 보고 싶다면 졸음을 유발하는 항히스타민제가 함유된 PM 제품(진통제와 수면 유도제를 결합한 약품 – 옮긴이)을 복용해도 좋다. 애드빌 PM 캡슐 한 알에는 이부프로펜 200밀리그램과 디펜히드라민시트르산염 38밀리그램이 함유되어 있다. 일반 타이레놀 PM 정제 한 알에는 아세트아미노펜 500밀리그램과 디펜히드라민염산염 25밀리그램이 들어 있다. 자기 직전이거

나 이미 침대에 누운 것이 아니라면 졸음을 유발하는 약을 먹지 않도록 주의해야 한다. 주 3회 이상으로 2주 이상 장기 복용은 권장하지 않는다. 디펜히드라민 항히스타민제 야간 복용이 노년기 치매 발병과 직접적으로 연관이 있다는 연구가 있다.[26]

수면 함정 5. 문제가 저절로 사라지기를 바라기

수면 장애는 우리가 마냥 무시하고 있으면 마법처럼 뿅 하고 사라지는 가공의 질환이 아니다. 추정에 따르면 미국인 7,000만 명이 수면 장애를 겪고 있으며, 내가 장담하건대 대부분 사람은 증상(일부 증상은 아래에 나열함)이 매우 심각한 수준에 이르기 전까지 전문가에게 도움을 구하지 않는다.

- 잠들기 어려움
- 밤사이에 자주 깸
- 비정상적인 시점에 잠듦
- 낮에 피곤함
- 기분 변화
- 집중하거나 주의를 기울이기 어려움
- 피로 때문에 사고나 실수가 잦음

- 잘 때 코를 크게 골거나 숨을 헐떡거림
- 근육 약화
- 다리가 따끔거리거나 가려움

여느 심각한 질환과 마찬가지로 수면 장애도 숙련된 전문가의 검사를 거쳐야 올바르게 진단할 수 있다. 구글 검색으로는 정확한 진단을 내릴 수 없다. 수면 장애가 의심된다면 주치의나 가정의에게 반드시 문의하자.

가장 좋은 시나리오는 수면 장애가 없는 것으로 진단받고 일상생활에 작은 변화를 주어 수면의 양을 늘리고 질을 높이는 것이다. 혹여 수면 장애로 진단받는다면 그건 그것대로 괜찮다. 거기서부터 치료를 시작하면 된다.

증상이 약해지거나 사라지면 컨디션이 한결 빠르게 회복될 것이다. 그러면 비만, 당뇨병, 뇌졸중, 심장 질환, 신장 질환, 우울증처럼 수면 문제와 연관된 질병의 위험도 줄어든다.

『국제 수면 장애 분류International Classification of Sleep Disorders』 제3판에 명시된 수면 장애는 88가지다. 이 책의 분량은 수백 쪽에 달한다. 88가지 수면 장애를 속속들이 알고 싶다면 이 책을 읽어 보면 된다. 여기서는 가장 흔한 여섯 가지 범주만 간략하게 짚고 넘어가려고 한다. 이 가운데 여러분이 겪는 증상과 비슷한 것이 있다면 오늘 바로 병원 예약을 잡고 확실히 진단받도록 하자.

- 첫 번째는 **불면증**이다. 불면증은 가장 흔하고 널리 퍼진 수면 문제이며 사람들이 의사를 찾는 이유 중 1순위로 꼽힌다. 추정에 따르면 성인의 10퍼센트가 임상적으로 진단될 만한 수준의 불면증을 앓고 있다.[27] 불면증은 간단히 말해서 밤에 잠들지 못하거나, 새벽 세 시에 깼다가 바로 다시 잠들지 못하고 뒤척이거나, 새벽 다섯 시에 깼다가 알람이 울릴 때까지 잠을 이루지 못하는 등의 증상을 전부 아우르는 포괄적인 용어다.

  어떤 불면증은 특정 상황에 의해 발생하는 단기적인 증상으로, 이런 경우 환자는 삶에서 유독 힘든 시기를 지나고 있으며 지금 겪는 사건 때문에 잠을 설친다. 이들은 훗날 문제 상황이 해결되고 삶이 정상 궤도로 돌아오면 다시 아무 문제 없이 잠을 잘 수 있다.

  반면 어떤 이들의 불면증은 유전적으로 정해진 크로노리듬으로 인한 만성 질환이다. 정도의 차이는 있으나 돌고래 유형은 일생에 걸쳐 불면증에 시달린다.

- 성인의 2~4퍼센트가 **수면 관련 호흡 장애**를 겪는다. 수면 관련 호흡 장애 가운데 가장 잘 알려진 것은 폐쇄성 수면무호흡증으로, 이는 자는 동안 기도가 막혀서 호흡이 멈추거나 얕아지는 증상이다. 폐쇄성 수면무호흡증 환자는 몇 초 동안 완전히 호흡을 멈췄다가 숨을 헐떡이면서 깼다가 다시 잠들기를 하룻밤에도 몇 번씩 반복하며, 심지어 자기가 그런 행동을 하고 있다는 사실조차 인지하지 못할 수 있다.

한편 중추성 수면무호흡증은 기도 차단이 아닌 뇌의 신호 이상으로 인해 호흡이 멈추는 증상이다. 또 호흡 저하 환자의 경우 자는 동안 호흡이 너무 느리고 얕은 탓에 산소를 충분히 들이마시지 못해 이산화탄소 과부하를 겪는다.

- **일주기 리듬 수면-각성 장애**가 반드시 크로노타입과 연관된 것은 아니다. 일주기 리듬 수면-각성 장애는 보통 연령 및 행동과 관련 있을 때가 많다. 예를 들어 노년에 접어들면 저녁 식사 직후에 깜빡 잠들었다가 동트기 전에 깰 수 있다. 반대로 자라나는 청소년들은 모처럼 주말이니 이만 일어나서 방 청소나 했으면 하는 부모 속도 모르고 토요일 낮 2시까지 늦잠을 자기도 한다.

  1,500만 명에 달하는 미국의 교대 근무 노동자 중 약 3분의 1을 차지하는 야간 교대 근무 노동자는 신체 리듬과 업무 일정이 일치하지 않아 교대 근무 수면 장애를 겪을 가능성이 있다. 해당 증상으로는 수면의 질 저하, 수면량 부족, 두통, 극심한 피로, 실행 기능 장애, 몸살, 감정 기복 등이 있다. 해외여행을 하는 사람은 이런 증상에 익숙할 것이다. 시차증은 우리 몸과 일주기 리듬이 서로 다른 시간대에 있을 때 발생한다.

- **과다수면**은 만성피로 환자가 겪는 몇몇 장애와 연관이 있다. 예를 들어 2,000명당 한 명꼴로 발생하는 과다수면 장애인 기면증이 있으면 졸음을 이기지 못하고 시도 때도 없이 잠든다. (참고로 만성피로 증후군은 과다수면증처럼 보일 수 있으나 실제로는 수면 장애가 아니다. 과도한 피로

는 이 다기관 질환의 여러 증상 중 하나일 뿐이다.)

- **사건 수면**은 잠이 드는 도중 혹은 이미 잠든 상태에서 걸어 다니고, 음식을 먹고, 성관계를 하고, 운전까지 하는 수면 장애다. 그 가운데 몽유병은 가장 잘 알려진 사건 수면으로 흔히 살인 미스터리 장르에서 줄거리의 반전 소재로 쓰인다.

  몽유병 환자는 잠을 자는 동안 침대에서 일어나고, 이리저리 돌아다니고, 멀쩡히 대화를 나누고, 벽장을 정리하고, 운전해서 슈퍼마켓에 가고, 장을 보고, 식료품을 정리하는 것이 가능하다. 그렇지만 잠에서 깬 후에는 성관계를 비롯해 자기가 한 행동을 전혀 기억하지 못할 수도 있다.

- **수면 관련 운동 장애**로는 자는 동안 팔다리를 움찔하며 떨고 움직이거나, 이를 갈거나, 턱을 악무는 것 등이 있다. 하지불안증후군은 이제 그만 자려는데도 다리를 움직이고 싶은 충동이 강렬하게 느껴지는 증상으로 가려운 감각이 동반될 수 있다. 야간 하지 근육 경련은 자려고 침대에 누웠을 때 발이나 종아리에 갑자기 고통스러운 경련이 생기는 증상이다.

이상의 수면 장애에 대한 진단을 받으려면 의사의 진찰을 받도록 하자. 의사는 먼저 현재 증상, 복용하는 약, 기저 질환에 관해 몇 가지 질문을 할 것이다. 그러면 있는 그대로 솔직하게 대답하면 된다. 수면은 건강 상태를 단적으로 보여 주는 지표다. 건강한 사람은 잠을 잘 잔다.

잠을 잘 자지 못하면 건강에 이상이 있다는 신호다. 나는 표준 수면 검사 결과를 확인하고 이런저런 단서를 조합해 즉시 치료해야 할 또 다른 이상을 발견하고, 이를 치료해서 환자의 생명을 구한 적이 수도 없이 많다.

그동안 쓴 수면 일지가 있다면 병원에 갈 때 챙겨 가도록 하자. 수면 일지에도 진단에 도움이 될 만한 실마리가 숨어 있을 수 있다. 병원에 가면 혈액 검사를 통해 결핍된 성분은 없는지 확인해 보자(나는 주로 비타민 D, 마그네슘, 철분, 그리고 가끔은 멜라토닌 수치까지 확인한다). 어쩌면 의사가 집에서 수면무호흡증 검사를 해 보라고 권할 수도 있다. 혹은 중증도에 따라 수면 검사실에서 하룻밤 머물며 수면다원검사를 해야 할 수도 있다. 불안해할 것 없다. 수면다원검사는 비침습적이고, 통증을 유발하지 않으며, 유용하다.

그리하여 정식으로 진단이 나면 의사와 상의하여 해당 문제를 해결할 치료 계획을 세운다. 수면 개시 문제를 해결하기 위해서는 멜라토닌이나 마그네슘 같은 보충제나 약물을 사용할 수 있다. 한편 인지 행동 치료는 불면증을 완화하는 데 매우 효과적이며 돌고래 유형이 합리적으로 기대할 만한 최대치의 수면을 취하는 데 도움이 된다.

호흡 장애의 경우 폐색을 치료하기 위해 수술이 필요할 수 있다. 그러나 대부분 환자는 수술을 받기보다는 코를 덮는 작은 마스크가 달린 지속형 기도 양압기를 처방받아, 잠자는 동안 기도로 압축된 공기를 주입하여 기도를 열어 둔다. 또는 아래턱을 약간 앞으로 움직여서 기도를 열어 주는 구강 내 장치(특수 마우스 가드)를 착용하는 비수술적 치료를 받기도 한다.

시차증 같은 일주기 리듬 장애는 밝은 빛을 쪼이는 광 치료로 시상하부의 생체 시계가 현재와 다른 리듬에 맞추어 움직여야 한다고 착각하도록 몸을 속여서 완화할 수 있다. 웹사이트 timeshifter.com에 방문하면 일주기 리듬 장애 증상을 최소화하고 생체 리듬을 다시 맞추는 방법이 안내되어 있다.

이를 갈거나 턱을 악무는 문제를 해결하려면 잘 때 마우스 가드를 착용하는 데 익숙해져야 할 수도 있다. 돌고래 유형인 한 환자는 빛과 소리에 매우 민감해서 애초에 잠잘 때 안대와 귀마개를 착용했다. 그러다가 이갈이가 있다고 진단받고 나서는 마우스피스를 추가로 착용하고 마우스피스가 빠지지 않도록 구강 테이프까지 붙여야 했다. 그러자 그 모습을 본 환자의 아내는 남편을 토미(영화 〈토미〉의 주인공으로 시력과 청력과 말하는 능력을 모두 잃은 인물 - 옮긴이)라고 부르기 시작했다.

수면 전문의 찾기

내가 사는 지역의 수면 전문가를 어떻게 찾을 수 있을까?

대부분 사람은 살면서 수면 전문가를 만나 볼 생각조차 하지 않지만, 만나 보고 싶은 사람들은 다음 내용을 참고하자.
- 주치의에게 문의하면 좋은 수면 전문가를 소개받을 수 있다.
- 보험사에 연락해서 수면 검사를 받기 위한 요건과 수면 전문의에 관해 문의한다. 보험사와 계약한 병원에서 수면 검사를 받으면 비용을 보장받을 수 있는 경우가 많다.
- 수면 장애를 겪고 있는 지인에게 물어본다.
- 웹사이트 sleepcenters.org에 들어가서 검색한다.

의학적 도움을 얻어 수면 장애를 치료하는 것 이외에 무엇을 어떻게 해야 수면의 질과 양을 빠르게 개선하여 수면 도미노를 쓰러뜨리고 또 그 다음 도미노들까지 줄줄이 쓰러뜨릴 수 있을까?

어떻게 해야 할지 짐작할 것이다. 계속해서 책을 읽어 보자.

핵심 정리

- 수면의 질이 떨어지거나 양이 불충분하면 참담한 결과가 발생한다. 양질의 수면을 취하지 않고 전신의 균형을 유지하기란 불가능에 가깝다.
- 질병, 염증, 먹어도 먹어도 충족되지 않는 피곤픔(피곤함+배고픔), 피로로 인한 분노와 짜증은 수면 부족 때문일 가능성이 크다.

- 불안, 우울증, 정서 조절 문제는 말할 것도 없다.
- 자신의 크로노타입(곰, 사자, 늑대, 돌고래)을 파악하면 수면 습관을 개선하고 삶 전체를 더 나은 방향으로 변화시킬 수 있다. chronoquiz.com에서 내 크로노타입이 무엇인지 진단해 보자.
- 크로노타입을 알면 본인에게 이상적인 기상 시각과 취침 시각을 알고 자기 유전자에 새겨진 생체 리듬에 맞추어 생활할 수 있다.
- 수면을 방해하는 주요 원인으로는 주말에 자는 늦잠을 비롯해 불규칙한 수면 일정, 알코올, 카페인, 니코틴, 자기 전 전자 기기 사용, 취침 전 간식 먹기, 자기 직전에 물 마시기(그래서 한밤중에 소변을 보려고 자리에서 일어나는 행동) 등이 있다.
- 여러분에게도 어쩌면 자기도 모르는 수면 장애가 있을 수 있다. 조각잠, 3개월 넘게 지속되는 만성 불면증, 자고 일어나도 피곤한 증상을 정상으로 치부하면 안 된다. 수면 장애가 의심된다면 부디 구글 선생님이 아니라 의사 선생님에게 찾아가서 증상을 이야기하자! 그리고 치료가 필요하다면 어떻게 해야 할지 방법을 논의하면 된다.

4장

수면 최적화 전략

단순한 규칙 다섯 가지를 지켜 눈부시게 건강해지자. 기억하라. 기본에 충실하면 건강해지기는 간단하다! 수면 도미노를 쓰러뜨리면 온몸이 건강해지는 기쁨이 찾아올 것이다.

수면 도미노를 쓰러뜨리면 좋은 점	잘 자는 비결 5가지
면역력 강화	일관성 유지하기
염증 감소	몇 가지 생활 습관 바꾸기
체력 강화(그리고 탄탄한 몸)	환경 조성하기
체중 감량	낮잠 자기
지능 향상	깨어 있는 상태 받아들이기
수명 연장	

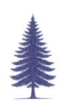

잠을 푹 자는 사람은 수면의 양이나 질이 지속적으로 부족한 사람과 전혀 다른 몸으로 살아간다.

면역력 강화. 잠을 잘 자면 면역력이 강해진다는 어마어마한 내적 장점이 있다. 백혈구와 항염증성 사이토카인의 생성률은 우리가 밤에 자는 동안 최고조에 달한다.[1] 잠을 잘 자는 사람의 면역 부대는 언제나 무기를 든 채 세균 및 유리기와 싸울 태세를 갖추고 진군한다. 우리가 누워서 자는 동안 방어 세포는 몸 곳곳에서 세균과 유해 물질을 걸러 내는 600~800개의 결절인 림프샘에 모여 병원균이 우리를 아프게 하기 전에 쓰러뜨린다.

특정 바이러스와 세균을 중화하는 단백질 해독제인 항체는 대부분 수면 시간에 형성된다. 게다가 2020년 한 연구에서는 잠을 푹 자면 백신에 든 항체의 효과가 극대화되어[2] 면역 갑옷이 한 겹 더 생긴다고 밝혔다.

수면 과학: 몸은 수면이 해로운 침입자에 대한 방어력을 높인다는 사실을 잘 안다. 그러므로 몸이 바이러스에 감염되면 면역 부대가 전투에 나서고 경보를 울려서 뇌에 누워야 한다는 신호를 보낸다. 우리가 자는 동안 면역력 부대는 한층 강력해져서 전투 위치로 더욱 빠르게 이동할 수 있다. 아플 때 미친 듯이 졸음이 쏟아지는 이유가 바로 여기에 있다. 그러니 "가서 누워!"라고 외치는 몸의 소리에 귀를 기울이자.

염증 감소. 면역과 염증은 쌍으로 움직인다. 부상이나 감염이 발생하면 백혈구는 이에 맞서 싸우기 위해 해당 부위로 몰려간다. 혈액이 몰리면 그 부위가 벌겋게 부풀어 오르면서 염증이 발생한다. 염증 자체는 건강하고 정상적인 현상이다. 문제는 염증이 사그라지지 않을 때 발생한다. '전부 이상 무' 신호가 막혀서 전달되지 않으면 만성 염증으로 이어진다.

2022년 한 연구에서는 참가자의 수면 시간을 6주간 하루에 90분씩 줄이자 DNA 방어 세포에 변화가 일어났다. DNA 방어 세포 수가 지나치게 늘어난 한편 방어 능력은 떨어진 것이다. 규모만 클 뿐 오합지졸에 불과한 면역 부대는 염증을 증가시키고 상황을 악화한다. 양질의 수면은 DNA 방어 세포의 과잉 생성을 방지하여 적절한 수의 면역 세포가 알맞은 부위로 이동해 침입자를 죽인 뒤 떠나도록 한다. 그러면 감염은 신체 기능에 지장을 주지 않고 제거된다.[3]

체력 강화. 잠을 잘 자는 사람은 운동할 가능성이 크다.[4] 운동과 수면은 서로에게 영향을 미친다. 즉 운동이 수면을 부르고 수면이 운동을 부른다. 그러므로 현재 따로 운동하지 않으면서 잠드는 데 어려움을 겪는 사람이 매주 몇 번씩 운동하거나 빠른 걸음으로 산책하면 마침내 숙면의 퍼즐이 완성되어 매일 밤 450분간의 마법 같은 잠을 잘 수 있을지도 모른다.

물론 운동에 별 흥미가 없는 사람도 있다는 점은 충분히 이해한다. 나 또한 인생에서 운동이 우선순위가 아니었던 시절이 있었다. 그러나 수면의 질을 끌어올릴 해결책을 찾고 있다면 운동이 알맞은 처방일 수 있다. 운동을 통해 잠을 충분히 자기 시작하면 전보다 활력이 넘쳐서 누가 시키지 않아도 운동하고 싶은 마음이 절로 들 것이다. 그러면 억지로나마 운동하려고 자신과 흥정하거나 자신에게 뇌물을 줘 가면서 애쓰지 않아도 되고, 운동하지 않았을 때 죄책감으로 괴로워할 필요도 없다.

살면서 규칙적으로 운동해 본 적이 단 한 번도 없다면 일단 수면의 도미노부터 쓰러뜨려야 한다. 그러면 얼마 가지 않아 몸을 움직이려는 의욕이 솟아나 시간을 내서 운동하는 자신의 모습을 보고 깜짝 놀랄 것이다.

수면은 몸매를 더 빨리 탄탄하게 가꾸는 데도 도움이 된다. 성장 중인 근육은 3단계의 깊은 수면 시간 동안 회복되며, 그 과정에서 몸은 한층 강해지고 다시금 운동할 준비를 마친다. 우리는 정말로 잠을 자면서 힘이 세질 수 있다.

수면 과학: 잠을 잘 자면 지방을 감량하는 동안에도 근육량을 유지하는 데 도움이 된다. 시카고 대학교의 한 연구에서는 과체중인 중년의 비흡연자 참가자들을 두 집단으로 나누었다. 한 집단은 잠을 8.5시간까지 잘 수 있었고, 다른 집단은 5.5시간밖에 자지 못했다. 이후 14일 동안 두 집단은 서로 같은 식단을 유지했다. 그 결과 하루에 8시간 이상 잔 집단은 더욱 활력이 넘치고 식욕이 감소했다. 이들은 잠을 적게 잔 집단과 비교해서 지방을 55퍼센트 더 감량했고 근육량을 60퍼센트 더 유지했다.[5]

체중 감량. 수면은 공짜 오젬픽Ozempic(제2형 당뇨병 치료제로 체중 감량 효과가 있음 - 옮긴이)이다. 잠은 식욕을 억제한다. 체중 감량이 목표라면 탄수화물을 몇 그램 먹었는지 세는 대신 침대에 누워서 양을 세자. 잠을 충분히 자면 포만감을 유발하는 호르몬인 렙틴 수치가 상승하고 배고픔을 유발하는 호르몬인 그렐린이 감소한다. 푹 쉬고 나면 에너지를 빠르게 얻으려고 영양가 없이 탄수화물 함량만 높은 간식이나 음료에 손을 뻗을 가능성이 현저히 줄어든다.

피곤함 + 배고픔 = 피곤품

그러나 피곤플(피곤하고 배고플) 때는 방어 능력이 떨어지고 호르몬이 정상적으로 분비되지 않는다. 그 결과 가공식품에 손을 뻗게 되고, 가공식품을 더 많이 먹고 싶은 갈망이 뭉게뭉게 피어오른다.[6]

피곤할 때는 잠을 잘 자서 원기를 회복해야 피곤품이 근절되어 체중이 줄어든다.

지능 향상. 유전적으로 부여된 기본 지능은 퍼즐처럼 두뇌를 자극하는 활동과 교육을 통해 후천적으로 키울 수 있다. 그러나 퍼즐 놀이를 전혀 하지 않더라도 잠만 잘 자면 회백질 세포를 자극하고 새로운 신경 경로를 개척할 수 있다. 중요한 시험을 앞두고 밤새워 공부하는 것이 현명한 전략이라고 생각했다면 그 생각은 틀렸다.

뇌는 우리가 자는 동안 기억을 통합한다. 그날 학습한 모든 내용을 논리적으로 배열해 잠재의식 속 문서 보관함에 차곡차곡 넣어 둠으로써 필요할 때 해당 정보를 신속하게 찾을 수 있도록 하는 것이다. 학습, 즉 문제 해결과 정보 처리 과정은 전기 신호가 뇌의 850억 개에 달하는 뉴런과 시냅스를 따라서 오가는 렘수면 중에 활발하게 일어난다.

시냅스는 뉴런이 서로 대화할 수 있게 연결하는 다리와 같으므로 잠을 자면 새로운 깨달음과 반짝이는 아이디어도 얻을 수 있다. 결국은 뇌가 참신한 발상을 떠올리는 게 창의성 아니겠는가? 렘수면은 창의성을 깨우는 열쇠다.[7]

수면으로 창의력 키우기: 2023년 매사추세츠 공과 대학교 연구진은 피험자에게 수면 단계를 추적하는 장치를 착용하게 하고 45분간 낮잠을 자게 했다. 잠을 자기 전 피험자는 나무에 관한 꿈을 꾸라는 지시를 받았다. 꿈을 꾸고 일어난 피험자는 꿈에 관한 설명을 기록했다. 한편 통제 집단은 45분 동안 깨어 있으면서 나무에 관해 생각하라는 지시를 받았다. 45분 후 두 집단은 몇 가지 과제를 수행했고, 그중 하나는 '나무'라는 단어를 사용해서 이야기를 쓰는 것이었다. 낮잠을 잔 실험 집단은 자지 않은 통제 집단보다 훨씬 더 창의적인 이야기를 생각해 냈다. 이들은 또 나무로 할 수 있는 일을 나열하고 명사와 동사 쌍을 빠르게 연상하는 등 '발산적 사고 과제'에서도 더 높은 점수를 받았다. 연구 결과 나무에 관한 꿈을 꾸라는 지시를 받은 사람은 깨어 있는 상태로 나무에 관해 생각한 사람보다 전반적으로 78센트 더 창의적인 것으로 나타났다.[8]

수명 연장. 2023년 한 국제 연구팀은 수면과 수명의 연관성을 증명하고자 평균 연령 62세의 영국 남성과 여성 참가자 6만 1,000여 명의 자료를 수집해 수면 규칙성 지수Sleep Regularity Index를 계산했다. 생활 방식과 여타 건강 요인으로 인한 차이를 보정하고 나니 잠을 규칙적으로 자는 피험자는 모든 원인으로 인한 사망 위험이 20~48퍼센트 낮았고, 암으로 인한 사망 위험은 16~38퍼센트, 심장 질환으로 인한 사망 위험은 22~57퍼센트 낮았다.

또 사망 위험을 예측하는 데는 얼마나 오래 자느냐보다 얼마나 규칙적으로 자느냐가 더 중요한 것으로 나타났다(주말에 지나친 늦잠으로 일주기 리듬을 늦추면 안 된다고 했던 것을 기억하는가? 그만큼 수면은 규칙성이 매우 중요하다).[9]

뜨거운 부부 관계를 위한 수면 제안: 더 즐거운 부부 생활을 누리려면 일단 푹 자고 봐야 한다. 수면과 성관계는 공통점이 많다. 미국에서는 수면 장애와 마찬가지로 성 기능 장애도 만연하다. 2020년 자료에 따르면 남성의 33퍼센트와 여성의 45퍼센트가 일정 수준의 성 기능 장애를 겪고 있다.[10] 성관계와 수면은 각각 네 가지의 짜릿한 단계로 구성되어 있다. 수면의 네 단계는 앞에서 설명했으니 이미 알 것이다. 성관계의 네 단계는 욕구, 흥분, 절정, 해소이다. 수면과 성관계는 서로에게 영향을 미친다. 어느 한쪽 행동이 잘되면 다른 쪽도 원활하게 이루어질 가능성이 크다. 욕구와 흥분 단계의 경우 여성은 수면 시간이 단 한 시간만 길어져도 다음 날 욕구를 느끼고, 성기의 흥분도가 높아진다.[11] 반면 수면의 질이 떨어지면 성적 만족도도 떨어진다.[12] 불면증이나 폐쇄성 수면무호흡증 같은 수면 장애는 발기부전 같은 성 기능 이상으로도 이어질 수 있다.[13] 어쩌면 수면과 성관계의 가장 중요한 연결 고리는 친밀감일 것이다. 잠이 부족하면 피곤해서 짜증이 나고, 뒤따르는 갈등으로 인해 사랑을 나눌 기분이 들지 않는다.[14]

이 모든 혜택을 누리려면 먼저 수면 상태를 개선해야 한다. 그리 어렵지 않다. 다음에 소개하는 잘 자는 비결 다섯 가지를 실천하면 수면 도미노를 쓰러뜨릴 수 있다.

잘 자는 비결 1. 일관성 유지하기

과학적인 연구 결과에 따르면 일관된 수면-기상 패턴은 허리둘레를 줄이고, 수명을 연장하고, 수면을 촉진한다. 이외에도 기상 시각과 취침 시각을 일정하게 유지하면 삶이 한층 단순해지고, 스트레스의 근원 중 하나인 '잠을 충분히 잘 수 있을까?' 하는 불안이 사라진다는 장점이 있다.

주말을 포함해서 언제나 일관된 수면 일정을 지키면 뇌가 더 빨리 잠들고, 중간에 깨지 않고, 렘수면이나 얕은 수면 단계에서 깨도록 훈련된다. 그러면 브레인 포그 및 수면 관성으로 인한 불쾌하고 정신없는 느낌(깊은 수면 중에 알람을 듣고 깨면 트럭에 치인 듯 멍한 기분이 든다.)이 사라진다.

일정한 기상 시각을 정한다. 정한 기상 시각을 토요일과 일요일을 포함해 매일매일 지켜야 한다. 이것을 2주간 실천하고 나면 더는 알람을 맞출 필요가 없을 것이다. 업무와 사교 모임 일정이 유동적이라면 자신의 크로노리듬에 맞는 기상 시각을 고른다.

크로노타입별로 적합한 기상 시간을 빠르게 되짚어 보자.

곰 유형의 경우 '시동 걸기' 호르몬인 코르티솔, 인슐린, 테스토스테론이 자연 기상 시각보다 두 시간 일찍 분비되기 시작하여 부드럽게 가속 페달을 밟으면서 몸에 이제 슬슬 하루를 시작할 시간이라는 신호를 보낸다. 곰 유형의 자연스러운 기상 시간은 보통 오전 7시에서 7시 30분 사이다.

사자 유형의 호르몬 변화는 그보다 두 시간 먼저 시작되고 더욱 뚜렷한 양상을 보인다. 사자 유형의 자연적인 기상 시간은 일반적으로 오전 5시에서 6시 사이다. 밖은 아직 어두컴컴할지 몰라도 사자는 이미 하루를 시작할 준비가 되어 있다. 이들은 '잠시 후 알람 다시 울림' 버튼을 누를 필요가 없다.

늑대 유형의 호르몬 변화는 느지막이 시작되므로 늑대 유형의 자연 기상 시간은 오전 8시에서 9시 사이다. 늑대 유형은 직장에 가야 하는 등 사회적인 이유로 자연 기상 시간보다 일찍 일어나야 하는 경우가 있고, 이로 인해 렘수면이 아닌 다른 단계에서 깨어나는 바람에 수면 관성이 발생할 위험이 있다.

늑대는 애초에 뇌의 안개가 걷히는 오전 10시 이전에 기능할 수 있도록 설계된 종족이 아니다. 그래도 기상 직후에 운동하거나 햇볕을 정면으로 쬐면 심박수를 높이고 코르티솔 분비를 늘려 그 시간을 앞당길 수 있다.

돌고래 유형은 호르몬 주기가 거꾸로 돌아간다. 돌고래의 코르티솔 수치는 취침 시간이나 밤보다 오히려 아침에 더 낮다.[15] 돌고래 유형의 일주기 리듬은 사회적, 직업적 규범과 충돌한다. 이러한 어려움을 고려할 때 돌고래 유형은 오전 6시에서 7시 사이에 기상하기를 권장한다.

강력한 수면 제안: 다시 한번 분명히 못 박아 두려고 한다. 수면의 전반적인 질을 높이기 위해 단 한 가지만 실천한다면 자신의 크로노타입에 맞추어 매일 같은 시각에 기상해야 한다!

일정한 취침 시각을 정한다. 1~2주 정도 일정한 기상 시각을 지킨 후에는 취침 시각도 크로노리듬에 맞추어야 한다. 곰, 사자, 늑대 유형의 취침 시각은 기상 시각의 8시간 전으로 계산하면 된다. 그러면 잠드는 데 필요한 여유 시간 30분을 제외하고도 7.5시간을 잘 수 있다.

곰 유형의 취침 시간: 오후 11시에서 11시 30분
사자 유형의 취침 시간: 오후 9시에서 10시
늑대 유형의 취침 시간: 자정에서 오전 1시

돌고래 유형은 역시나 특수한 사례다. 돌고래 유형은 밤에 혈압, 체온, 코르티솔 수치가 떨어지지 않으므로 잠자기에 적당한 시간에도 졸음을 느끼지 않는다.

돌고래 유형은 6시간만 자도 잘 잔 것이므로 대략 오후 11시 30분에서 자정 사이에 잠자리에 들어 침대에서 보내는 총 시간을 제한함으로써 공연히 천장을 바라보며 불안해하고 좌절하는 시간을 줄이기를 권장한다.

취침 시각 쉽게 계산하기

크로노타입과 관계없이 자신의 일정에 꼭 들어맞는 취침 시각을 계산하려면 먼저 일어나야 하는 시각을 확인한 뒤 거기서부터 거꾸로 계산하면 된다.

예를 들어 오전 7시 30분에 기상해야 한다면 전날 밤 11시 30분에 잠자리에 들어서 잠드는 시간 30분을 제외하고 450분 동안 잠을 자는 것이다. 잠드는 데 30분 넘게 걸린다면 취침 시각을 30분 앞당겨서 일주일 동안 다시 시도한다.

마지막으로 고려해야 할 복잡한 요소 하나는 밤새 깨어 있는 총 시간이다. 수면 주기와 주기 사이에 잠깐 깨는 것은 지극히 정상이다. 또 나이가 많거나, 자기 전 3시간 이내에 술이나 다른 음료를 150밀리리터 이상 마셨다면 한밤중에 화장실에 가게 될 수 있다.

매일 새벽 세 시만 되면 고양이가 머리 위로 펄쩍 뛰어오르는 바람에 화들짝 놀라 잠에서 깨는가? 반려견이 침대를 독차지하는가? 이런저런 이유로 밤새 깨어 있는 시간을 전부 합하고 그 시간만큼 취침 시각을 앞당기자.

만약 아침 7시 30분에 일어나야 하고 밤새 깨어 있는 시간이 통상 15분이라면 최종 취침 시각은 11시 30분보다 15분 이른 오후 11시 15분이 될 것이다.

잘 자는 비결 2. 몇 가지 생활 습관 바꾸기

아이스크림 중독자인 사람으로서 나는 무엇이든 자기에게 즐거움을 주는 것이 있다면 웬만해서는 굳이 줄이라고 말하지 않는다. 그러나 잠을 필요한 만큼 충분히 잘 자려면, 수면을 방해하는 물질을 섭취하고 수면을 방해하는 활동을 하는 시간만은 조정해야 한다.

카페인 섭취. 커피를 언제 마셔야 하느냐는 TV 프로그램과 팟캐스트 진행자들이 꾸준히 관심을 두는 주제다. 나는 매체에 출연할 때마다 어김없이 이 질문을 받는다.

> **나는 크로노타입에 관계없이
> 아침 대신 점심 식사 시간에
> 커피 마시기를 추천한다.**

커피를 마시면 피곤함이 가시는 이유는 커피가 졸음을 유발하는 물질인 아데노신을 뇌 수용체에서 제거하는 데 도움이 되기 때문이다. 하지만 우리가 처음 잠에서 깼을 때는 이 수용체들이 수면을 통해 이미 깨끗해진 상태다. 여러분이 뭐라고 믿든 아침에 카페인을 섭취하면 초조해지기만 할 뿐이다.

과학적인 근거는 다음과 같다. 우리가 잠에서 깨어나려면 신체는 아드레날린과 코르티솔이라는 두 가지 호르몬을 생성해야 한다. 그 과정에서 뇌는 고도의 자극을 받는다. 커피의 각성 효과가 엷은 차 정도라면 부신 호르몬의 각성 효과는 코카인 수준으로 강력하다. 그러니 아침에 구태여 카페인을 섭취해 봐야 부작용만 겪을 뿐이다. 하지만 아침에 눈을 뜨고 나서 90분 후에 첫 커피를 마시면 더 큰 효과를 볼 것이다.

카페인 섭취 시간을 점심시간으로 옮기면 카페인이 아데노신을 차단하여 일시적으로 몇 시간 동안 수면 욕구를 억눌러 주므로 오후의 나머지 시간을 졸지 않고 보낼 수 있다. 하지만 오후 세 시 이후로는 커피, 차, 카페인이 함유된 탄산음료를 마시면 안 된다! 몸이 취침 시각 전까지 카페인을 완전히 대사하여 체외로 배출할 수 있도록 시간을 충분히 주자.

저녁 식사 시간. 앞에서 언급했듯이 취침 시각 직전에 매운 음식을 먹으면 위산이 역류해 수면에 지장이 갈 수 있다. 설상가상으로 그 매운 음식을 안주 삼아 술까지 마시면 렘수면이 방해를 받는다. 늦은 시간에 식사하는 데 익숙한 사람이라면(유럽식 전통에 따라 밤 9시가 다 되어서야 저녁을 먹으려고 식탁에 앉는다면) 저녁 식사 시간을 좀 더 이른 시간으로 앞당겨 보자. 그날의 마지막 식사 한 입과 마지막 술 한 모금은 크로노타입별로 정해진 취침 시각의 네 시간 전에 마치는 것이 이상적이다.

곰 유형: 저녁 7시까지 식사를 마쳐야 한다.

사자 유형: 저녁 5시나 6시에 식사를 끝내야 한다.

늑대 유형과 돌고래 유형: 저녁 8시까지는 수저를 내려놓아야 한다.

이러한 저녁 식사 일정을 지키면 허기, 소화, 그리고 수면의 생체 리듬까지 강화할 수 있다.[16] 저녁을 일찍 먹으면 식사 후에 야식의 유혹을 견디기가 어려울 수 있지만, 처음 며칠만 잘 견디면 된다. 사나흘 후면 몸이 적응해서 간식에 대한 갈망이 줄어들 것이다.

수분 섭취. 신장에도 크로노리듬이 존재한다. 신장은 아침부터 오후까지 가장 활발하게 움직인다. 그러나 저녁 무렵이면 뇌가 항이뇨 호르몬을 분비하기 시작하여 신장 기능이 느려지고 혈액 여과량과 소변량이 줄어든다.[17] 몸이 이렇게 설계된 이유는 밤새 자다 말고 몇 시간마다 일어나서 소변을 보지 않아도 되게 하기 위해서이다.

밤에 신장 기능이 둔화한다고 해서 기능이 아예 멈추는 것은 아니다. 물을 많이 마시면 신장은 밤이고 낮이고 상관없이 소변을 만들어 낸다. 하룻밤에 두 번 이상 일어나서 소변을 보는 일이 지속되면 문제가 된다. 잠을 조각조각 나눠서 자면 수면의 질이 낮아지기 때문이다.

이 문제는 수분 섭취 시간을 옮기면 간단히 해결된다. 저녁 식사 시간 전에 하루 수분 섭취 목표량을 달성하도록 하자. 그래도 혹여 저녁 식사 후에 음료를 마신다면 섭취량을 150밀리리터 이하로 제한하고 천천히 마셔야 한다.

마지막으로 알코올은 뇌의 항이뇨 호르몬 분비를 억제한다는 사실을 기억하자. 포도주와 맥주를 비롯한 술은 신장 기능을 늦추는 호르몬을 차단한다. 달리 말해 알코올을 섭취하면 몇 시든 관계없이 경주마처럼 소변을 보게 될 수 있다.

운동. 저녁 6시에 퇴근해서 간단히 저녁 식사를 한 뒤 8시에 헬스장에 가서 9시까지 러닝머신에서 달리는 것은 좋은 운동 방식이 아니다. 취침 전 3시간 이내에 격렬하게 운동하면 코르티솔, 아드레날린, 심박수, 심부 체온, 혈압 등 잠을 자려면 낮아져야 하는 모든 수치가 도리어 상승한다. 그리고 설령 높아진 심부 각성 상태를 진정시키고 잠이 들더라도 수면 효율(수면의 네 단계 모두, 특히 렘수면 단계에서 충분히 오래 머무르는 것)이 떨어질 수 있다. 다만 늑대 유형은 이 규칙에서 예외에 해당한다.

2023년 한 국제 연구에 따르면 저녁 시간을 선호하는 운동선수는 저녁 7시 30분에 강도 높은 운동을 했는데도 수면 효율을 '안정적으로' 유지했다.[18] 그렇다면 아침이나 낮을 선호하는 운동선수들은 어땠을까? 이들은 저녁에 운동하면 수면 안정성에 타격을 입었다.

운동 시간을 하루 중 더 이른 시간으로 옮기자. 밤에 운동을 뭐라도 꼭 해야겠다면 교감신경계를 진정시키고 기분이 좋아지는 호르몬인 세로토닌을 생성하는 가벼운 요가나 스트레칭을 해 보자. 세로토닌 수치가 높아지면 코르티솔 수치가 낮아져서 호르몬이 취침 전에 완벽한 균형을 이룬다.

스크린 타임. 인류의 조상이 동굴에 살던 시절에는 땅거미가 진 후 시신경을 자극하는 빛이라고는 달빛, 별빛, 불빛이 전부였다. 뇌의 생체 시계는 해가 뜨고 지는 주기와 조화를 이루었다. 어둠이 내려앉으면 조상들의 내분비계와 심혈관계는 기어를 저단으로 바꾸어 수면에 다다르는 생리적 과정에 돌입했다.

현대 인류는 조상들만큼 운이 좋지 않다. 밖이 어둑어둑해지면 방이란 방마다 인공조명이 불을 환히 밝히는 통에 생체 시계는 아직 낮이라는 착각에 빠진다. 다들 들어 봤겠지만, 휴대전화, 스마트 워치, 텔레비전, 컴퓨터 화면에서 나오는 청색광은 멜라토닌 생성을 억제한다. 도시 사람들은 거리를 밝히는 가로등과 번쩍이는 간판 불빛에서 벗어날 길이 없다. 설령 산꼭대기에 산다고 해도 냉장고 문을 열거나 디지털시계로 시간을 확인할 때 그 조명 때문에 일주기 리듬에 영향을 받을 수 있다.

멜라토닌이 분비되기 시작하는 취침 3시간 전부터 모든 인공조명과 전자 기기 사용을 제한하라고 조언하는 것은 터무니없는 일일 것이다. 이때가 아니면 달리 개인 이메일을 확인하고, 텔레비전을 시청하고, 소셜 미디어를 둘러볼 시간이 없는 사람이 수두룩하기 때문이다. 따라서 이러한 활동을 하는 시간대를 변경할 수 없다면 빛을 최대한 덜 받도록 조처하자. 소파를 텔레비전에서 멀찍이 옮기고, 전자 기기를 쓸 때는 블루라이트 차단 필터를 사용한다. 그리고 적어도 취침 한 시간 전에는 전자 기기 화면을 꺼야 한다.

> **수면 제안:** 비행기를 착륙시키려면 활주로가 있어야 한다. 나는 모든 내담자에게 '전원 종료 시간Power-Down Hour'을 설정하라고 당부한다. 전원 종료 시간을 정해 두면 저녁 시간에 어느 정도 체계가 잡혀서 제때 몸의 긴장을 풀고 편안한 상태로 잠자리에 들어 숙면할 확률이 높아진다. 잠자리에 들기 한 시간 전에는 긴장을 푸는 습관을 들이는 것이 좋다. 이 시간은 전자

기기 사용 금지 시간으로 생각하고, 멜라토닌 분비를 차단하는 청색광이 나오는 모든 기기를 피하자. 나는 전원 종료 시간을 세 부분으로 나눈다. 처음 20분은 실질적인 작업을 하는 시간으로 정리 정돈을 하거나 서류 작업을 한다. 중간 20분에는 샤워하고, 치실질 하고, 이를 닦는다. 마지막 20분에는 휴식, 일기 쓰기, 가벼운 스트레칭을 한다.

초특급 수면 비결: 밤에 화장을 지우거나 여러 단계에 걸쳐 피부 관리를 하는 사람은 좀 더 이른 저녁 시간에 하도록 하자. 자기 직전에 하면 욕실의 밝은 조명 때문에 뇌가 지금은 저녁이 아니라 아침이라고 잘못 인식할 수 있기 때문이다.

잘 자는 비결 3. 환경 조성하기

침실은 단순히 침실이 아니다. 침실은 우리가 어떻게 꾸미느냐에 따라 수면에 도움이 될 수도, 방해가 될 수도 있다. 침실을 수면의 무대로 만들기 위해 기억해야 할 다섯 가지 단어는 어두움, 아늑함, 조용함, 시원함, 촉촉함이다.

어두움. 침실은 최대한 어두워야 한다. 암막 커튼까지 살 필요는 없다. 그래도 머리핀이나 집게로 커튼을 고정해서 빛을 더 잘 차단할 수는 있을 것이다. 침실 문 아래 틈으로 주변 불빛이 새어 들어오지 않도록 하자. 또 편안하고 포근하게 잘 맞는 안대를 하나 장만하면 좋다. 작은 전자 기기에서 나오는 청색광이나 적색광에 하나하나 신경 쓰지 말고 더 큰 불빛을 차단하는 데 집중하자.

아늑함(그리고 **청결함**). 아늑함의 정도를 객관적으로 측정할 방법은 없다. 자기가 느끼기에 아늑하면 아늑한 것이다. 침대에 몸을 누이고 푹 파묻히면 "아, 좋다." 소리가 절로 나오는가?

수면 공간은 자는 사람에게 안정감과 평온함을 담뿍 안겨 주어야 한다. 깨끗한 침대보가 깔려 있고 푹신한 베개가 놓인 침대 그 자체가 매력적으로 느껴져야 한다. 단지 이 이유 하나만으로 나는 모든 사람에게 아침마다 침대를 말끔히 정돈하라고 권한다. 그래야 밤에 어서 가서 눕고 싶은 포근한 침대가 되기 때문이다. 핵심은 편안함이다. 매트리스의 경도와 베개의 형태는 오로지 본인만 결정할 수 있는 개인의 선택 사항이다.

새로운 침대나 베개를 찾고 있다면 웹사이트 sleepdoctor.com에 방문하여 150편이 넘는 제품 후기와 테스트 결과를 참고해 봐도 좋을 것이다. 옆으로 누울 때는 무릎 사이에 끼우는 베개를 사용하면 척추 정렬에 도움이 되고 자세가 한층 편안해진다. 한편 침실에서 수면과 성관계 이외에 다른 활동을 하면 아늑한 느낌을 받지 못할 수 있으니 주의해야 한다. 침실에서는 일처럼 스트레스를 받는 활동은 절대 하지 말자! 만약 침실에 있다가 배우자와 말다툼이 벌어진다면 곧바로 멈추고 다른 방에 가서 마저 싸우자.

조용함. 잠잘 때 소음에 대한 내성은 사람마다 다르다. 그러나 시끄러운 방에서 잠들 수 있는 사람은 거의 없다. 소리에 유독 민감한 사람이라면 귀마개를 착용하거나 백색 소음 기계를 사용해 보자.

2020년 한 연구에 따르면 핵심은 지속적인 소음, 즉 소리의 일관성이다.[19] 소음이 수면을 방해하는 경우는 내내 조용하다가 갑자기 자동차 경적이나 알람 시계가 울려서 깜짝 놀랄 때 혹은 어느 정도 소음이 있다가 일순간에 정적이 흘러서 등골이 오싹해질 때처럼 소음 수준이 급격히 변화할 때다.

시원함. 수면에 가장 적합한 온도는 섭씨 18도에서 21도 사이다.[20] 침실에 온도 조절기가 있다면 이에 맞춰 온도를 적정 수준으로 설정하자. 필요하다면 여름에는 에어컨을 가동하고 봄에는 창문을 살짝 열도록 한다.

촉촉함. 공기 질이 수면에 영향을 미치는 이유는 방이 너무 건조하면 건조한 공기가 목과 코를 자극해 호흡과 휴식을 방해하기 때문이다. 지나치게 축축한 공기도 호흡에 적합하지 않기는 마찬가지다. 알레르기 유발 물질, 곰팡이, 오염 물질은 공기 중에 떠다니다가 폐로 흡입되어 밤중에 기침과 코막힘을 유발한다. 게다가 습도가 지나치게 높으면 땀이 날 수 있다. 땀에 젖은 침대보와 잠옷은 포근하지 않다.

미국 환경 보호청Environmental Protection Agency에 따르면 이상적인 실내 습도는 30~50퍼센트다.[21] 일부 온도 조절기에는 습도 조절 기능도 있다. 혹은 날씨 애플리케이션에서 외부 습도를 확인해서 실내 습도를 추정할 수도 있다. 침실이 너무 건조하다면 가습기를 사용하고 식물을 가져다 두자! 이 푸릇푸릇한 친구들에게는 물을 주어야 하므로 식물을 갖다 두면 주변은 정글처럼 자연히 습도가 오른다.

반대로 침실 공기가 너무 습하다면 에어컨을 가동하거나 제습기를 틀자. 침실에 공기청정기를 두는 것도 추천한다. 침실 공기는 우리가 하루에 여섯 시간에서 여덟 시간씩 들이마시는 공기이니만큼 깨끗한 편이 좋기 때문이다.

수면 감각: 침실 환경을 개선하려면 주요 감각 네 가지를 편안하게 해 주어야 한다.
시각: 빛을 줄인다.
청각: 소음을 없앤다.
촉각: 적정 온도를 유지하고 아늑한 환경을 조성한다.
후각: 공기를 청결하고 적당히 촉촉하게 유지한다.

잘 자는 비결 4. 낮잠 자기

나는 낮잠을 아주 좋아한다. 특히 텔레비전으로 골프 방송을 보다가 한숨 자면 그렇게 꿀맛일 수 없다. 낮잠은 수면 빚을 조금이나마 갚는 달콤한 방법이다. 다만 낮잠을 자도 만성 수면 부족에서 오는 부정적인 영향을 되돌릴 수는 없으며 밤새 푹 자는 것만큼 큰 회복 효과를 누릴 수 없다는 사실만은 분명히 하고 싶다. 낮잠으로 수면 부족을 만회할 수 있다고 여기는 것은 낮에 하는 간단한 군것질이 저녁에 하는 균형 잡힌 식사와 영양가가 같다고 말하는 것과 같다. 또 잠들기 어려워하거나 금방 깨는 사람이 낮잠을 자면 수면 욕구가 줄어들어서 불면증이 심해질 수 있다는 점을 기억해야 한다. 나는 불면증 환자에게는 절대 낮잠을 자지 말라고 한다!

낮잠은 유형에 따라 각기 다른 목표를 달성하는 데 유용할 수 있다. '필수 낮잠'은 질병이나 부상에서 회복하는 데 도움이 된다. '충족 낮잠'은 영유아가 발달기에 수면 목표를 달성하게 해 준다. '회복 낮잠'은 밤잠을 설친 다음 날에 피로를 덜어 준다. 일명 '디스코 낮잠'으로도 알려진 '선제적 낮잠'은 미리 계획적으로 쉬어 둠으로써 혹여 모양 빠지게 하품하는 일 없이 바비와 켄(영화 〈바비〉에서 바비랜드에 살고 있는 주인공 - 옮긴이)처럼 밤새 춤추고 놀 체력을 비축하려고 자는 낮잠이다.

낮잠은 얼마나 오래 자느냐가 중요하다. 15분에서 30분가량의 짧은 낮잠은 각성도와 면역력을 높이고 스트레스를 낮추는 효과가 있다.[22] 또 2021년 한 연구에 따르면 피험자가 90분간 낮잠을 잤을 때 인지 능력이 향상되었으며, 이러한 효과는 만성적으로 수면이 부족한 사람에게서 특히 두드러지게 나타났다.[23] 그러나 노인이 낮잠을 매일, 그것도 90분 이상으로 길게 자면 고혈압,[24] 당뇨병,[25] 인지 장애[26] 같은 질병이 발생할 위험이 커진다.

낮잠을 자기에 가장 적합한 시간은 이른 오후인 1시에서 3시 사이로 대부분 크로노타입이 자연적으로 코르티솔 수치가 떨어지는 '식후 저혈당'을 겪는 시간이다. 그 시간에 잠깐 눈을 붙이면 뇌에 축적된 아데노신이 제거되어 다시금 활력이 돋아나고 정신이 또렷해져서 밤잠을 방해하지 않으면서도 남은 하루를 힘내서 살아갈 수 있다.

다만 낮잠을 오래 잘수록 일어나기가 더 어려워질 수 있다는 사실만 기억하자. 중요한 업무로 돌아가기 전에 잠에서 완전히 깨어날 수 있는 여유 시간을 확보해야 한다. 낮잠을 너무 오래 자거나 깊은 수면 중에 깨면 수면 관성 때문에 여전히 반쯤 잠든 것처럼 정신이 혼미한 상태로 깨어나게 된다. 그 느낌을 떨쳐 내려면 몇 시간이 걸릴 수 있다.

낮잠을 잘 때 지켜야 할 규칙은 다음과 같다.

적절한 환경을 선택한다. 조용하고 어둡고 사적인 공간이 가장 좋다.

낮잠 시간을 정해 둔다. 취침 시각과 기상 시각을 일관되게 지키듯이 매일 같은 시간에 낮잠을 자면 잠도 빨리 들고 원하는 시간에 깨기도 쉬워진다.

알람을 맞춘다! 그러지 않으면 토막잠이 겨울잠으로 변하는 수가 있기 때문이다.

낮잠 비결: 나는 이 비법을 '낮잠 라테Nap-a-Latte'라고 부른다. 낮잠을 자기 직전에 커피를 한 잔(작은 잔으로 마시면 카페인이 100밀리그램가량 들어 있어서 적당할 것이다.) 마셔 보자. 그러면 우리가

일어나려고 한 바로 그 시점인 20분에서 30분 후에 카페인이 효과를 발휘하기 시작하여 졸음의 흔적을 말끔히 지울 수 있다. 이렇게 낮잠을 자고 깨어나면 피로가 풀리고 정신이 맑아져서 이후 약 네 시간 동안 일할 준비가 될 것이다.

늑대 유형과 돌고래 유형은 오후에 낮잠을 자면 그 순간에는 기분이 좋을지 몰라도 막상 잘 시간이 되면 제시간에 잠들기가 평소보다 더 어려워지는 크나큰 대가를 치러야 한다는 사실을 익히 알고 있다. 밤에 제때 잠들려면 이들은 하루 내내 수면 압력을 높여야 한다. 낮잠을 자서 수면 압력이 조금이라도 낮아졌다가는 정작 밤에 자지 못해서 다음 날 피곤해지고, 그 결과 낮잠을 자고 싶은 유혹이 더욱 커지는 불상사가 발생한다. 겉보기에는 전혀 문제없어 보이는 낮잠이 얼마나 악랄한 불면의 악순환을 일으킬 수 있는지 알 만할 것이다.

낮잠을 자기에 가장 좋은 시점은 기상한 지 약 7시간 후이다. 크로노타입별 최적의 낮잠 시간은 다음과 같다.

곰 유형: 오전 7시에 일어나므로 최적의 낮잠 시간은 오후 2시이다.

사자 유형: 오전 5시에서 6시 사이에 일어나므로 최적의 낮잠 시간은 정오에서 오후 1시이다.

늑대 유형: 오전 8시에서 9시 사이에 기상하므로 오후 3시에서 4시경에 낮잠을 잘 수는 있으나 권장하지는 않는다. 털북숭이 늑대 친구들에게는 미안한 말이지만, 늑대 유형의 일과는 이미 뒤쪽으로 밀려 있으므

로 거기에 오후 늦게 낮잠까지 잤다가는 수면 개시가 지연되어 밤잠이 부족해질 수 있다.

돌고래 유형: 돌고래 유형은 낮잠을 자면 안 된다! 돌고래 유형은 밤잠의 지속 시간을 늘리고 질을 높이는 것을 목표로 삼아야 한다. 오후에 낮잠을 자는 행위는 자기가 자기 발등을 찍는 짓이다. 한낮에 기력이 떨어져서 힘들다면 산책을 하거나 위아래로 뛰어서 심박수, 혈압, 코르티솔 수치를 높이자. 아니면 밖으로 나가 시신경을 햇빛에 노출함으로써 뇌에 '그래, 아직 낮이야!'라는 신호를 전달해도 좋다. 언제든 기운이 빠질 때면 '몸을 움직이고 햇빛을 받자.'라는 생각이 바로 떠오르도록 뇌를 훈련하자.

잘 자는 비결 5. 깨어 있는 상태 받아들이기

우리가 지금까지 수면 상자에서 꺼낸 도구는 모두 훈련과 전략에 관한 것이었다.

수면 도미노를 쓰러뜨리는 마지막 도구는 약간 다르다. 잘 자는 다섯 번째 비결은 정신적, 정서적 변화를 일으키는 것으로 돌고래 유형이나 사자 유형처럼 할 일을 했으면 당연히 그만한 결과가 나오리라 기대하는 A형 성격(성급하고 경쟁심과 성취욕이 강하며 스트레스를 잘 받는 강박적 성격 유형 - 옮긴이)을 지닌 사람에게는 다소 어려울 수 있다.

수면 과학: 2024년 오스트레일리아 연구진은 스트레스가 특히 심했던 코로나19 팬데믹 시기에 발생한 불면증을 연구해 그 결과를 『수면Sleep』 저널에 발표했다. 2,000명이 넘는 참가자가 12개월에 걸쳐 수면에 관한 몇 가지 사항을 보고했다. 조사 결과 자료에서는 불면증 동향이 나타났다. 불면증이 지속된 피험자들은 '수면 반응성'과 '수면 노력' 수준이 높았다. 즉 이들은 잠들기가 어렵다고 느끼며 스트레스를 받은 것이다. 스트레스를 많이 받을수록 불면증 증상이 사라질 확률이 낮아졌다.[27]

모든 것을 제대로 하는데도 여전히 잠을 설친다면 수용하는 연습을 하는 것이 좋다. 온갖 방법을 다 써도 먹히지 않는 순간은 언제나 있기 마련이다.

브루스 박사의 수면 이야기: 침대에 누웠어도 개인적인 일이나 업무 때문에 극도로 불안하다면 나는 절대 잠들지 못할 것이다. 하지만 그러한 현실을 가만히 받아들이면 자지 못하는 상황에 대한 불안이 사그라들고, 그 덕분에 결국에는 잠이 들기도 한다. 물론 그러지 못할 때도 있다. 그러면 나는 자신에게 이렇게 되뇌곤 한다. "잠을 자지 못한 적은 전에도 있었고 앞으로도 있을 거야. 그래도 괜찮아."

건강의 도미노를 쓰러뜨려서 건강 상태를 개선하겠다는 원대한 포부를 품었더라도 자신에게 어느 정도는 여유를 주어야 한다. 어쩌다 주말에 늦잠을 자는 날도 있을 테고, 그래도 괜찮다. 때로는 자기 직전에 야식을 먹고 포도주를 마시는 일도 있을 것이다. 어쩌면 낮잠을 너무 오래 자거나, 늦게까지 깨어 있거나, 침대에 누워 소셜 미디어 스크롤을 한없이 내리거나, 책에서 지적하는 숙면에 해로운 행동이라는 행동은 죄다 저지를 수도 있다. 하지만 그래도 괜찮다고 말해 주고 싶다.

수면 문제를 겪는 돌고래 유형과 사자 유형 환자들은 모든 것을 제대로 해내지 못할 때 심하게 자책하는 경향이 있다. 그러면 나는 이렇게 말한다. "저도 개인적으로는 잠을 완벽하게 잘 자지 못합니다. 수면 박사라는 사람이 잠을 설칠 때도 있고요. 누구나 자신에게 조금은 여유를 줘야 합니다."

때로는 잠을 푹 자지 못하는 날도 있다는 사실을 받아들이자. 자기 손으로 숙면을 망치는 짓을 저질렀다면 자신을 용서하자. 설령 하룻밤 실수를 저지른다 해도 바로 이튿날 밤이면 실수를 바로잡을 기회가 생기니 괜찮다.

이쯤에서 '그게 다라고?'라는 의문이 고개를 들 수도 있다. 수면 상태를 평가하고 개선하는 프로그램은 대체 어디에 있단 말인가? 나중에 한꺼번에 등장할 테니 걱정하지 않아도 된다. 그러기 전에 먼저 건강으로 향하는 다른 두 개의 도미노, 그중에서도 수분 섭취에 관해 이야기하려고 한다.

핵심 정리

- 잠을 잘 자면 몸과 마음이 가뿐해진다. 기분만 그런 것이 아니라 실제로도 건강해진다!

- 잠을 잘 자서 면역력이 높아지고 염증이 줄어들면 병에 걸릴 가능성이 줄어든다.

- 정신 기능과 정서 조절 능력이 향상되면 직장 생활과 사회생활이 한결 수월하고 만족스럽게 느껴질 것이다.

- 본인의 일과와 크로노타입을 고려하여 본연의 생체 리듬에 최대한 가깝게 기상 시각과 취침 시각을 설정하자.

- 운동, 저녁 식사, 알코올 섭취 시간을 조정하면(대부분 취침 전 3시간 이내를 피해야 한다.) 애쓰지 않고 쉽게 잠들 확률을 높일 수 있다.

- 침실은 잠을 자는 안식처다. 침실은 어둡고, 아늑하고, 조용하고, 시원해야 하며, 적정 습도를 유지해야 한다.

- 자신의 크로노리듬에 따라 전략적으로 계획해서 낮잠을 자면 수면 부족을 일부 해소하는 데 도움이 된다. 낮잠은 짧고 달콤하게 자야 한다.

- 살다 보면 이따금 잠을 설치는 날도 있기 마련이다. 그 사실을 받아들이기만 해도 부담감이 줄어들고 다시 잠을 청하거나 다음날 밤에 푹 자기가 쉬워진다.

도미노 둘

수분 섭취

두 번째로
근본적인 생체 행동을
정복하여
단순하게 건강해지기

5장

수분 섭취에 관한 진실

모든 장기와 계통이 제 기능을 발휘하게 하려면 신체에 계속해서 수분을 보충해야 한다. 이번 장에서는 수분 섭취에 관한 지식, 곧 '물의 지혜'에 흠뻑 젖어 보자!

수분 섭취는 왜 그리도 중요할까?
몸은 수분이 충분하다는 사실을 어떻게 알까?
탈수는 왜 발생하는가?
갈증은 어떻게 풀리는가?
물을 마시지 않고 얼마나 오래 버틸 수 있을까?

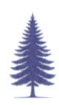

　수면 다음으로 전신 건강에 중요한 도미노는 수분 섭취다. 건강 목표를 향해 달려갈 때는 온갖 녹즙을 마시고, 수백 달러를 들여 새로운 운동 장비를 장만하고, 돌아오는 월요일부터 건강한 식단을 지키겠다고 다짐하며 간식 서랍을 통째로 비우는 것도 물론 좋다.

　하지만 쉽고 간단하게 매일 물 마시기부터 시작하는 것도 좋은 방법이다. 점차 건강한 습관을 형성해 나가면서 장기적인 건강을 위해 무엇을 하면 좋을지 결정하는 것이다.

　사람은 누구나 건강한 몸과 피부를 원한다. 그리고 수분 섭취라는 두 번째 도미노가 이 두 가지를 모두 가져다줄 것이다. 그것도 어마어마하게 효과적으로.

　그러니 지금 바로 물의 지혜에 한번 첨벙 뛰어들어 보자.

　주방에서 쓰는 스펀지 수세미를 떠올려 보라. 스펀지를 물에 적시면 스펀지는 물을 흡수한다. 손으로 물을 꾹 짜내도 한동안은 스펀지 내부에 물기가 남는다.

반면 아침에 식사를 준비하러 주방에 가면 밤새 물기가 증발해서 스펀지가 완전히 말라 있다. 물기가 마른 스펀지는 물로 인해 불어났던 부피가 줄어들어 크기도 작아진다. 수분이 증발한 만큼 스펀지도 쪼그라드는 것이다. 완전히 마른 스펀지는 사실상 거의 쓸모가 없다. 바싹 마른 스펀지로 접시를 닦으면 여기저기 기름기가 얼룩져서 도리어 엉망이 될 뿐이다.

다시 쓸모 있는 촉촉한 스펀지를 만들려면 스펀지를 물에 적시기만 하면 된다. 처음에는 마른 스펀지가 수분을 흡수하지 못하고 튕겨 내 물이 대부분 그대로 흘러 버릴 것이다. 하지만 충분히 많이 적시면 스펀지는 포화 상태에 이를 때까지 수분을 함빡 머금는다. 그러다 더는 수분을 머금을 수 없는 지경에 다다르면 물은 또다시 흡수되지 못하고 흘러내린다.

우리 몸은 살과 피로 이루어진 주방 스펀지와 같다. 수분이 넉넉하면 탱탱해지고 정상적으로 기능하는 반면 수분이 부족하면 마르고 쭈글쭈글해지며 제 기능을 하지 못한다. 수분 공급이 부족하면 신체는 반쯤만 제대로 작동하고, 수분을 지나치게 많이 공급하면 신체는 과잉 공급된 수분을 그대로 배출해 버린다.

인체의 수분 공급 원리는 이토록 간단하면서도 한편으로는 매우 복잡하다. 곧 알게 될 테지만, 수분이 공급되는 생물학적 과정과 인체가 살과 피로 이루어진 스펀지를 촉촉하게 유지하는 메커니즘은 인간의 신체에 탑재된 가장 놀라운 시스템 중 하나다.

수분 섭취는 왜 그리도 중요할까?

사람에게 물이 필요한 이유는 우리가 물로 이루어졌기 때문이다. 인체는 60퍼센트가 수분이다. 혈액과 림프는 각각 80퍼센트, 96퍼센트가 수분이며 근육도 무려 76퍼센트가 수분으로 이루어져 있다. 뇌와 심장은 75퍼센트가 수분이다. 몸에서 수분이 가장 적은 부위인 골격조차 22퍼센트가 수분이다. 연골은 80퍼센트가 수분이다. 심지어 지방도 10~30퍼센트는 수분으로 이루어져 있다.

만약 뼈와 뼈 사이에 물로 채워진 연골 쿠션이 없었다면 뼈가 서로 마찰하면서 갈려 나가서 극심한 통증을 일으켰을 것이다. 또 피부 세포와 세포 사이에 수분이 충분치 않았다면 우리는 땀을 흘리지 못한 탓에 신체가 과열되어 실신했을 것이다.

수분은 혈액량을 유지함으로써 혈액이 심혈관계를 통해 세포에 포도당, 단백질, 산소를 전달할 수 있을 만큼 충분한 강도로 흐르게 한다. 수분이 부족해 진득해진 혈액은 혈관을 타고 느릿느릿 흐르므로 장기와 조직에 영양분을 제대로 공급하지 못한다. 혈류를 혈'류'라고 부르는 데는 그만한 이유가 있다. 혈액은 맑은 개울물처럼 원활하게 흘러야 하기 때문이다.

심장은 근육보다 수분이 더 많으며, 신체의 모든 세포가 영양을 보충하고 회복하는 데 필요한 혈액을 뿜어낸다. 탈수 상태가 되면 심장은 위축되고 힘이 약해지며, 무엇보다 걸쭉해진 혈액을 내보내느라 애를 먹는다.

  소화 기관은 물을 이용해 음식물을 단백질, 지방, 탄수화물, 비타민, 미네랄 분자로 분해하고, 분해된 영양분은 스펀지 같은 소장으로 흡수되어 혈류로 이동한다.

  결장 벽은 끈끈한 점액으로 촉촉하게 유지되어야 한다. 그래야 대변이 미끄러지듯 장을 빠져나가 몸 밖으로 배출될 수 있다. 그렇지 않으면 대변이 빠져나가지 못하고 그 자리에 정체된다. 변비의 가장 큰 원인은 탈수다.

  물은 세포가 매일, 매 순간 하고 있는 대사 과정의 매개체다. 당을 에너지로 전환하는 등의 모든 화학적 변화는 진공 상태나 건조한 땅에서 일어나는 것이 아니라 물속에서 일어난다.

  뇌척수액은 뇌와 척수로 이루어진 중추신경계에 영양분을 공급해 중추신경계가 신체의 모든 생명 유지 기능을 조절하게 만든다. 글림프 시스템의 일부인 뇌척수액은 밤마다 뇌에서 독소와 세포 노폐물을 청소한다.

  탈수로 인해 글림프 시스템이 정체되면 해독 작용에 지장이 생기므로 세포 노폐물이 체내에 쌓여 염증과 질병을 일으킨다.

  수분을 충분히 섭취하지 않으면 몸은 생존에 필요한 모든 필수 기능과 더불어 수많은 기능을 제대로 수행하지 못한다.

몸은 수분이 충분하다는 사실을 어떻게 알까?

인체에는 혈류 속 체액과 전해질(나트륨, 칼륨, 마그네슘, 칼슘, 염화물 등)의 비율을 계속해서 확인하고 수분량을 수시로 조절해 비율을 균형 있게 유지하는 체계가 갖춰져 있다. 이 체계를 가리켜 '수분 조절 항상성' 혹은 '삼투압 조절'이라고 한다. 삼투는 물이 세포막을 투과해 이동하는 현상을 가리킨다. 삼투압 조절 체계는 전신에 걸쳐 체액의 움직임을 제어한다. 이 과정에 관여하는 주요 장기는 뇌와 신장이며, 핵심 호르몬의 역할도 크다.

뇌의 시상하부는 체내 수분을 비롯해 일주기 리듬, 허기, 기분, 체온, 심박수 등 몸이 정상적으로 기능하려면 균형을 유지해야 하는 모든 요소를 통제하는 주샘master gland이다.

탈수가 일어나면 시상하부가 이를 알아차린다. 수분이 부족하면 (1) 시상하부가 수축하고(사실 수분이 조금만 모자라도 뇌 전체가 수축한다.), (2) 혈액 내 전해질, 특히 나트륨 농도가 지나치게 높아지기 때문이다. 이에 반응하여 주샘은 근처에 있는 뇌하수체에 항이뇨 호르몬인 바소프레신을 분비하라는 신호를 보낸다.

바소프레신은 신체의 모든 계통에 체액을 보존하라는 경고를 보낸다. 또한 신장에 지시하여 신장이 혈액 여과 과정에서 작업 속도를 늦추고 염분을 적게 사용하도록, 그리하여 조직에서 수분을 덜 끌어오도록 한다.[1]

신장은 계속해서 혈액을 여과하고 소변을 생성한다. 그러나 소변을 생성할 때 수분을 적게 사용하므로 소변은 한층 농축되어 연한 노란색에서 짙은 노란색, 심지어 주황색으로까지 변한다.

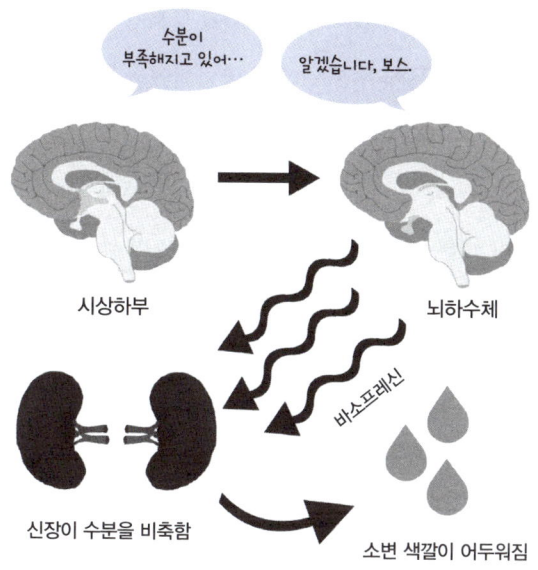

탈수 경보는 뇌에서 시작해 내분비계를 통해 신장으로 이동하고, 그러면 신체는 단 몇 초 안에 체액을 보존해 수분과 나트륨의 비율을 재설정하여 항상성을 유지한다. 우리는 어쩌다 우연히 소변 색깔의 변화를 알아차릴 수는 있겠지만, 그게 아니라면 이 모든 과정이 진행되고 있다는 사실을 거의 눈치채지 못할 것이다. 한편 갈증 명령 중추인 시

시상하부-뇌하수체 복합체는 항상 체액량을 관리하고 조절한다.

반대로 삼투압 조절 체계도 작동한다. 체내에 수분이 너무 많으면 혈액량이 증가하게 된다. 그러면 혈압이 상승하고 수분과 염분 비율에서 수분 쪽에 지나치게 무게가 쏠린다.

시상하부는 (1) 뇌가 부풀어 오르고, (2) 나트륨 농도가 과도하게 낮아지는 현상을 통해 몸에 수분이 과잉 공급되었음을 감지한다. 이 경우 주샘은 뇌하수체에 바소프레신을 억제하라는 신호를 보낸다. 신장은 이 신호를 받고 혈액 여과 과정에서 염분을 더 많이 사용하여 주변 조직에서 여분의 체액을 끌어내고 희석된 소변을 생성한다. 그 결과 소변 색깔은 옅은 노란색이나 투명한 색으로 변하고 우리는 평소보다 자주 화장실로 달려가게 된다.

탈수는 왜 발생하는가?

탈수는 우리 몸에 수분이 충분히 보충되지 않은 상태를 가리킨다. 사람은 땀, 호흡, 소변, 대변을 통해 매일 2~3리터씩 손실되는 수분을 다시금 채워 주지 않으면 탈수 상태에 빠진다. 손가락을 베이면 피가 흐르면서 수분이 빠져나간다. 심지어 하루에 1만 5,000번가량 눈을 깜빡이는 행위로도 수분이 소실된다. 비록 많은 양은 아니지만, 체내 수분은 한 방울 한 방울이 소중하다.

통상적으로는 깨끗한 물을 마실 수 있는 환경에 있는 건강한 성인이라면 탈수 상태에 빠질 가능성이 거의 없다고들 한다. 그러나 아무리 건강을 살뜰히 챙기는 사람이라도 때로는 다음과 같이 통제할 수 없는 상황으로 인해 탈수를 겪을 수 있다.

- 갈증 메커니즘이 손상되었으나 인지하지 못하는 경우
- 정신 건강 문제로 인해 생리적 신호를 간과하는 경우
- 생리적 신호를 무시하는 데 익숙해진 경우
- 열대 기후나 사막 기후에 거주하는 경우
- 무더운 야외에서 일하면서 중간중간 물을 마시지 않는 (혹은 마시지 못하는) 경우
- 운동하면서 땀을 잔뜩 흘린 후 수분과 전해질 보충을 잊는 경우
- 이뇨제나 완하제를 먹는 경우
- 신장 질환이나 부신기능부전증 같은 질환이 있는 경우
- 과도한 구토나 설사를 유발하는 급성 위장관 질환이 발생하는 경우
- 고혈압이나 우울증을 치료하고자 갈증 억제 효과가 있는 약물을 먹는 경우

물론 식수를 구할 수 있는 환경에 사는 건강한 성인에게 심각한 탈수가 발생할 확률은 낮다. 그러나 중증 탈수까지는 아니더라도 수분을 충분히 보충하지 않는 경우는 흔하다. 2017년 통계에 따르면 미국에서

성인의 29퍼센트가 체내 수분이 부족한 것으로 나타났으며 그중에서도 흑인, 히스패닉, 저소득층의 탈수 위험도가 가장 높았다.[2] 한편 고령자의 17~28퍼센트는 임상적인 탈수증에 걸릴 가능성이 있다.[3] 또 70대 이상 남성의 95퍼센트와 여성의 83퍼센트가 물을 충분히 마시지 않는다고 한다.

사람이 가벼운 탈수나 수분 부족으로 죽지는 않는다. 그러나 수분 부족으로 인한 여러 증상은 우리의 삶과 행복, 건강에 지장을 준다. 뚜렷한 이유 없이 두통, 브레인 포그, 기분 저하, 피로, 쇠약, 근육 경련이 발생한다면 물을 충분히 마시지 않은 것이 원인일 수 있다.

갈증은 어떻게 풀리는가?

더운 여름날 긴 산책을 마친 뒤 물을 한 잔 가득 따라 꿀꺽꿀꺽 들이켜면 기분이 정말 좋아진다. 물이 목구멍 뒤편에 닿는 즉시 우리는 갈증이 시원하게 해소되는 감각을 느낀다.

하지만 어째서 갈증이 해소된다고 느끼는 것일까? 물을 마신 직후는 물이 아직 장은 물론이고 위에도 다다르지 못한 시점이다. 물은 장에 도달해서야 혈류로 흡수되어 혈액량을 늘리고, 마침내 수분-염분 비율의 최신 정보와 함께 뇌에 전달된다.

수분이 입으로 들어가 장을 거쳐 뇌까지 도달하는 과정은 10분에서

15분 정도 걸린다. 그렇다면 우리는 왜 갈증이 실제로 가라앉기도 전에 이미 수분이 보충되었다고 느낄까? 왜 물을 마시기 시작한 후 뇌가 수분이 보충된 사실을 알아차리기도 전인 약 1분 만에 물 마시기를 중단할까?

캘리포니아 공과 대학교 연구팀은 바로 이러한 질문에 대한 답을 얻고자 갈증이 해소되는 원리를 연구하고 그 결과를 2019년에 발표했다.[4] 연구팀은 입과 목구멍을 둘러싸고 있는 신경을 주의 깊게 관찰했다. 탈수가 일어나면 뇌는 이 신경에 경련을 일으키라는 신호를 보내서 '지금 물을 마셔야만 해.'라는 느낌을 유발하는데, 이를 가리켜 '벌컥벌컥 신호 gulping signal'라고 한다.

목이 마르면 뇌가 우리에게 물을 마시라고 이야기하는 것이다. 그리하여 음료가 입과 목구멍에 분포한 신경을 시원하게 씻어 내리면 신경은 그 즉시 뇌에 신호를 보내 갈증을 그만 멈추고, 물을 마신 데 대한 일종의 감사 인사로 기분이 좋아지는 호르몬인 도파민을 살짝 분비하게 한다.

이때 분비되는 도파민은 무척 만족스러워서 약 1분 후면 벌컥벌컥 신호가 끊긴다. 그러면 우리는 잔을 내려놓고 입가를 쓱 닦은 뒤 "키야, 이거거든."이라며 감탄한다. 만약 갈증 신호가 곧바로 끊기지 않았다면 혈액량이 증가하고 뇌가 수분 보충을 인지하기까지 걸리는 10분에서 15분 동안 계속해서 물을 들이부었을 것이다.

연구진은 음료를 마시기 시작하고 1분 후에 임시로 찾아오는 '갈증 해소 신호'가 동물이 전반적으로 음료를 너무 많이 마시는 것을 방지하거나, 수분을 보충해 주지 못하는 액체를 너무 많이 마시지 못하게 막는 자연의 방식이라고 결론지었다.

입으로 들어간 액체는 식도를 따라 내려가서 위로 들어가고 소장과 결장을 통해 이동한다. 액체가 장에 도달하면 소화 기관의 신경이 우리가 방금 마신 음료의 수분 농도를 평가하여 뇌에 보고한다. 만약 음료에 수분이 불충분하면 뇌는 벌컥벌컥 신호를 다시 활성화해 갈증을 일으킨다.[5]

테킬라를 마시면 갈증 명령 중추를 속일 수 있다고 생각할지도 모르지만, 그 생각은 틀렸다. 수분 섭취 메커니즘은 몸에 실제로 수분이 보충될 때까지 계속해서 물을 마시게 한다.

물의 지혜: 갈증 신호는 생리적인 신호가 지배적이다. 그러나 어떤 갈증 신호는 칵테일파티에 참석할 때처럼 기대감 때문에 나타나기도 한다. 파티 장소에 손님이 들어설 때 주최자가 가장 먼저 하는 질문은 "음료는 무엇으로 하시겠어요?"이다. 우리는 파티장에 가는 내내 이러한 사회적 관습을 미리 머릿속에 그리며 갈증을 느꼈을 가능성이 크다.[6] 식당에서 손님이 자리에 앉으면 종업원이 잔에 물을 따라 주는 행위도 마찬가지다. 여러분은 어떨지 모르겠지만 나는 갈증이 나든 안 나든 곧바로 잔에 손을 뻗어 물을 한 모금 마신다. 수분 보충을 위해

음료를 권하는 사회적 관습을 유용하게 활용하고, 수분을 채워 주는 음료를 거절하지 말자.

물을 마시지 않고 얼마나 오래 버틸 수 있을까?

인체는 지방 세포를 몇십 년이고 붙들어 둘 수 있지만, 수분은 단 하루도 붙잡아 두지 못한다. 사람은 물 없이 사흘만 지나도 죽을 수 있다. "물을 마시지 않으면 죽는다."라는 말은 단순히 사람들이 헬스장에서 서로에게 농담 삼아 건네는 말이 아니라 진실이다.

물 없이 3일이 지나면 죽는다는 규칙이 확정적인 것은 아니다. 1979년에는 오스트리아의 안드레아스 미하베츠가 음식을 먹지 않고 물도 거의 마시지 못한 채 무려 18일 동안 생존한 사례가 있었다. 이 가엾은 젊은이에게 일어난 일은 공포 영화에나 나올 법한 사건이었다.

당시 열여덟 살의 벽돌공 수습생이었던 미하베츠는 한 자동차 사고에 휘말렸다. 지역 경찰관 세 명은 아마도 사고에 관해 진술을 받을 요량이었는지 그를 체포해서 지역 구치소에 있는 유치장에 가두었다. 세 명의 경찰 모두 자신들 가운데 누군가가 미하베츠를 유치장에서 꺼내 주었으려니 생각했지만, 실제로는 아무도 미하베츠를 꺼내 주지 않았다. 어머니의 간청에도 불구하고 미하베츠는 2주 반 동안 지하 감방에 갇혀 풀려나지 못했다. 그러다 마침내 다른 경찰관이 지하실에서 악취가 풍겨 오는 것을 알아차렸다. 발견 당시 미하베츠의 상태는 차마 눈 뜨고 보지 못할 지경이었다. 그는 몸무게가 23킬로그램 넘게 빠졌고 몇 주간 병원 신세를 져야 했다. 실수로 미하베츠를 죽기 직전까지 내 버려 둔 무능한 경찰에게는 벌금이 부과되었다(얼마를 냈든 충분치 않았다). 미하베츠는 시에서 보상금을 받았고, 그의 사연은 전설이 되었다. 보통 사람 같으면 살아남을 수 있으리라 감히 상상하지도 못할 악몽에서 그는 꿋꿋이 살아남았다. 미하베츠가 생존할 수 있었던 이유는 감옥의 지저분한 벽면에 응결되어 맺힌 물방울이나마 핥아 먹었기 때문이었다.

체내에 수분이 고갈되면 무슨 일이 벌어지는지 하루하루 나눠서 살펴보자.

물 없이 하루가 지나면 수분이 빠져나가 몸무게가 2퍼센트 줄어들고 갈증이 점점 심해진다. 벌컥벌컥 신호는 시끄럽게 경고음을 울리면서 목구멍을 고통스러울 정도로 바싹 타들어 가게 한다. 새로이 들어오는 수분이 없으니 몸은 이미 있는 수분에 매달린다. 땀, 소변, 눈물, 대변 등 수분을 배출하는 모든 과정이 둔해진다. 땀은 체온을 낮추는 역할을 하므로 땀을 흘리지 못하면 체온이 올라갈 수 있다. 소변이 나와도 심하게 짙은 색일 것이다. 또 혈액량이 감소한 탓에 적혈구가 굶주린 세포에 산소와 영양분을 전달하기가 더욱 어려워진다. 이러한 부담 가운데 심장은 더 빨리 뛰고 호흡수도 증가한다.

물 없이 이틀이 지나면 몸무게가 4퍼센트 감소한다. 체중이 4퍼센트 감소하면 어떤 모습일까? 만약 몸무게가 68킬로그램이라고 가정하면

2.72킬로그램이 빠지는 셈이다. 별것 아닌 것처럼 보일지 몰라도 이 정도 무게의 물은 순환계에 엄청난 변화를 일으킨다. 순환계는 혈액이 계속 흐르게 하고자 주변 조직과 세포에서 물을 빨아들여 혈관으로 이동시키고, 뇌와 심장에 영양분을 공급하여 필수 기능을 유지한다. 하지만 그렇게 해도 혈압이 떨어져서 어지럼증이 생기거나 실신할 수 있다. 피부는 불편할 정도로 버석해지고, 입술도 쩍쩍 갈라진다. 땀이 나지 않으니 더운 곳에 있어도 땀을 흘려 열기를 식히지 못해서 몸이 점점 달아오른다.

물 없이 사흘이 지나면 수분이 빠져나간 만큼 몸무게가 7퍼센트 감소하여 아침에 본 주방 스펀지처럼 바짝 마르고 쪼그라든 모습이 된다. 이때는 극심한 전해질 불균형으로 인해 발작이나 심장마비가 일어날 위험이 있다. 장 기능도 멈춘다. 신장, 간, 림프계 등 신체의 여과 시스템이 서서히 멈추면서 온몸에 세포 노폐물과 독소가 질척하게 쌓인다. 생명을 보전하기 위해 혈류로 수분을 보내느라 탈수된 장기와 조직은 말라 죽어 가다가 결국 장기 부전이 발생한다. 마지막으로 뇌까지 망가지면 끔찍한 악몽이 현실이 된다.

나는 수분 부족을 그렇게 심각하게 염려하는 편은 아니다. 하지만 가벼운 탈수도 건강에 나쁜 결과를 초래할 수 있다. 체내 수분을 적정량으로 유지하는 가장 좋은 방법은 현재 몸에 수분이 얼마나 부족한지 파악하는 것이다. 다행히도 바로 다음 장에서 수분 보충 상태를 손쉽게 점검하는 방법이 등장한다.

핵심 정리

- 수분 섭취는 신체 대부분을 구성하는 물질인 물을 보충하는 것을 가리킨다. 땀, 소변, 눈물 등으로 배출되는 수분을 보충하지 않으면 장기와 세포가 제 기능을 하지 못한다.
- 나트륨을 비롯한 전해질과 수분의 비율을 적절하게 유지하는 것이 매우 중요하다. 뇌의 갈증 명령 중추가 수분과 전해질 비율을 어련히 알아서 조절하겠지만, 몸이 "당장 물을 마셔!"라고 신호를 보낼 때 무시하지 않고 물을 크게 한 잔 들이켜 주면 더욱 좋다.
- 사람이 사흘 동안 물을 아예 마시지 않으면 죽는다는 말은 사실이다. 게다가 곱게 죽지도 못한다. 계통과 장기가 하나하나 작동을 멈추다가 결국에는 온몸이 바짝 말라붙어 쭈그러든 껍질만 남을 것이다.
- 체중의 2퍼센트에 해당하는 수분이 빠져나가는 정도의 가벼운 탈수도 건강에 해로운 영향을 미치고 전신 균형을 깨뜨릴 수 있다.

6장
수분 섭취 평가 도구

건강의 두 번째 도미노를 쓰러뜨리기에 앞서 집에서 할 수 있는 간단한 검사로 자신의 수분 섭취 상태를 확인하자.

소변 색상 검사
꼬집기 검사
자기 보고 갈증 불편감 평가

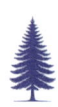

　수분 검사는 혈당 검사와 약간 비슷하다. 혈당 측정기와 검사지로 간단한 채혈 검사를 하면 측정 순간의 혈당 수치를 확인할 수 있다. 혈액 표본으로 하는 당화 혈색소 검사는 좀 더 정교해서 지난 두세 달 동안의 혈당 수치에 관한 심층적인 자료를 얻을 수 있다.

　이번 장에서 소개하는 자가 진단법은 해당 시점에 내 수분 섭취 수준이 어떠한지를 간단하게 보여 준다. 그러나 만성 또는 중증 탈수증이 있는지 알아보려면 병원에 가서 심박수, 혈압, 혈액량 등을 검사하고 혈액, 소변, 타액, 눈물 표본까지 제출해야 한다. 더욱 침습적인 검사 방법인 중성자 방사화 분석법neutron activation analysis과 안정성 동위원소 희석법stable isotope dilution은 아주 높은 정확도를 자랑하지만, 비용이 많이 들뿐더러 솔직히 말해서 99.99퍼센트의 사람에게는 불필요하다.

　자신의 수분 보충 상태를 최대한 명확하고 과학적으로 평가받고 싶다면 혈장 나트륨 수치를 꼭 확인해 보자. 또 소변 내 질소와 크레아티닌의 비율을 살펴보면 된다. 한번 해 보라!

하지만 굳이 그렇게까지 하기 번거롭다면… 그냥 화장실에만 가 봐도 된다.

소변 색상 검사

가장 비침습적인 진단 방법은 소변을 본 뒤 소변 색상을 확인하는 것이다. 구글에 '인도네시아 수분 섭취 색상 차트Indonesia hydration color chart'를 검색하면 열대 기후로 인해 수분 보충이 무척 중요한 지역인 인도네시아에서 연구자들이 만든 소변 색상 도표를 확인할 수 있다. 소변이 투명하거나 엷은 노란색을 띠면 체내 수분이 충분하다는 뜻이다. 금빛이면 적당히 괜찮은 수준이다. 주황색이나 벽돌색 수준으로 짙어지면 탈수 상태라고 봐야 한다.

소변 색상을 확실한 평가 도구로 사용하기에는 소변 색상만 봐서는 우리 몸이 항상성에 얼마나 근접했는지 정확히 파악할 수 없다는 문제점이 있다. 소변은 농도가 높을수록 색이 진해지고, 희석될수록 색이 연해진다.

엷은 노란색이나 거의 투명한 소변은 일반적으로 체내 수분량이 적정 수준임을 가리킨다. 그러나 때에 따라서는 신장이 우리 몸에서 매우 중요한 수분과 염분의 비율을 재조정하기 위해 소변을 배출하고 있다는 의미일 수도 있다. 즉 단순히 수분을 충분히 섭취하는 것만이 수분 보충의 전부는 아니라는 것이다. 중요한 것은 체내 수분과 전해질의 항상성 균형이다. 소변 색깔만으로는 체내 수분과 전해질의 균형이 잘 잡혀 있는지 파악하기 어렵다.

엷은 색 너머

소변은 투명한 색, 옅은 노란색, 버터 같은 노란색, 혹은 금색이어야 한다. 호박색, 쨍한 햇살 색, 귤색으로 넘어가면 곧장 물을 크게 한 잔 마시는 것이 좋다.

하지만 만일 소변이 노란색이나 주황색이 아닌 다른 색이라면 어떻게 해야 할까? 노란색과 주황색 이외의 색을 띠는 소변은 대체로 약물 혹은 색깔이 선명한 음식이나 음료가 원인일 가능성이 크다. 그러나 때에 따라서는 강렬한 소변 색이 우리에게 치료가 필요하다는 경고 신호를 보낼 수도 있다.

- **형광 노란색:** 비타민 B2(리보플래빈) 보충제를 너무 많이 먹고 있을 수 있다. 하루 이틀 정도 복용량을 줄이고 소변 색이 정상으로 돌아오는지 확인하자.
- **형광 주황색:** 망고나 당근처럼 비타민 A가 풍부한 음식을 지나치게 많이 먹은 것이 원인일 수 있다. 혹은 요로감염증 치료제인 페나조피

리딘phenazopyridine이나 결핵 치료제인 리팜핀rifampin 때문일 가능성도 있다.

- **어두운 주황색:** 우선 상온의 물을 500밀리리터가량 마셔서 탈수 가능성을 배제하자. 세 시간 후에도 소변이 여전히 짙은 주황색이라면 마그네슘 보충제를 과량 복용한 탓일 수 있다. 마그네슘 보충제를 먹지 않고 물을 충분히 마시는데도 짙은 주황색 소변이 나온다면 급성 바이러스성 간염이나 간경변 같은 간 질환의 징후일 수 있다.

- **빨간색:** 조금 전에 비트나 대황이나 블랙베리를 먹었는가? 그랬다면 아마 그것이 원인일 것이다. 물론 붉은색 소변은 혈뇨일 가능성이 있고, 혈뇨는 절대 건강한 상태라 볼 수 없다. 의심되는 질환으로는 요로감염증, 신장결석, 요로 암이 있다. 과민성대장증후군이나 변비 때문에 센나senna를 복용해도 소변이 진흙 같은 붉은색으로 변할 수 있다. 현재 센나를 복용하고 있다면 며칠간 복용을 중단해 보자.

- **초록색:** 아스파라거스를 먹으면 소변이 살짝 녹색으로 변한다. 관절염 치료제인 인도메타신indomethacin과 마취제인 프로포폴propofol도 마찬가지다. 특정 유형의 세균으로 인해 중증 요로감염증이 발생한 경우 소변이 라임 색으로 변할 수 있다.

- **푸르스름한 녹색:** 이번에도 범인은 약물이다. 궤양 치료제이자 위산 분비 억제제인 시메티딘cimetidine은 소변을 청록색으로 변하게 할 수 있다. 항우울제인 아미트리프틸린amitriptyline과 진통제인 인도메타신도 마찬가지다.

- **파란색:** 소변이 파래지는 것은 거의 대부분 식용 색소 때문이다. 아니면 병원에서 신장이나 방광을 검사하기 위해 염료를 투여했기 때문일 수도 있다. 파란 소변은 우리가 영화 〈조지 왕의 광기〉에 등장하는 조지 3세처럼 미쳐 가고 있다는 신호가 아니다. 역사가들은 조지 3세의 소변이 (로열) 블루로 변한 이유는 그를 치료할 때 강렬한 파란색이나 보라색 꽃을 피우는 용담이라는 약초를 썼기 때문이라고 추정한다.

꼬집기 검사

나는 개와 고양이를 사랑하는 사람으로서 동물병원 진료실에서 반려동물의 건강을 점검하는 데 오랜 시간을 쏟았다. 특히 소형견은 심각한 탈수증을 일으키는 위장관 문제를 겪을 위험이 크다.

수의사는 개의 목덜미 뒤편 털을 꼬집어 보면 개에게 체액 손실이 일어났는지 아닌지 단 2초 만에 알아낼 수 있다. 목덜미 털이 바로 제자리로 돌아오면 그 개는 탈수 상태가 아니다. 하지만 털이 원래대로 돌아오는 데 몇 초 이상 걸린다면 최대한 빨리 강아지에게 피부밑주사나 정맥주사를 맞혀야 한다.

또 다른 간단한 검사법은 손가락 끝으로 개의 잇몸을 만져 보는 것이다. 차가운 깃대에 혀가 쩍 들러붙듯이 손가락이 잇몸에 달라붙으면 그

개는 수분이 부족한 상태라고 진단할 수 있다.

사람의 경우 잇몸 검사는 정확도가 떨어진다. 그리고 내가 마지막으로 확인한 바로는 인간에게는 꼬집을 만한 목덜미 털도 나지 않는다. 그 대신 우리에게는 피부가 있고, 특정 부위를 전략적으로 꼬집으면 피부 팽압, 즉 피부 탄력을 검사하여 특정 순간에 체내 수분이 충분한지 아닌지를 파악할 수 있다.

다만 꼬집기 검사에는 몇 가지 유의할 사항이 있다. 일단 이 검사는 젊은 사람들에게 특히 효과적이다. 나이를 먹을수록 피부 탄력이 떨어지므로 60대 이상인 사람의 피부는 20대의 피부와 비교할 때 꼬집힌 모양 그대로 머무르는 시간이 더 길다.

또 '얼마나 오래 꼬집어야 하는가?', '꼬집힌 부위가 정확히 얼마나 빠른 속도로 원 상태로 복구되어야 하는가?' 등의 변수가 존재한다. 이 때문에 피부 팽압 검사는 과학자들 사이에서 정확한 평가 도구로 인정받지 못한다.

그래도 더운 날 혹은 운동하면서 땀을 많이 흘린 뒤에 피부의 수분 수치를 빠르게 확인하고 싶다면 다음 방법을 시도해 보자.

1. 손등을 가볍게 3초간 꼬집는다.
2. 꼬집은 손을 놓는다.
3. 피부가 원래대로 돌아오기까지 몇 초가 걸리는지 센다. 2초 미만이면 수분이 충분한 상태다.[1] 그보다 오래 걸리면 수분 손실이 발

생했을 가능성이 있으므로 수분을 보충해야 한다.

4. 수분을 섭취하고 15분 후에 다시 검사한다.

자기 보고 갈증 불편감 평가

2023년 튀르키예 에르진잔의 과학자들은 '갈증 불편감 척도Thirst Discomfort Scale'[2]에 관한 자료를 발표했다. 갈증 불편감 척도는 질병이나 약물로 인해 탈수 위험이 있는 환자를 돌보는 보호자가 환자의 수분 보충 상태를 정확히 평가할 수 있도록 돕는 도구이다.

병원이 아닌 집에 있더라도 해당 척도에 등장하는 몇 가지 질문을 똑같이 해 보면 수분 보충 상태를 진단할 수 있다. 갈증은 몸이 우리에게 가벼운 탈수 상태라고 귀띔해 주는 것이다. "지금 물 마실 시간이 어딨어?"라며 분주하고 정신없이 살아가는 현대인들은 갈증 신호를 무시하는 습관이 배어 있으므로 갈증을 스스로 진단하는 법을 익혀야 한다.

머릿속으로 질문에 대한 답을 생각하는 작업은 2분이면 끝나고, 하려고만 하면 종일 반복해서 시행할 수도 있다. 단 갈증 불편감 평가는 치매 환자나 뇌 손상 혹은 뇌졸중에서 회복 중인 환자에게 시행하기에는 신뢰할 만한 도구가 아니다.

다음 문장에 대하여 1점(전혀 그렇지 않다)에서 4점(매우 그렇다) 가운데 해당하는 점수를 매겨 보자.

1. 입과 목구멍이 건조하다.
2. 입술이 건조하다.
3. 침이 끈적하다.
4. 입이 쓰다.
5. 물을 마시고 싶다.

자기 보고 갈증 불편감 평가 점수 매기기

위 다섯 문장에 대하여 매긴 점수(1~4점)를 합산한다.

5~9점: 수분이 충분한 상태. 탈수 상태가 아닐 가능성이 크다. 그래도 나중에 다시 확인해 보고 계속해서 수분을 섭취하자.

10~14점: 가벼운 탈수. 지금 아무리 중요하고 마음을 사로잡는 일이 있더라도 잠시 중단하고 물을 한 잔 마셔야 한다.

15점 이상: 탈수. 하던 일을 멈추고 지금 당장 물 500밀리리터를 천천히 들이켜자. 추가로 저녁 식사 시간 전까지 매시간 250밀리리터를 마신다.

또다시 탈수 상태에 빠지지 않도록 앞으로는 매일매일 전보다 물을 많이 마시는 습관을 들여야 한다.

얼마나 자주, 얼마나 많이 마셔야 할까?

소변 색깔은 체내 수분량을 보여 주는 좋은 지표다. 그러나 소변의 빈도와 양으로는 체내 수분량을 파악하기 힘들다.

우선 정상적인 배뇨 빈도는 나이, 인종, 성별, 거주 지역 등 수많은 요인에 따라 달라지므로 따로 만나서 제대로 논의하지 않는 이상 개개인에게 콕 집어 말하기는 어렵다. 다만 일반적인 지표에 관한 자료는 일부 존재한다. 2022년 보스턴 지역에 거주하는 건강한 여성 2,000여 명을 대상으로 한 대규모 연구[3]에서는 낮과 밤으로 시간대를 나누어 참가자의 배뇨 빈도를 추적했다. 그러자 몇 가지 흥미로운 결과가 나왔다.

일반적으로 건강한 여성의 경우

낮에 소변을 본 횟수: 2~10회

밤에 소변을 본 횟수: 0~4회

식단과 운동 습관을 철저히 지키는 '특별히 건강한' 여성의 경우

낮에 소변을 본 횟수: 2~9회

밤에 소변을 본 횟수: 0~2회

나이대별로는 45~64세 여성이 31~44세 여성보다 배뇨 빈도가 높았다.

흑인 여성은 백인 여성과 비교해 낮에는 소변을 덜 보고 밤에는 더 자주 보는 경향이 있었다.

낮에는 물을 더 많이 마신 사람이 당연하게도 소변을 더 자주 봤지만, 밤에는 수분 섭취량이 배뇨 빈도에 별다른 영향을 미치지 않았다. 수분이 충분한 사람이나 부족한 사람이나 밤에 소변을 보는 횟수는 비슷했다. 이것은 일주기 리듬에 따라 신장 기능이 밤에 둔화하기 때문이다.

그러나 소변을 자주 보는 이유가 단지 물을 많이 마시기 때문만은 아니다. 특정 질환이 있는 사람들은 배뇨 빈도가 '정상' 범위를 벗어난다.

- **당뇨병** 환자의 신장은 높은 혈당 수치를 조절하다 과부하가 걸려 과량의 당분을 소변으로 배출한다. 그 결과 당뇨 환자는 소변을 자주, 많이 보게 되며 이를 가리켜 다뇨증이라고 한다.
- **갑상샘기능항진증**은 불면증, 브레인 포그, 심한 허기와 더불어 배뇨 증가에 이르기까지 다양한 증상을 유발한다.
- **신장결석**은 배뇨 빈도를 높이는 비교적 흔치 않은 질환이다(미국에서 연간 60만 건 발생). 신장결석에는 극심한 통증과 혈뇨가 동반된다. 신장결석 환자에게는 구태여 병원에 가라고 등을 떠밀 필요가 없을 듯하다. 이미 아파서 눈물을 뚝뚝 흘리며 응급실로 달려갔을 것이기 때문이다. 신장결석이 생기면 무시무시한 통증이 허리를 타고 골반 전체로 퍼져 나간다. 신장결석은 고통스럽지만 소변을 통해 자연적으로 배출할 수도 있고 외래 수술로 제거할 수도 있다.

- **임신** 기간 특히 임신 후기에는 호르몬이 변화하고 태아가 엄마의 방광 위에서 룸바 춤을 추기 때문에 배뇨 빈도가 증가한다. 과다 배뇨는 출산 후에도 한동안 지속될 수 있으며, 이는 신체가 임신 기간에 저장하고 있던 체액을 자연스럽게 배출하기 때문이다. 출산 후 한 달이 지났는데도 여전히 하루에 열 번 이상 소변을 본다면 의사와 상담하도록 하자.
- **양성 전립샘비대증**이 있는 남성의 경우 호두처럼 생긴 기관인 전립샘이 비대해져 방광에 압력을 가하므로 요의를 자주 느낀다. 이들은 특히 밤에 한두 시간마다 소변을 봐야 할 수도 있다.
- 빈뇨의 가장 흔한 원인은 **요로감염증**이다. 비뇨기 치료 재단Urinary Care Foundation의 조사에 따르면 요로감염으로 병원을 찾는 사례가 한 해에 800만 건에 달하며, 요로감염은 두 번째로 흔한 신체 감염증이다. 요로감염은 남성에게도 발생하지만, 여성에게 훨씬 더 흔하게 나타난다. 여성은 신체 구조상 요도, 즉 오줌 구멍의 길이가 짧고 항문과 더 가깝기 때문이다. 요로감염증은 대부분 세균이 항문에서 요로로 이동해서 발생한다.

요로감염증이 있는지 확인하는 방법은 다음과 같다. 소변을 보고 싶은 욕구가 강하게 느껴지지만, 막상 소변을 보면 얼마 나오지 않고 작열감이 드는가? 그렇다면 딩동댕! 곧바로 의사와 상담하고 치료를 받자. 용변을 본 후 뒤처리를 할 때 앞에서 뒤로 닦고, 물을 충분히 마시고, 성관계 후에 소변을 보면 요로감염을 예방할 수 있다. 그러나 요로감염을 치료하는 방법은 오로지 처방 항생제를 투여하는 것뿐이다.
- **노년층**은 젊었을 때보다 항이뇨 호르몬을 적게 생성하므로 이들의 신장은 밤사이 소변 생성을 억제하라는 주샘의 신호를 약하게 받는다. 따라서 나이가 들수록 밤중에 일어나서 소변을 보는 일이 잦아진다.

소변을 자주 본다고 해서 체내 수분량이 충분하다고 볼 수 없듯이 소변을 자주 본다고 해서 탈수 상태라고 보기도 어렵다. 특정 음료는 소변을 많이 보게 하는 성질이 있으며 이는 특별히 나쁜 것도, 그렇다고 좋은 것도 아니다.

- **알코올.** 온종일 물을 거의 마시지 않다가 그날 밤 술집에 가서 인디아 페일 에일을 1리터 가까이 쭉 들이켰다고 하자. 그러면 얼마 지나지 않아 화장실에 가고 싶은 욕구가 느껴질 것이다. 일단 한 번 소변을 본 후로는 15분마다 화장실을 들락거려야 할 수도 있다. 맥주는 꼭 우리 몸을 곧장 통과하는 것 같다. 또 병 라벨에 그려진 계곡물 그림처럼 소변을 콸콸 쏟아 내게 하는 듯 보인다. 알코올음료는 항이뇨 호르몬의 생성을 억제한다. 그 결과 신장은 아무런 방해도 받지 않고 소변을 한 바가지씩 생성한다. 그렇다 해도 마신 양보다 더 많이 배출하지는 않을 테니 걱정하지 않아도 된다.[4]

알코올은 수분을 채워 주지도, 빼앗지도 않는 순 배출량 제로net-zero 음료에 가깝다. 술을 즐기는 사람이라면 탈수보다는 간 건강을 염려하도록 하자. 수분과 염분 비율은 괜찮을 것이다. 그러나 알코올을 섭취하면 수분이 약간 손실되는 것은 사실이므로 포도주나 증류주를 마시는 중간중간에 물을 한 잔씩 마시도록 하자.

- **커피.** 따끈한 커피 한 잔도 순 배출량 제로 음료에 속한다.[5] 평생 카페인이 이뇨제라는 말만 듣고 살았던 나는 커피의 이뇨 효과에 관한 연구 결과를 보고 깜짝 놀랐다. 카페인은 이뇨제가 맞기는 하지만 이렇다 할 만한 효과가 나타나려면 다량을 섭취해야 한다. 대략 250밀리리터 커피 두 잔에 해당하는 분량인 카페인 180밀리그램은 체내 수분-염분 비율에 영향을 미치지 않는다. 그러니 커피나 카페인이 함유된 차 두 잔 정도는 일일 수분 섭취 목표량에 포함해도 무방하다.[6]

  커피나 카페인이 든 차를 마시면 소변을 많이 보겠지만, 이는 단순히 수분을 섭취했기 때문이다. 그러나 하루에 세 잔 이상 마시면 탈수 상태에 빠질 가능성이 있다.

- **탄산음료.** 카페인이 들었든 안 들었든 탄산음료는 섭취량보다 더 많은 소변을 보게 하지는 않는다. 그러나 탄산음료가 탄산이 섞인 액체당이라는 사실은 변하지 않는다. 굳이 높은 열량과 포도당 수치 급등을 감수하면서까지 탄산음료로 수분을 섭취할 필요는 없다. 탄산을 좋아한다면 단맛이 첨가되지 않은 탄산수를 마시자.

따라서 알코올, 커피, 탄산음료는 수분 보충 측면에서 볼 때 생각만큼 나쁘지는 않다. 그러나 순 배출량 제로 음료는 열량과 당분이 전혀 없으면서 수분까지 보충해 주는 탄산수, 물, 허브차만큼 좋다고 할 수는 없다. 그렇다고 물 외에는 아예 아무것도 마시지 말라고 하지는 않을 것이다. 우리 몸이 늘 항상성을 유지하려고 노력하듯 우리도 균형을 찾을 필요가 있다. 그래도 물이 아닌 다른 음료는 하루에 한두 잔으로 제한하기를 권장한다.

배뇨량의 경우 수분 섭취 상태와 관련해 어느 정도 정보를 제공하지만 그다지 정확하지는 않다.

> **물의 지혜**: 3킬로그램이 넘는 포유류의 경우 소변 흐름 지속 시간, 즉 방광을 비우는 데 걸리는 시간이 최대 21초다.[7] 2014년 조지아 공과 대학교의 기계 공학자 데이비드 후는 애틀랜타 동물원의 동물들을 연구한 결과를 발표했다. 몸 크기, 요도 너비, 방광 용량, 소변을 배출하는 압력과 관계없이, 코끼리, 말, 고양이 할 것 없이, 동물들은 거의 같은 시간 동안 오줌을 누었다. 나는 이것을 가리켜 21초 법칙이라고 부른다.

이제 21초 법칙을 알았으니 과연 나는 소변을 볼 때 몇 초나 걸리는지 세 보고 싶어질 것이다. 19초에서 20초까지 가면 방광의 잠재력을 최대로 발휘했다는 생각에 뿌듯해져서 소소한 승리감마저 든다.

21초 법칙에는 몇 가지 예외가 존재한다. 양성 전립샘비대증이 있는 남성은 소변이 쭉 이어서 흐르지 않아 애초에 지속 시간이라고 이야기할 만한 게 없을 수도 있다. 전립샘이 팽창하여 요도를 압박하면 소변이 나가는 통로가 좁아지고 소변 흐름이 일부 막히거나 느려진다. 이런 경우 방광이 꽉 찼어도 21초 연속으로 소변을 보지는 못한다. 대신 조금씩 나눠서 배출할 확률이 높다.

소변을 볼 때 걸리는 시간이 21초 미만이라면 아직 꽉 차지 않은 방광을 비웠다는 뜻이다. 요의가 강하게 느껴져서 화장실에 갔으나 소변량이 적다면 요로감염증의 징후일 수 있다. 병원에 가서 정확한 진단을 받아 보자.

소변을 볼 때 21초보다 더 오래 걸린다면 방광이 가득 찬 시점에 화장실에 갈 겨를이 없었다는 뜻이다. 교사와 간호사에게 흔히 발생하는 이 현상은 방광을 확장할 가능성이 있다. 방광이 꽉 찬 것 같으면 방광을 비우도록 하자. 참는다고 해서 누가 상을 주는 것도 아니지 않은가. 상은커녕 요로감염증만 얻게 될 수 있다.

중요한 것은 나에게 정상적인 소변 횟수와 소변량이 어느 정도인지 아는 것이다. 배뇨 빈도와 배뇨량이 갑자기 증가한다면 평소보다 수분을 많이 섭취했기 때문일 수 있고, 그게 아니라면 당뇨병의 증상일 수도 있다. 반대로 배뇨 빈도와 배뇨량이 줄어든다면 평소보다 수분을 적게 섭취했거나 전립샘이 확장되어서일 수 있다.

무엇이라도 갑작스러운 변화가 발생하면 반드시 의사에게 알려야 한다. 건강의 도미노는 전반적인 건강 상태를 보여 주는 지표다. 이 책에서 전하는 큰 교훈 중 하나는 평소 당연하게 여기는 부분에 더 세심히 주의를 기울임으로써 몸 전체의 건강과 안녕을 살피라는 것이다. 그리고 여기에는 우리가 변기를 들여다볼 때 보이는 것도 포함된다.

핵심 정리

- 체내 수분량은 돈을 들이지 않고 손쉽게 점검할 수 있다. 굳이 병원까지 가지 않아도 된다.
- 소변을 본 후 변기 안을 들여다봤을 때 투명한 색이나 엷은 노란색이 아니면 물을 한 잔 마시도록 하자. 소변이 알록달록한 색이면 음식이나 약물 때문일 가능성이 크지만, 질병의 징후일 수도 있으므로 만약 비트를 먹지 않았는데도 붉은 소변이 나온다면 의사에게 문의해야 한다.
- 꼬집기 검사법은 단순히 인스타그램에 떠도는 속설이 아니다. 손등 피부를 꼬집은 뒤 피부가 돌아오는 속도를 확인하는 것은 수분 섭취 상태를 빠르게 확인할 수 있는 유용한 진단법이다. 피부가 원래대로 돌아오는 데 2초 이상 걸린다면 물을 한 잔 마시자.
- 소변을 많이 본다고 해서 반드시 체내 수분이 충분하거나 부족하다

고 볼 수는 없다. 그러나 잇따라 소변을 본다면 당뇨병일 가능성이 있다. 또 자꾸만 요의가 든다면 요로감염증이나 전립샘비대증을 의심해 볼 수 있다. 이런 증상이 있다면 병원에 가서 검사를 받아 봐야 한다.

- 두 잔 이하의 커피와 알코올은 탈수를 일으키지 않는다. 커피와 알코올은 순 배출량 제로 음료, 즉 섭취량과 배출량이 엇비슷한 음료다. 맹물은 수분 보충 효과가 더 크다. 커피를 한 잔 마셨으면 물도 한 잔 마시고, 칵테일을 한 잔 마셨으면 물을 한 잔 마시는 식으로 순 배출량 제로 음료와 물을 번갈아 가며 마시자.

7장
수분 섭취 문제
분석하고 해결하기

잔에 물을 채우고, 잔을 들어 입술에 대고, 그대로 마신다. 수분 섭취는 전혀 복잡한 일이 아니다. 그런데도 많은 사람이 잘못된 수분 섭취 습관을 지니고 있다.

잘못된 수분 섭취의 결과	대표적인 수분 섭취 문제 6가지
기력 저하	물 마시기를 잊어버리는 것
신체 기능 저하	물을 일부러 마시지 않는 것
정신 기능 저하	물을 너무 많이 마시는 것
두통	잠을 충분히 자지 않는 것
저혈압	부종을 수분이 충분한 것으로 착각하는 것
관절 통증	
변비	정수하지 않은 수돗물을 마시는 것
질병 위험 증가	
피부 건조	

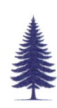

  나는 극심한 탈수증으로 고통스러워하는 사람들을 바로 눈앞에서 본 경험이 몇 번 있다. 그 모습은 가히 충격적이었다. 나는 요가를 그다지 좋아하지 않지만, 사람들이 빽빽이 들어찬 후텁지근한 요가원에서 딸과 함께 요가 강습을 받은 적이 있다. 사람들은 갖가지 요가 동작을 현란하게 선보이다가 수업이 끝나면 물에 빠진 생쥐 꼴로 땀에 푹 절어서 요가원을 나왔다.

  수강생들은 보통 물병을 챙겨 와서 요가 수업 내내 물을 조금씩 마시지만, 애초에 수분이 부족한 상태로 요가를 시작하면 수업 중에 한 모금씩 홀짝이는 정도로는 손실된 체액을 보충하기에 부족하다.

  수업을 끝마친 강사가 강의실 문을 활짝 열어젖히자 시원한 공기가 훅 밀려들었고, 그제야 좀 살 것 같은 기분이 들었다. 나는 요가 매트를 돌돌 말아 정리한 뒤 물도 마시면서 좀 쉴 겸 휴게 공간으로 향했다. 그리고 푹신한 의자에 막 앉으려던 찰나 30세 여성 수강생이 혼이 나간 표정으로 비틀거리며 더운 강의실에서 빠져나오는 모습이 눈에 띄었다. 여성은 벽을 짚으려고 손을 뻗었지만, 손바닥이 벽을 타고 미끄러지면서 그대로 균형을 잃고 바닥에 쓰러졌다.

나는 다른 몇몇 사람과 함께 자리에서 벌떡 일어나 쓰러진 수강생을 도우러 달려갔다. 그는 그냥 미끄러진 게 아니라 아예 의식을 잃고 쓰러져 있었다. 다행히 몇 초 뒤에 바로 정신을 차리긴 했지만, 적잖이 충격을 받은 눈치였다. 강사와 나는 그 수강생에게 의자에 앉아서 전해질이 든 물 한 병을 30분에 걸쳐 천천히 마시라고 권했다. 잠시 후 어지럼증이 가시자 그는 웃음을 지어 보였다.

"저는 이 수업을 일주일에 세 번씩 받고 수업 전에는 항상 물을 1리터씩 마셔요. 그런데 오늘은 퇴근하자마자 급히 오느라 물을 챙겨 마실 시간이 없었어요. 그래도 괜찮을 줄 알았죠."

그날 이 수강생과 나는 무너진 체내 수분과 염분의 비율을 정신력만으로는 이겨 낼 수 없다는 교훈을 얻었다.

또 한 번은 뙤약볕이 내리쬐는 8월의 어느 날, 75세 남성을 포함한 소수의 일행과 함께 미국 남서부의 한 도시를 걷고 있었다. 인솔자는 이 두 시간짜리 관광 일정에 참여할 때 물을 꼭 챙기라고 당부했었다. 어쩌다 보니 나는 그 노년의 신사가 다른 이들과 달리 물을 마시지 않고 있다는 사실을 알아차렸고, 그에게 왜 물을 마시지 않느냐고 물었다. 그러자 그는 이렇게 대답했다.

"나는 물 마시기를 별로 좋아하지 않아요. 굳이 마시지 않아도 괜찮더군요. 그래서 사람들이 나더러 반쯤 낙타 아니냐고 하지요."

그러나 관광 일정을 시작한 지 두 시간째에 접어들자 이 남성의 얼굴은 홍당무처럼 시뻘겋게 달아올랐고, 나는 그의 심장에 문제가 생겼을지도 모른다는 생각이 들었다. 그는 잠시 쉬었다 가자고 말하고는 공원 벤치에 앉았다. 잠시 뒤 다른 일행들은 어느 정도 원기를 회복하고 다시 일어나 움직일 준비가 되었을 무렵 그가 떨리는 목소리로 입을 열었다.

"저… 일어나질 못하겠어요."

그의 다리에는 경련이 일었고 손은 부들부들 떨리고 있었다. 관광 인솔자는 지체하지 않고 곧바로 구급차를 불렀다. 구급차가 도착하자 응급 구조사들은 정맥주사를 놓아 환자의 몸에 수분을 채워 넣기 시작했다. 그날 저녁, 인솔자는 일행 모두에게 그 남성이 무사히 회복하고 있다는 이메일을 보냈다. 그의 병명은 단순 탈수증이었다. 자기가 반쯤은 낙타라고 주장하던 그도 결국은 낙타가 아니었던 모양이다.

앞서 말했듯 나는 물을 하루에 3.8리터씩 마셔야 체내 수분을 충분하게 유지할 수 있다고 주장하는 여러 전문가 및 인플루언서와 달리 수분 섭취를 그리 크게 걱정하는 사람은 아니다. 그렇다고 "배가 고플 때 음식을 먹고, 목이 마를 때 물을 마시면 됩니다. 몸은 우리가 물을 마셔야 할 시점이 언제인지 알고 있어요."라고 말하는 전문가들의 편도 아니다. 물론 수분 섭취는 본능적으로 자연스럽게 이루어지는 영역이다.

그러나 위의 두 가지 사례를 보면 때로는 의식적으로 물을 마셔야 체내 수분을 적정 수준으로 유지할 수 있음을 알 수 있다. 바쁘게 살아가는 현대인들은 뇌의 갈증 명령 중추에만 의존해서는 체액량을 유지하지 못한다. 뇌의 다른 부위는 다른 일들로 무척 분주한 데다 모든 것을 다 안다고 자만하는 탓에, 우리가 물을 마시지 않아도 괜찮을 것이라는 착각에 빠질 위험이 있다. 물론 물을 꼬박꼬박 챙겨 마시기가 번거롭고 성가실 때도 있다. 그러나 수분 섭취를 우선시하지 않으면 크나큰 대가를 치르게 될지도 모른다.

∞

저수분(체수분이 만성적으로 0.5~1리터가량 부족한 상태)과 탈수(체중의 2퍼센트 이상에 해당하는 수분이 손실된 급성 상태)가 무슨 결과를 초래하고 우리의 일상과 삶과 건강을 어떻게 파괴하는지 간략하게 살펴보자.

기력 저하. 체내 수분이 부족하면 몸이 처진다. 이는 단지 혈액량이 줄어서 세포가 영양분을 더디게 공급받기 때문만은 아니다. 탈수가 피로와 관련이 있는[1] 이유는 수분이 부족하면 수면 시간이 짧아지고 수면의 질이 낮아지기 때문이다.

신체 기능 저하. 수분과 전해질을 보충한 운동선수가 보충하지 않은 운동선수보다 더 빨리 달리고 더 높이 뛰어오른다는 사실은 여러 연구를 통해 거듭 증명되었다.[2] 심지어 그 격차는 작지도 않다. 2018년 한 분석 연구에서 연구진은 운동선수들이 체중의 3.2퍼센트에 해당하는 수분을 잃을 때까지 이들을 열기에 노출해 의도적으로 탈수시켰다. 선수들은 이후 3시간 동안 먹고 마시며 몸을 회복한 후 힘든 운동을 수행했다. 탈수된 실험 집단은 탈수되지 않은 통제 집단의 기량을 도무지 따라잡지 못했다. 실험 집단의 체력과 지구력은 심각하게 손상되었고, 선수들은 지친 기색이 역력했다.[3]

정신 기능 저하. 체중의 2퍼센트에 해당하는 수분만 소실되어도 남성[4]과 여성[5]의 집중력, 기억력, 실행 기능, 에너지 수준에 영향을 미친다. 중요한 시험을 앞두고 꼬박 하루 반 동안 물을 마시지 않으면 시험 점수가 어떻게 나올까? 2019년 한 중국 연구에서 바로 이 질문에 대한 답을 탐구했다. 피험자들은 36시간 동안 음식은 충분히 먹었으나 물은 마시지 않은 채로 수학 시험을 치렀다. 결과는 좋지 않았다. 오류율이 높아지고 집중력이 낮아졌을 뿐 아니라 '활력 저하(모든 것이 버겁게 느껴짐)'와 '기분 저하(기분이 나빠짐)' 증상이 나타났다. 수분을 보충하고 한 시간 뒤에 다시 시험을 치르자 점수가 전반적으로 향상되었다.[6]

편두통을 포함한 두통이 심해짐.[7] 뇌가 위축되면 통증을 유발한다. 수분이 손실되어 뇌 부피가 줄어들면 뇌 전체의 신경이 억눌리기 때문이다(참고로 수분 과잉은 반대의 이유로 두통을 유발할 수 있다. 뇌가 두개골 안에서 부풀어 오르면서 압력이 높아지기 때문이다).

저혈압과 어지럼증. 자리에서 일어설 때 머리가 핑 돌았던 적이 있는가? 그렇다면 탈수가 원인일 수 있다.[8]

관절 통증과 염증. 탈수 상태가 되면 신체는 비필수적인 부위에서 수분을 가져다가 혈류로 이동시켜 생명을 유지한다. 이때 대부분 수분은 관절에 윤활제 역할을 하는 활액을 포함한 결합 조직에서 빠져나간다.

완충 작용을 하는 수분이 빠져나가면 관절은 푹신푹신한 베개에서 텅 빈 베갯잇으로 변한다. 이에 따라 뼈와 뼈가 부딪히면서 생기는 마찰은 염증과 통증을 유발한다.

배변, 배뇨 문제. 변비는 탈수의 주요 증상이다. 체내 수분이 부족해지면 결장은 자신에게 부족한 수분을 채우고자 대변에서 수분을 빨아들인다. 그 결과 대변은 딱딱한 덩어리로 변하고, 이미 건조해서 뻑뻑해진 결장을 미끄러지듯 통과하지 못한다.[9] 한편 만성 탈수는 신장결석이나 요로감염증 같은 다른 배설 장애도 일으킬 수 있다.

질병 위험 증가. 과학 연구 보고서에는 '연관성association'이라는 말이 자주 등장한다. 흡연이 폐암의 직접적인 원인인 것과 달리 탈수는 직접적으로 질병을 일으키지는 않으나 당뇨병, 심장 질환, 신장 질환, 알츠하이머병 같은 질병이 수분 부족과 연관이 있다는 연구는 수도 없이 많다.

피부 건조. 다른 끔찍한 질병들에 비하면 이 정도는 별것 아닌 것처럼 보이지만 피부가 건조하면 불편한 데다 아프기까지 할 수 있다.

> **물의 지혜:** 운동을 하거나 물을 충분히 마시지 않아서 체중의 2퍼센트에 해당하는 수분만 손실되어도 혈관 유연성이 떨어진다. 혈관 유연성 저하는 동맥이 딱딱해지는 증상인 죽상동맥경화증의 전조 증상이다. 아칸소 대학교가 주도한 국제 연구에서는 탈수가 발생하면 혈관 기능이 크게 손상되는 것으로 밝혀졌다.[10] 이 연구에 참여한 피험자는 머리가 희끗희끗하고

동맥이 울퉁불퉁한 노인이 아니라 한창 혈관이 탄탄할 나이인 20대 중반의 건강한 남성 10명이었다.

그렇다면 만성 저수분과 급성 탈수를 일으키는 나쁜 습관은 무엇일까? 내가 연구한 바에 따르면 대표적인 수분 섭취 문제 여섯 가지는 다음과 같다.

수분 섭취 문제 1. 물 마시기를 잊어버리는 것

이해는 한다. 삶은 하루하루 정말 빠르게 닥쳐오고, 그저 생계를 유지하느라 급급해 고군분투하는 사람들은 잠시 멈춰 서서 물 한 모금 마실 겨를조차 없을 때가 많다. 정신이 산만하고 어수선할 때는 "당장 물을 마셔!"라고 외치는 갈증 명령 중추의 신호를 미처 알아차리지 못하고 지나칠 수 있다. 우리는 당장 업무 마감일을 맞추느라, 아이를 데리러 학교에 가느라, 싱크대 누수를 고치느라 정신이 팔린 탓에 물 마시기를 잊어버린다. 그렇게 지내다 보면 갈수록 생물학적 신호를 무시하는 데 익숙해진다. 그리고 오래지 않아 단순히 생물학적 신호를 무시하는 수준을 넘어 아예 알아차리지 못하는 지경에 이른다.

바빠서 물을 마시지 못해 일어나는 탈수는 복합적인 문제다. 눈코 뜰 새 없이 바쁜 사람들도 아침에 일어나서 커피를 마시고 저녁에 포도주

한 잔을 마시는 것만은 잊지 않는다. 다만 차이가 있다면 아침에 커피를 마시고 밤에 포도주를 마시는 행위는 일반적으로 보상이 내재한 습관적 행동이라는 것이다. 커피를 마시면 맛과 향은 물론이고 커피를 내려 마시는 의식도 즐길 수 있으며, 머리가 맑아지는 기분이 들고 정신없는 하루 속에서 한순간이나마 평온함과 즐거움을 만끽할 수 있다. 포도주를 마시면 카페인의 효과만 제외하고 커피와 동일한 보상을 얻을 수 있으며, 덤으로 기분 좋은 취기까지 느낄 수 있다.

객관적으로 볼 때 최고의 보상을 주는 음료는 물이다. 갈증을 해소해 주기 때문이다. 물을 마시면 실질적으로 몸에 수분이 보충된다. 우리 몸이 항상성을 유지하는 데 필요한 것은 다름 아닌 물이다. 하지만 맛은 어떠한가? 물은 애초에 맛이라고 할 만한 게 존재하지 않는다.

습관은 무의식적인 선택, 즉 너무나 자주 반복하다 보니 굳이 생각을 거치지 않고 하는 행동이다. 습관은 어느 날 갑자기 우리 삶에 불쑥 등장하지 않는다. 습관은 반복되는 행동을 통해 생겨나고 또 사라진다. 예를 들어 담배를 한 개비 피웠다고 해서 담배 피우는 습관이 있다고는 할 수 없다. 그러나 하루에 한 갑씩 몇 달간 피웠다면 담배를 피우는 습관이 든 것이다.

현재 물을 마시는 습관이 없는 사람은 물 마시기를 의도적으로 반복해야만 습관을 들일 수 있다. 이미 바쁘고 스트레스를 받은 상태라면 '이거 꼭 해야 하는데….' 목록에 또 다른 항목을 추가해야 한다는 생각에 머리가 지끈거려 포도주를 한 잔 더 들이켜고 싶어질지도 모르겠다.

수분 섭취 문제 2. 물을 일부러 마시지 않는 것

어떤 사람들은 자신이 반쯤 낙타라고 주장하던 노신사처럼 단순히 물 마시기를 싫어해서 마시지 않는다. 또 자동차를 타고 장시간 이동하는 경우, 한두 시간마다 멈춰 서서 소변을 보느라 시간을 낭비하지 않도록 음료 섭취를 제한하는 편이 현명하다고 여기는 사람이 많다.

한편 비행기에서는 옆 사람의 다리를 넘어서 복도로 나가기가 눈치 보이고 비좁은 화장실 앞에 줄을 서서 기다리기가 어색해서 물을 마시지 않는 사람도 있다. 요실금이 있는 여성은 행여 웃다가 실수할까 걱정되어 코미디 영화를 보러 가기 한참 전부터 수분 섭취를 제한하기도 한다.

때로는 계획적인 탈수가 똑똑한 전략처럼 보일 수도 있다. 그러나 장기적인 관점에서 보면 득보다 실이 많다. 차를 타고 장시간 이동하는 중에 화장실 가기를 미루면 요로감염증이나 방광 확장이 발생할 수 있다.

알다시피 방광은 고무로 만들어진 기관이 아니다. 자꾸 방광을 늘렸다가는 방광이 잘 수축하지 않아서 정상적으로 소변을 배출하기가 어려워진다.

> **물의 지혜:** 비행기에서 물을 마시지 않으면 그러지 않아도 치명적인 시차증의 영향이 더욱 가중된다. 비행기를 탈 때는 물을 시간당 250밀리리터씩 마시기를 권장한다.

코미디 영화를 보다가 요실금 때문에 소변이 샐까 걱정하는 여성은 물을 마시지 않을 때 오는 이득과 위험을 따져 봐야 한다. 이득은 명확하다. 가벼운 탈수로 인한 위험으로는 뇌 위축과 인지 장애 등이 있다. 따라서 물을 마시지 않으면 바지는 뽀송뽀송할지 몰라도 영화에서 나오는 농담을 알아듣지 못할 수 있다. 그러니 참지 말고 물을 마시되 당혹스러운 상황을 방지해 주는 요실금 제품을 사용하자.

수분을 보충하지 않으면 요로감염증이 발생하기 쉽다. 60세 이상, 특히 여성의 경우 단순 요로감염증만으로도 심각한 증상을 겪을 수 있다. 내 절친한 친구의 어머니가 바로 그 일을 몸소 겪은 중인이다. 친구의 어머니는 90세셨고, 발코니에 앉아 햇볕을 쬐며 종일 책 읽기를 좋아하셨다. 그는 커피와 진 말고는 도무지 아무것도 마시려 들지 않았다. 간병인이 아무리 물을 권해도 "내 나이에는 하고 싶지 않은 일은 아무것도 할 필요가 없어!"라며 한사코 손사래를 칠 뿐이었다. 적지 않은 연세였으니 그럴 만도 했다.

하지만 어느 순간 이 노년의 여성에게 이상한 증상이 나타나기 시작했다. 식욕이 물에 대한 선호도와 마찬가지로 뚝 떨어졌다. 몸은 항상 피곤했다. 어지럼 발작도 일어났다. 이 모든 증상은 간병인이 1.6킬로미터 떨어진 마트에 장을 보러 가느라 노부인이 발코니에 홀로 남겨진 사이에 최고조에 달했다.

간병인은 마트에 다녀오는 길에 부인이 불안정하게 길을 걸어가는 모습을 보고 깜짝 놀랐다. 갈지자로 비틀거리며 걷는 노부인이 차에 치이지 않은 것은 그저 천운이었다. 간병인은 곧바로 차를 세우고 어디에 가느냐고 물었다. 그러자 노부인은 샐러드가 어쩌고저쩌고하며 말도 안 되는 답을 횡설수설 내놓았다. 사태의 심각성을 인지한 간병인은 부인을 차에 태우고 곧장 응급실로 향했다.

진단명은 탈수증 그리고 치매와 비슷한 증상을 유발할 만큼 심각했던 요로감염증이었다. 그는 식염수 주사와 항생제를 맞으며 하룻밤 입원 치료를 받았다. 노부인이 수분 섭취가 중요하다는 사실만 받아들였더라면 이 모든 불상사를 피할 수 있었을 것이다.

수분 섭취 문제 3. 물을 너무 많이 마시는 것

물을 지나치게 많이 마시는 게 과연 가능할까? 배우 브룩 실즈의 이야기를 들어 보자.

2023년 잡지 『글래머Glamour』에 실린 기사[11]에 따르면 실즈는 뉴욕에서 열리는 1인 공연을 준비하는 동안 체내 수분을 유지하려고 물을 과도하게 많이 마셨다고 한다. 실즈는 차량을 기다리던 도중 현기증을 느끼기 시작했다. 근처 식당을 배회하던 그는 "손이 옆으로 툭 떨어지고 벽에 머리를 박고… 입에 거품을 물고 얼굴이 새파랗게 질린 채 혀가 말려 들어갔다." 실즈는 크게 발작을 일으키며 정신을 잃었다.

그래도 다행히 결말은 해피엔드였다. 구급차 안에서 눈을 떴을 때 실즈는 산소마스크를 쓰고 있었고 옆에는 배우 브래들리 쿠퍼가 앉아 있었다. 쿠퍼는 마침 식당 부근을 지나가던 중 실즈가 기절한 것을 발견하고 구급대가 도착할 때까지 실즈의 곁을 지켰다. 발작은 혈중 염분 농도가 극도로 낮아지는 저나트륨 혈증으로 인해 발생했다. 실즈가 그간 물을 너무 많이 마신 탓이었다. 체내 수분과 염분 비율이 균형을 되찾자 실즈는 컨디션을 회복했다. 그는 인터뷰에서 의사가 '매일 감자칩 먹기'라는 처방을 내렸다고 전했다.

물 중독은 말 그대로 물을 너무 많이 마셔서 중독되는 현상이다. 겁먹지 않아도 된다. 더운 날에 물 한 병이나 맥주 한 캔을 단숨에 들이켰다고 해서 이런 일이 발생하지는 않는다. 그저 과량 섭취된 수분을 소변이나 땀으로 배출할 뿐이다. 그러나 다량의 수분을 매우 빠르게 섭취한 뒤 소변이나 땀을 통해 배출하지 않으면 신장이 밀려드는 수분량을 아예 감당하지 못하거나 넘쳐나는 수분을 충분히 빠르게 제거하지 못한다. 그러면 우리 몸에서 매우 중요한 수분과 염분의 균형이 완전히 깨지고 만다.

혈중 나트륨의 정상 범위는 리터당 135~146밀리몰이다. 135밀리몰 아래로 내려가면 의식이 흐려지고 메스꺼움이 발생할 위험이 있다. 거기서 조금만 더 떨어지면 실즈처럼 근육 경련이나 발작을 일으킬 수 있다. 나트륨 수치가 125밀리몰 아래로 떨어지면 치명적인 뇌부종이 발생한다.

물 중독으로 인한 사망 소식은 해마다 한두 건씩 뉴스에 등장한다.

대학교 사교 동아리에서 신고식으로 신입 회원들에게 터무니없이 많은 양의 물을 마시도록 강요했다거나, 소셜 미디어에서 팔로워들을 대상으로 1분 안에 엄청난 양의 물을 마시도록 종용하는 위험한 '챌린지'를 한다는 이야기도 종종 들려온다. 물 마시기 챌린지는 일견 재미있는 게임처럼 보일지 몰라도 누군가의 뇌가 부어오르면 이야기가 달라질 것이다.

다시 한번 말하지만, 대량의 물을 아주 빠르게 마시거나 물을 하루에 3.8리터 이상 며칠 연속으로 마시지 않는 한 이런 일은 일어나지 않는다. 혹여 물을 너무 많이 마셔서 탈이 날까 봐 괜히 겁을 먹고 수분을 충분히 섭취하지 못하는 일은 없길 바란다.

물 중독에 걸릴 위험이 가장 큰 이들은 질병으로 인해 신장이 이미 손상된 사람과 격렬한 운동을 하면서 땀으로 나트륨을 다량 배출한 뒤 수분을 보충하기 위해 단번에 많은 양의 물을 들이켜는 운동선수다. 격렬한 운동을 하기 전, 하는 동안, 하고 난 후에는 전해질이 풍부한 물을 마셔야 저나트륨 혈증을 예방할 수 있다.

수면 과학과 물의 지혜가 만나다: 2019년 국제 연구에 따르면 매일 밤 6시간씩 자는 미국과 중국의 성인 참가자 2만 명은, 매일 밤 8시간씩 자는 사람들과 비교해 탈수 상태로 기상할 확률이 16~59퍼센트 더 높았다. 소변 표본이 바로 그 증거였다. 잠을 덜 잔 사람들은 아침에 더욱 농도가 짙은 소변을 보았다.[12]

수분 섭취 문제 4. 잠을 충분히 자지 않는 것

수면 부족과 탈수는 건강에 독이 되는 조합이다.

잠을 적게 자면 그만큼 자는 동안 날숨으로 내뿜는 수증기가 적으므로 수분 손실이 더 적을 것이라 짐작할지도 모르겠다. 어쩌면 그것은 사실일 수도 있다. 그러나 수면 부족과 탈수의 연관성은 그보다 더 깊게, 내분비계통으로까지 이어진다.

바소프레신 호르몬은 몸이 수분-염분 비율을 지속해서 관리하고 조정하는 가운데 종일 분비되고 억제되기를 반복한다. 바소프레신은 신장의 일주기 리듬에 따라 저녁 무렵에 증가하여 밤에 소변이 많이 생성되지 않게 한다. 밤이 끝나갈 무렵 바소프레신 분비는 최고조에 달해

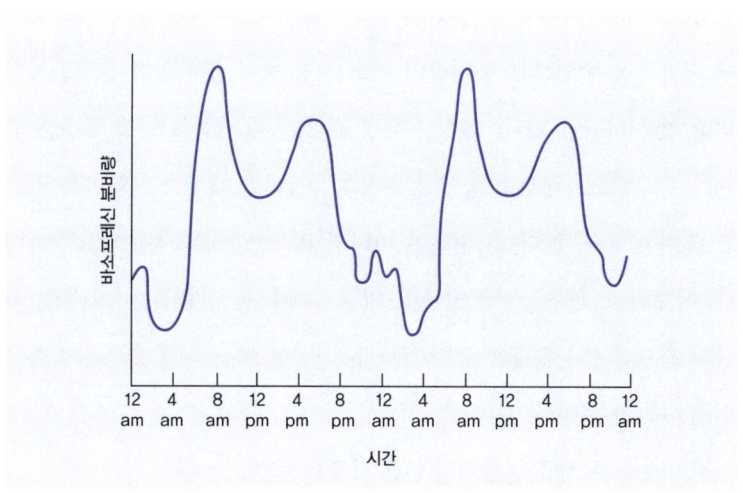

몸에 "수분을 배출하지 마!"라는 신호를 보내어 우리가 자다 깨서 소변을 보는 일이 없도록 한다. 그러나 잠을 6시간만 자면 소변이 억제되는 시간이 2시간 짧아지므로 깨어 있는 동안 수분을 더 많이 배출하여 탈수될 가능성이 커진다. 요컨대 우리가 자지 않고 깨어 있으면 몸이 원래 같으면 수분을 보존하려고 했을 시점에도 소변을 생성한다는 것이다. 수면 시간이 짧은 사람은 소변을 더 많이 본다. 이들은 7~8시간을 내리 자는 사람보다 수분을 더 많이 잃어버린다.

수분 섭취 문제 5. 부종을 수분이 충분한 것으로 착각하는 것

팽만감이나 부기는 속에 가스나 체액이 들어차 정체된 느낌이다. 부종이라고 하면 추수감사절에 칠면조를 굽기 전 커다란 주사기로 고기에 소금물을 주입하는 동영상이 떠오른다. 통통 부어오른 칠면조처럼 되고 싶은 사람은 없다. 여성은 월경 전 호르몬 변화로 인해 체수분 무게가 2.72킬로그램까지 증가할 수 있다. 이러한 증상을 완화하는 방법은 그다지 많지 않다. 기껏해야 비타민 B6 보충제를 복용하고[13] 바나나, 아보카도, 멜론, 녹색 잎채소, 방울양배추 등 섬유질, 마그네슘, 칼륨이 풍부한 음식을 섭취하는 정도다. 임신한 여성 역시 호르몬 변화로 인해 다리가 붓는다.

이외에 수분 저류 현상의 원인은 다음과 같다.

- 소금과 탄수화물 함량이 높은 음식
- 마그네슘과 칼륨이 부족한 식단
- 주로 앉아서 지내는 생활 방식
- 비행기로 이동하기(이때는 압박 스타킹이 효과적이다! 일단 한번 신어 보면 나중에 내게 고맙다고 할 것이다.)
- 심장 질환
- 신장 질환
- 간 질환
- 심부정맥혈전증(다리에 부종을 일으키는 혈전이다. 이 질환이 발생하면 생명이 위태로워질 수 있다. 다리가 붓고 아프고 피부에 열감과 압통이 느껴지면 즉시 응급실에 가야 한다.)

논리적으로 생각하면 물을 적게 마시는 것이 수분 저류 현상을 해결하는 가장 좋은 방법처럼 보인다. 그러나 실제로 몸이 작동하는 방식은 우리 생각과 다르다. 오히려 직관에 어긋나는 전략이 훨씬 효과적이다. 수분 저류 증상을 완화하려면 물을 더 많이 마셔야 한다. 혈액 내 나트륨 수치가 높으면 몸은 수분을 보존한다. 반대로 나트륨 수치가 낮아지면 수분을 배출한다.

몸은 언제나 수분과 염분의 비율을 적절하게 유지하려 애쓴다. 나트륨 수치를 낮추어 수분을 배출하는 하나의 방법은 수분 섭취량을 늘리는 것이다. 혹은 바나나, 아보카도, 시금치, 고구마, 복숭아 등 칼륨이 풍부한 음식을 먹는 방법도 있다. 나트륨과 칼륨은 서로 시소 반대편에 앉아 있는 성분이라 할 수 있다. 한쪽을 늘리면 다른 한쪽은 줄어든다.

이뇨제는 수분을 배출시키는 물질이다. 이뇨 작용을 하는 음식과 음료를 섭취하면 수분과 염분이 함께 배출된다. 월경전증후군 등으로 인해 몸이 부었을 때 이러한 음식과 음료를 몇 번 섭취하면 부기가 빠져 몸이 한결 편안해질 것이다.

- **고용량 카페인.** 두 잔으로는 효과가 없다. 그러나 세 번째 잔을 마시면 이뇨 효과가 나타날 것이다.[14]
- **코코넛 워터**는 바소프레신을 억제한다. 최근 한 연구에서는 코코넛 워터를 쥐에게 투여했을 때 실제 이뇨제보다 이뇨 효과가 더 크게 나타났다.[15]
- **파슬리.** 잎이 무성한 이 허브에는 비타민 A, C, K와 더불어 항산화 작용을 하는 플라보노이드와 카로티노이드가 풍부하게 함유되어 있다. 이뿐 아니라 파슬리는 소변까지 보게 해 주는 슈퍼 푸드다.
- **수박.** 수분이 풍부한 수박에는 항산화제인 리코펜, 비타민 A, B5, C, 칼륨, 심장에 좋은 아미노산인 엘(L)-아르기닌과 시트룰린이 함유되어 있다. 수박은 수분을 공급하는 동시에 이뇨 작용도 한다.
- **셀러리.** 섬유질이 많은 셀러리에는 마그네슘, 칼륨, 칼슘처럼 이뇨 작용을 하는 미네랄이 풍부하므로 셀러리를 먹으면 이뇨 작용을 촉진하는 데 매우 효과적이다.

수분 섭취 문제 6. 정수하지 않은 수돗물을 마시는 것

기후가 급속히 온난화되는 가운데 수분 섭취는 뜨거운 화젯거리다. 깨끗한 식수를 구하는 것에 대한 불안이 커지면서, 수자원에 포함된 화학물질과 세균이 건강에 미치는 영향에 대한 인식도 높아지고 있다.

물이라고 해서 다 똑같은 것이 아니다. 수돗물은 곰팡이, 살충제, 의약품, 중금속, 염소 같은 화학물질로 오염되었을 가능성이 있으며, 특히 염소는 대장암 발병 위험 증가와 관련 있다.[16]

환경 단체 EWG Environmental Working Group의 '수돗물 데이터베이스Tap Water Database'에 들어가 우편번호를 입력하면 해당 지역의 수돗물 품질을 확인할 수 있다(ewg.org/tapwater로 접속하면 된다). 직접 검색해 본 결과 내가 사는 캘리포니아 지역의 수돗물에는 오염 물질이 32가지나 들어 있었고, 그중 13가지 화학물질의 수치는 EWG가 제시한 안전 지침을 초과한 수준이었다. 나는 이 사실을 전혀 모르고 있었다.

우편번호를 입력해서 내가 사용하는 수돗물에 무엇이 들어 있는지 찾아볼 때 나오는 정보는 경각심을 주는 한편 무의미하기도 하다. 예를 들어 내가 쓰는 수돗물에 브로모디클로로메탄이 기준치의 80배가 들어 있다면 그것은 무슨 뜻일까? 대체 그게 뭐란 말인가? 웹사이트에는 브로모디클로로메탄이 '암을 유발할 수 있다.'라고 적혀 있다. 그렇다면 그 확률은 어느 정도일까? 그리고 그렇게나 치명적이라면 대체 어떻게 이 위험한 물질이 버젓이 수도에서 흘러나오고 있는 것일까?

EWG에서 추적하는 화학물질은 대부분 소독 부산물(DBP)이라는 포괄적인 범주에 속한다. 지자체 수처리 시설에서는 이러한 화학물질을 사용해 곰팡이 같은 오염 물질을 제거한다. 소독 자체는 우리에게 유익하다. 그러나 화학 처리 과정에서는 언제나 부산물이 발생하기 마련이고, 그 부산물이 항상 좋은 것은 아니다. 미국 질병 통제 예방 센터Centers for Disease Control and Prevention에 따르면 소독 부산물에 만성적으로 노출될 경우 암 발병 위험이 커질 수 있으며, 비정상적으로 많은 양의 일부 소독 부산물에 노출된 사람은 간이 손상되거나 신경계 활동이 저하될 가능성이 있다.[17] 연구에 따르면 수돗물에 든 소독 부산물은 '내분비계 교란 화학물질'로 남성과 여성 모두의 생식능력에 부정적인 영향을 미치는 것으로 드러났다.[18]

수돗물을 점검할 때 주의 깊게 살펴야 할 소독 부산물은 두 가지 범주로 나뉜다.

- **총트리할로메탄:** 클로로포름, 브로모포름, 브로모디클로로메탄, 디브로모클로로메탄 등
- **할로아세트산:** 모노클로로아세트산, 디클로로아세트산, 트리클로로아세트산, 디브로모아세트산 등

사용하는 수돗물에 소독 부산물 같은 오염 물질이 많이 들었다면 이러한 화학물질과 더불어 집 배관에 있을지 모를 금속 성분, 먼지, 곰팡

이를 섭취했을 때의 잠재적인 결과를 고려하여 수돗물을 정수해서 쓰기를 권한다(여과 시스템에 관해서는 다음 장에서 다룬다).

무시무시한 물의 지혜: 우리는 우리가 마시는 물에 무엇이 들었는지 알아야 할 뿐 아니라 물을 마실 때 사용하는 용기에도 주의를 기울여야 한다. 몇 년 전 환경과 인체에 유입되는 미세 플라스틱의 위험성을 둘러싸고 경각심이 커졌다. 미세 플라스틱보다 작은 나노 플라스틱은 훨씬 더 은밀하게 영향을 미친다. 2024년 한 연구에 따르면 1리터 크기의 플라스틱병 하나에는 나노 플라스틱 입자가 24만 개 들어 있으며, 이는 물병에 든 모든 플라스틱 입자의 90퍼센트를 차지한다. 작디작은 나노 플라스틱 분자는 비교적 큰 (하지만 여전히 해로운) 미세 플라스틱보다 더 위험하다. 나노 플라스틱은 이론상으로 혈류, 간, 뇌에 침투할 수 있을 만큼 입자가 작기 때문이다.[19] 아직은 나노 플라스틱이 인체에 미치는 악영향이 어느 정도인지 파악하기 어렵다. 그러니 제대로 밝혀지기 전까지는 되도록 플라스틱 용기에 든 음료나 음식을 섭취하지 말자.

이번 장에는 '하지 말아야 할 것'이 다수 등장한다. 수분 과잉과 수분 부족, 수분과 염분, 물 광신자와 물 금욕주의자라는 양극단 사이에서 건강한 균형을 유지하기 위해 하지 말아야 할 온갖 것들과 주의해야 할 사항을 보며 알게 모르게 부담을 느꼈을지도 모르겠다.

그래서 다음 장에서는 수분 섭취와 관련해서 '해야 할 것'이 무엇인지 소개하려고 한다.

핵심 정리

- 저수분(만성적으로 몸에 수분이 부족한 상태)과 탈수(운동 후에 수분을 보충하지 못했을 때와 같은 급성 사례)가 전신 건강에 미치는 영향은 어마어마하다. 몸에 수분이 부족하면 질병, 염증, 기력 저하, 저혈압, 신체 기능과 정신 기능 저하, 두통, 변비의 위험이 커진다.
- 화장실에 가기가 번거로워서, 물 마시기를 잊어버려서, 갈증 신호를 무시하는 데 익숙해져서 물을 충분히 마시지 않는 사람이 많다. 이처럼 잘못된 수분 섭취 습관은 전부 바꾸어야 한다.
- 오히려 수분을 과잉 섭취해서 문제가 될 때도 있다. 물을 너무 많이 마시면 체내 수분과 염분의 비율이 깨진다. 심각하면 뇌가 부어올라 의식을 잃거나 그보다 더한 사태가 벌어질 수도 있다.
- 부종, 즉 수분 저류 현상은 호르몬 변화, 과도한 염분 섭취, 활동 부족으로 인해 일어난다. 부종을 줄이려면 일반적인 생각과는 달리 물을 더 많이 마셔서 수분과 염분의 비율을 바로잡아 신장이 여분의 수분

을 배출하도록 유도해야 한다.

- 우리는 수도를 통해 물을 손쉽게 구할 수 있다는 사실에 감사해야 한다. 그러나 수돗물에는 건강에 악영향을 미치는 오염 물질이 들어 있을 수 있으므로 필요에 따라 정수해서 써야 한다. 플라스틱 물병을 사용하면 물에 미세 플라스틱과 나노 플라스틱이 유입되므로 가능하면 물을 마실 때 플라스틱 용기는 피해야 한다. 물이라고 해서 다 똑같은 물도 아니고 완벽하지도 않다는 사실만 기억하자.

8장
수분 섭취 최적화 전략

수분 섭취를 정복하는 간단한 법칙 여섯 가지만 지키면 전반적인 건강 상태가 호전될 것이다.

수분 섭취 도미노를 쓰러뜨리면 좋은 점
소화력 상승
수명 연장
건강 수명 연장
체중 감량
염증 감소
인지력 향상
뜨거운 잠자리

건강하게 수분을 섭취하는 비결 6가지
필요량 파악하기
수분 섭취 습관 기르기
한 모금씩 천천히 마시기
음식과 함께 즐기기
좋은 물 선택하기
순환시키기

수분이 부족하지도 지나치지도 않게 공급된 몸은 건강이 샘솟는 원천이다. 수분 섭취 도미노를 쓰러뜨리면 다음과 같은 혜택이 우리 삶에 흘러들 것이다.

소화력 상승. 체내에 수분이 넉넉하면 결장은 굳이 대변에서 수분을 빨아들이지 않아도 된다. 수분을 잃지 않으면 대변은 부드럽게 유지되므로 장을 타고 미끄러지듯 쉽게 이동할 수 있다.

수분 섭취가 소화 과정에 도움을 주는 측면은 비단 이뿐만이 아니다. 결장은 장 연관 점막 조직 두 겹으로 덮여 있다. 이 점액은 결장 벽과 대변 사이에 미끈미끈한 장벽을 형성하여 장이 손상되지 않도록 보호한다.[1] 장 연관 점막 조직은 또 소화, 면역, 호르몬 생성에 도움을 주는 수조 개의 세균, 곰팡이, 바이러스로 이루어진 '장내 세계'인 미생물군 유전체의 본거지이기도 하다.

다시 수분 섭취에 관한 내용으로 돌아가자면 장 점액층은 98퍼센트가 물로 이루어져 있으며[2] 우리 몸은 하루에 1~1.5리터의 점액을 생성한다. 이것은 손실된 수분을 보충하지 않고서는 불가능한 일이다. 수분을 필요량만큼 충분히 섭취하고 섬유질과 수분이 풍부한 과일과 채소를 먹어야[3] 결장이 이토록 중요한 장 연관 점막 조직을 잘 유지할 수 있다.

산속 샘이나 빙하 같은 천연 수원에서 채취한 광천수를 마시면 배변 활동을 한층 더 촉진할 수 있다. 최근 독일 연구진은 기능성 변비 환자 106명을 두 집단으로 나누어 실험했다. 한 집단에게는 6주간 나트륨, 마그네슘, 칼슘, 황산염, 탄산수소 함량이 높은 천연 광천수를 하루 최대 500밀리리터씩 마시게 하고, 다른 집단에게는 미네랄 함량이 낮은 물을 같은 양으로 마시게 했다.

연구를 진행하는 동안 두 집단은 배변의 빈도, 용이성, 일관성과 더불어 전반적인 행복감을 기록했다. 그 결과 미네랄이 풍부한 물을 마신 집단은 배변 활동이 자연스럽고 수월하게 이루어지는 비율 및 대변의 일관성이 대조군과 비교해 눈에 띄게 증가했다. 실험 집단은 또 광천수를 마신 지 불과 6주 만에 삶의 질이 높아졌다고 보고했다. 마시는 물을 바꾸는 이 작은 변화 하나만으로 참가자들은 전보다 훨씬 더 행복해졌다.[4]

수명 연장. 수분을 잘 섭취하면 배변 활동이 원활해질 뿐 아니라 이러한 원활한 배변 활동을 더 오래도록 즐길 수 있다! 2022년 한 연구에서 중국 과학자들은 성인 미국인 35,463명의 식습관을 15년에 걸쳐 기록한 자료를 분석하여 수분 섭취와 장수의 연관성을 발견했다. 충분한 수분 섭취는 암과 심장 질환으로 인한 사망 위험 감소와 상관관계를 보였다.[5] 간단히 말해 미국에서는 물을 더 많이 마시면 심각한 질병에 걸려 끔찍한 죽음을 맞이할 확률이 줄어든다는 사실이 입증되었다는 뜻이다.

건강 수명 연장. 오래 살면 마냥 좋을 것 같지만, 그것은 그 오랜 세월을 즐길 수 있을 만큼 몸이 건강할 때의 이야기다. 2022년 미국 국립보건원은 연구 시작 시점에 45~66세, 종료 시점에 70~90세였던 성인 약 1만 1,000명을 조사한 25년 치 자료를 분석했다. 분석 결과 수분을 충분히 섭취한 피험자는 수분을 덜 섭취한 피험자와 비교해 나이를 먹어서도 더 건강했다.

연구진은 두 가지 핵심 요소, 즉 혈청 나트륨 수치(수분 섭취 습관을 보여줌) 및 실제 나이와 생물학적 나이의 격차(노화 속도와 질병 위험을 나타냄)에 주목했다. 혈청 나트륨 수치가 정상 범위인 리터당 135~146밀리몰을 벗어나는 피험자는 없었다.

그러나 그중 혈청 나트륨 수치가 비교적 높아 리터당 144밀리몰인 피험자는 심부전, 뇌졸중, 당뇨병, 폐 질환, 치매 등 치명적인 질병에 걸릴 위험이 더 컸고, 모든 원인으로 인한 사망 위험도 21퍼센트 더 높았다. 혈청 나트륨 수치가 142밀리몰인 피험자는 혈청 나트륨 수치가 더 낮은 피험자와 비교해 실제 나이보다 생물학적 나이가 많을 확률이 50퍼센트 높았다.[6]

이 연구의 저자이자 국립 심장·폐·혈액 연구소National Heart, Lung, and

Blood Institute의 심혈관 재생 의학 연구실Laboratory of Cardiovascular Regenerative Medicine 소속 연구원인 나탈리아 드미트리예바 박사는 "이번 연구 결과는 수분을 충분히 섭취할 시 노화를 늦추고 질병 없이 건강하게 사는 기간을 연장할 수 있음을 시사합니다."라고 국립 보건원에 전했다.[7]

물을 잘 마신 피험자들이 나이가 들어서도 활력이 넘치고 질병에 걸리지 않은 이유가 단지 수분 섭취 때문만은 아닐 수도 있다. 연구진은 물을 성실하게 챙겨 마시는 사람들이 수분 섭취뿐 아니라 삶 전반에 걸쳐 더 현명한 선택을 내렸고, 그 결과 젊음과 건강을 오래 유지할 수 있었다고 해석했다. 내가 이제껏 줄곧 이야기했듯이 수분 섭취라는 도미노 하나를 넘어뜨리고 나면 다른 좋은 습관들도 자연스럽게 따라올 것이다.

체중 감량. 물을 아주 많이 마시면 위가 배부르다는 착각을 일으켜 식욕이 줄어든다는 근거 없는 믿음은 빨리 사라졌으면 좋겠다. 수분은 섭취한 지 약 10분 만에 위를 빠져나간다. 수분이 위를 거쳐 소장으로 빠져나가고 나면 위는 이제 포만감을 느끼지 못하고 다시 투덜거리기 시작한다. 물로 배 채우기는 배고픔을 잠깐 늦출 뿐이다.

물론 식사와 식사 사이에 배고파지면(혹은 피곤파지면) 당분과 지방 함량이 높은 간식을 먹기보다는 물을 마시는 편이 좋다. 이보다 더 좋은 방법은 고단백 간식에 물 한 잔을 곁들여 먹음으로써 신진대사를 촉진하고, 수분도 보충하고, 탄수화물에 대한 갈망까지 물리치는 것이다.

한편 식사량을 줄이려면 식사 전에 물을 마셔야 한다는 말은 근거 없는 이야기가 아니다. 과학이 이를 증명한다. 체중 감량에 어려움을 겪는 과체중 혹은 비만한 고령 성인의 경우 아침 식사 전에 물을 한 잔 마시면 열량 섭취를 크게 줄이는 데 실제로 도움이 되었다.[8]

또 다른 연구에서 인도 뭄바이의 연구진은 과체중인 여성 50명에게 8주 동안 매일 아침, 점심, 저녁 식사 30분 전에 물을 500밀리리터씩 마시게 했다. 이것은 피험자가 평소에 마시는 수분량을 크게 웃도는 양이었다. 연구진은 연구 전후로 피험자의 체중, 체질량 지수, 체지방 비율을 측정했다.

수분 섭취 습관에 한 가지 변화를 준 것만으로도 피험자의 체질량 지수, 체중, 체지방 비율은 현저히 감소했다. 연구진은 식사 전에 수분을 섭취하면 열 발생, 즉 신체가 체온을 유지하기 위해 저장된 지방을 연료로 사용하는 과정이 촉발된다는 결론을 내렸다.[9]

물의 지혜: 식사 전에 물을 마시면 수분 유도 열 발생water-induced thermogenesis이라는 과정을 통해 열량을 더 많이 소모할 수 있다. 독일의 한 연구에서는 상온의 물을 500밀리리터 마시면 에너지 소비량(신체가 사용하는 연료의 양)이 30퍼센트 증가한다고 밝혔다. 열량을 평소보다 빠르게 소모하는 효과는 약 40분밖에 지속되지 않으므로[10] 수분 유도 열 발생으로 체중을 크게 감량할 수는 없을 것이다. 그래도 에너지 소비량을 조금이나마 늘리면 체중 감소에 도움이 된다.

염증 감소. 염증이 발생하는 한 가지 방식에 관해 간단히 알아보자. 유리기 혹은 활성산소라고 불리는 불안정한 원자는 호흡의 부산물이다. 산 사람은 누구나 숨을 쉬므로 모든 사람의 몸에는 유리기가 떠돌아다니고 있다. 통상적으로는 이것이 그다지 문제가 되지 않는다. 면역계가 순찰을 다니며 유리기를 잡아 중화하기 때문이다. 항산화제는 유리기의 유해성을 제거한다.

그러나 유리기가 제거되거나 중화되지 않으면 DNA가 손상되고 종양이 자랄 수 있다. 유리기가 증식하면 산화 스트레스가 발생한다(산화는 철을 녹슬게 하는 그 과정이다). 면역계는 유리기에 반응하여 방어 세포 부대를 보낸다. 이것은 모두 건강하고 좋은 작용이다. 몸은 자기가 마땅히 해야 할 일을 할 뿐이다.

그러나 산화 스트레스가 만성적으로 발생하면 면역 반응도 만성적으로 변한다. 백혈구는 산화 스트레스가 발생한 부위로 달려가 거기 그대로 머물면서 염증을 일으킨다. 만성 염증은 관절염, 당뇨병, 심장 질환, 뇌졸중, 치매로 이어질 수 있는 심각한 문제다.

물 마시기는 산화 스트레스와 그로 인한 염증을 방지하는 훌륭한 예방책이다. 수분을 섭취하면 산화제인 유리기와 항산화제의 비율이 적절하게 유지되어 불안정한 원자가 인체에 해를 끼치지 않는다. 염증을 물리치는 수분 섭취의 이점은 운동 후 몸을 회복하는 기간에 특히 중요한 것으로 밝혀졌다.[11]

따라서 운동을 마치고 나면 수분을 보충하면서 물 한 방울 한 방울이 몸 안의 유리기와 산화 스트레스를 깨끗이 씻어 내는 모습을 머릿속으로 그려 보자.

인지력 향상. 물을 마신다고 더 똑똑해진다고는 할 수 없다. 지능은 별개의 문제이기 때문이다. 그러나 수분을 충분히 섭취하면 기억력과 집중력을 향상할 수 있다.

2012년에 발표된 영국의 한 유명 연구[12]에서는 이스트 런던 대학교 심리학과 학생 447명이 중요한 시험을 치르러 시험장에 들어서는 모습을 관찰했다. 시험장에 물을 가져온 학생의 비율은 25퍼센트였다. 물을 가져온 학생들은 가져오지 않은 학생들과 비교해 평균 5퍼센트 높은 점수를 받았다(학업 능력에 따른 차이는 연구진이 통제했다).

수석 연구원은 시험 도중 물을 한 모금씩 마시는 행위가 집중력을 높였을 뿐 아니라 불안감을 완화하는 데도 도움이 되었다고 판단했다. 물을 마심으로써 학점에 플러스(+)가 달리고, 업무에서 유리해지고, 낱말 퍼즐을 푸는 집중력이 높아진다면 물을 마실 만한 가치는 충분하다고 본다.

뜨거운 잠자리. 성관계와 수분, 이 사이에는 분명히 연관성이 있다. 뇌는 약 75퍼센트가 수분이므로 만약 탈수로 인해 뇌가 위축되면 그 사람은 빨리 해치우는 섹스든 오래 즐기는 섹스든 하려고 들지 않을 것이다. 또 가벼운 탈수의 증상으로 잘 알려진 두통[13]은 사람들이 성관계를 거부하는 흔한 이유로 자리 잡아 급기야 진부한 구실이 되었을 정도다("오늘 밤은 안 되겠어, 여보. 나 머리 아파.").

이제 뇌가 아닌 진짜 생식 기관에 관해 이야기해 보자.

발기부전은 보통 혈류의 문제다. 체내 수분이 부족하면 혈액량이 줄어들고 혈압이 상승한다. 탈수 상태에서는 발기하기가 더 어렵다. 반대로 수분을 충분히 섭취하면 발기 강직도와 속도가 크게 상승한다.

여성의 음핵은 혈류와 수분이 있어야 제대로 기능하는 발기 조직으로 이루어져 있다. 또 여성의 외음부에는 자극을 받으면 해당 부위를 매끄럽게 윤활하기 위해 체액을 분비하는 스킨샘Skene's gland이 있다. 외음부 질액은 90퍼센트가 수분이다.

질액은 연약한 피부가 마찰하여 쓸리거나 가려워지거나 찢어지지 않도록 보호하여 감염 위험을 낮춘다. 질 건조증의 원인은 부분적으로 수분 섭취 부족 때문이기도 하다.

여성의 몸에 수분이 부족해지면 신체는 생명을 유지하기 위해 소중한 체액을 관절, 조직, 피부에서 빼앗아 필수 장기로 이동시킨다. 우리가 보기에는 성적으로 흥분한 순간에 가장 필수적인 기관이 외음부와 질이라고 생각할 수도 있다. 그러나 몸은 어김없이 외음부와 질 대신 뇌로 수분을 보낼 것이다.

한 가지 덧붙이자면, 성행위 도중 요도 입구에 세균이 유입될 시 요로감염증이 발생할 수 있다. 감염을 방지하는 최선의 방어책은 성관계 후에 소변을 보는 것이다.

소변 줄기는 요로에서 세균을 씻어 낸다. 이것은 여성이 성관계를 앞두고 물을 마셔야 하는 또 다른 타당한 이유다.

∞

깨끗하고 맑은 물을 마시는 간단한 행동만으로도 우리는 너무나 많은 혜택을 누릴 수 있다. 이제 수분 섭취를 더 쉽게 실천하는 방법을 일러 줄 것이다. 건강하게 수분을 섭취하는 대표적인 비결 여섯 가지는 다음과 같다.

수분 섭취 비결 1. 필요량 파악하기

미국 질병 통제 예방 센터에 따르면 성인 미국인은 맹물을 하루 평균 1.3리터가량 마신다. 내가 읽은 수십 건의 연구 논문 가운데 그 정도 양이면 얼추 충분하다고 밝힌 연구는 하나도 없었다. 그러나 하루 수분 섭취 목표량을 과연 얼마로 잡아야 하는지를 둘러싸고는 여전히 논쟁이 벌어지고 있다.

제일 흔하게 알려진 기준치는 250밀리리터씩 여덟 잔을 마셔서 하루에 총 2리터를 마시라는 것이다.

다른 전문가들은 심장이나 신장 질환이 없는 건강한 성인의 경우 체중 1파운드당 물을 0.5온스씩 마셔야 한다고 주장한다. 이를 환산하면 몸무게가 60킬로그램인 사람은 하루에 물을 약 2리터 마셔야 한다.

카다시안 일가와 소셜 미디어 인플루언서들은 팔로워들에게 스탠리

사에서 나온 45달러짜리 1.2리터들이 스테인리스 컵을 사라고 권유하면서(우리 딸도 이 컵을 자기 이름까지 새겨서 가지고 있다.) 하루에 물을 3.8리터씩 마시면 빛나는 피부를 갖게 된다고 홍보한다.

미 육군 환경 의학 연구소U.S. Army Research Institute of Environmental Medicine에서 수행한 연구에서는 기본적으로 남성은 하루에 3.7리터, 여성은 하루에 2.7리터를 기준치로 삼을 것을 권장한다.[14]

미국 의학 한림원National Academy of Medicine의 권고 지침에 따르면 남성은 하루에 250밀리리터씩 12잔, 여성은 8잔을 마셔야 한다.

다른 전문가들은 기상 후 10시간에 걸쳐 시간당 250밀리리터를 마셔서 총 2.5리터를 마시라고 조언한다.

운동하는 사람은 운동할 때 손실되는 체액량도 고려해야 한다. '갈핀 방정식Galpin Equation'에 따르면 운동을 15분 할 때마다 체중(파운드)을 30으로 나눈 값(온스)만큼의 물을 마셔야 한다. 즉 체중이 150파운드(약 68킬로그램)인 사람은 150을 30으로 나눈 값인 5온스(약 150밀리리터)를 마셔야 한다. 15분 운동할 때마다 5온스를 마셔야 하므로 만약 한 시간 동안 운동한다면 이 사람은 기본적인 수분 섭취 목표량에 20온스(약 600밀리리터)를 추가해야 한다.

이 모든 논의를 종합해 보면 적어도 한 가지는 명확하다.

필요 수분량을 계산하는 방법 가운데 보편적으로 인정받는 방법은 존재하지 않는다.

필요 수분량을 계산하는 공식을 만들 때 나는 다른 요소를 한 가지 더 고려했다. 바로 회전율, 즉 물이 입으로 들어갔다가 소변이 되어 변기통에 도달하기까지 몸을 통과하는 속도다. 여러분은 물을 마시자마자 얼마 안 되어 바로 소변을 보는가? 아니면 한참 있다가 보는가?

2022년에 발표된 한 일본 연구에서 전 세계 5,000명 이상의 사람을 대상으로 조사한 결과 회전율은 개인차가 매우 크다. 회전율의 범위는 사람에 따라, 지역에 따라 그 폭이 매우 넓게 나타난다.[15] 일반적으로 20대 남성과 20대, 30대, 40대 여성은 수분 회전이 빠르다. 이 연령대는 회전율이 높으므로 수분을 더 많이 보충해야 한다.

필요 수분량을 가늠할 때 고려해야 할 다른 요소는 다음과 같다.

- **나이.** 어린이는 하루에 1.8리터 정도면 적당하다. 청소년은 2.2리터, 성인은 최소 2.4리터를 마셔야 한다.
- **체중.** 몸집이 클수록 혈액량을 유지하려면 수분이 많이 필요하다.
- **성관계.** 남성은 여성보다 물을 25퍼센트 더 많이 마셔야 한다.
- **활동성.** 운동하는 사람과 운동선수, 특히 땀을 많이 흘리는 사람은 주로 앉아서 생활하는 사람보다 물을 많이 마셔야 한다.
- **지역.** 여러분이 사는 지역은 덥고 건조한가, 아니면 시원하고 습한가? 덥고 습한 기후에서는 땀을 많이 흘리게 되므로 물을 더 많이 마셔야 한다. 필요 수분량은 고도에 따라서도 달라진다. 고도가 낮은 나라에 사는 사람은 고도가 높은 나라에 사는 사람보다 물을 많

이 마셔야 한다.

- **의학적 문제.** 처방 약을 먹고 있거나 신장 질환, 심장 질환, 당뇨병을 앓고 있다면 본인에게 필요한 수분량이 얼마인지 주치의에게 문의하자.
- **임신과 모유 수유.** 임신 중에는 일일 수분 섭취량에 500밀리리터를 추가해야 한다. 모유 수유를 하면 하루에 1리터를 더 마셔야 한다.
- **질병.** 감기나 독감에 걸리거나 신장결석, 구토, 설사가 있는 경우 수분 및 전해질 섭취량을 늘려야 한다.
- **식단.** 수분 함량이 높은 과일과 채소를 많이 먹는가, 아니면 빵, 크래커, 소고기 육포, 건포도처럼 마른 음식을 주로 먹는가? 수분 함량이 높은 음식을 먹을수록 따로 마셔야 하는 물의 양은 줄어든다.

'물을 얼마나 마셔야 하는가?'라는 질문에 딱 떨어지는 정답은 없다. 그러나 어느 정도 기준치는 있어야 하므로 봄, 가을, 겨울에는 하루 수분 섭취량을 다음과 같이 계산하기를 권장한다.

(체중(파운드) × 0.6) + 30분 운동할 때마다 12온스 = 하루 수분 섭취량(온스)

체중이 150파운드(약 68킬로그램)이고 하루 1시간씩 운동하는 사람의 경우
: (150 × 0.6) + 24 = 114온스(약 3.4리터)

운동하지 않는 날: (150 × 0.6) + 0 = 90온스(약 2.7리터)

더운 여름날에는 16온스를 추가로 마신다.

따라서 8월의 어느 날 하체 운동을 했다면
: (150 × 0.6) + 24 + 16 = 130온스(약 3.8리터)

공식 때문에 머리가 어지러운 게 싫다면(당연히 그럴 수 있다.) 매일 500밀리리터 잔으로 다섯 번씩 마셔야 한다는 것만 기억하자. 물론 물은 언제든지 내키는 대로 마셔도 괜찮지만, 하루에 다섯 번씩 마시기를 실천하면 필요한 수분량을 채울 수 있을 것이다.

'수면 - 수분 섭취 - 호흡 계획(책 후반부에 등장한다.)'에서 나는 다음의 다섯 시간대에 물을 마시기를 추천한다.

1. 기상 직후
2. 오전 중반
3. 점심시간
4. 저녁 식사 30분 전
5. 취침 2시간 전

물 마시기를 자꾸 깜빡하는 사람은 대체 어떻게 해야 이 다섯 시간대에 잊지 않고 물을 챙겨 마실 수 있을지 궁금할 것이다. 휴대전화나 시계에 알람을 설정해 두는 것도 좋다. 하지만 그보다 더 좋은 방법은 물 마시기를 습관화하는 것이다.

수분 섭취 비결 2. 수분 섭취 습관 기르기

2021년 스코틀랜드 글래스고 대학교 연구진이 수행한 연구에 따르면 물 마시는 습관을 들이는 핵심 비결은 물 마시기를 보상처럼 느끼는 것이다.[16] 어떤 행동을 할 때 즐거움, 자부심, 성취감 같은 보상이 뒤따르면 우리는 그 행동을 반복하려는 욕구를 느끼고, 그 결과 해당 행동이 습관으로 자리 잡는다.

그러나 글래스고 대학교 연구의 대상자들이 말했듯이 물은 다른 음료와 비교해 마실 때 드는 쾌감이 적은 편이다. 커피를 마실 때는 확실히 즐겁다. 만약 그렇지 않았다면 커피는 초콜릿과 더불어 전 세계적으로 사랑받는 상품이 되지 못했을 것이다. 반면 물은 아무리 상쾌하다 한들 커피의 맛과 향, 카페인 효과 같은 보상 체계가 내재하지 않는다.

수분 섭취 습관을 들일 때는 물 마시기의 보상이 수분 보충 그 자체라는 사실과 수분 섭취로 인해 컨디션이 얼마나 좋아지는지, 수분 섭취가 건강에 얼마나 이로운지를 염두에 두어야 한다. 나는 개인적으로 오랫동안 물을 즐겨 마신 덕에 다른 음료의 맛보다 물맛을 선호하는 습관이 몸에 배었다.

한편 이미 습관으로 굳어진 즐거운 활동을 물 마시기와 한데 묶으면 맛과 관계없이 물 마시기를 보상처럼 느낄 수 있다. 두 가지 행동을 연결하면 즐거운 행동에 따르는 좋은 감정이 물 마시기에도 점차 스며들 것이다(이를 가리켜 고전적 조건 형성이라고 한다).

성공한 직업인으로 바쁘게 일하면서 가정생활로도 눈코 뜰 새 없는 내 친구는 만성적인 수분 부족에 시달렸다. 친구는 물 마시기를 까맣게 잊고 있다가 저녁 식사 시간이 되어서야 그날 아침에 마신 커피를 제외하면 온종일 음료를 한 잔도 채 마시지 않았음을 깨닫곤 했다.

나는 친구의 일주기 리듬과 연관된 문제들을 함께 해결하려고 노력하는 한편 아침에 일어나면 바로 물을 마시고, 아침 커피는 허브차로 대체하고, 대신 점심시간에 커피를 마시라고 조언했다. 이러한 계획은 기상 후 두 시간 이내에 500~700밀리리터를 마시게 하기 위함이었다. 친구는 그 목표치를 달성했으나 일일 수분 섭취 목표인 2.7리터에는 여전히 미치지 못하고 있었다.

문제는 물 마시기가 즐겁지 않다는 데 있었다. 친구는 물 마시기를 지겨워했다.

"너는 뭘 하는 걸 좋아해? 네 삶의 낙은 뭐야?" 내가 물었다.

그러자 친구는 책 읽기, 아이들과 함께 시간 보내기 등 몇 가지를 이야기하더니 이렇게 덧붙였다.

"그리고 저녁에 텔레비전 보기. 저녁 먹은 거 싹 치우고 방금 들어온 업무 이메일에 답장한 다음 소파에 편히 앉아서 몇 시간씩 텔레비전 보는 게 좋아."

나는 친구에게 소파에 앉기 전에 허브차를 한 주전자 우려서 텔레비전을 보는 처음 한 시간 동안 조금씩 마시라고 제안했다. 친구는 그대로 실행에 옮기더니 이내 만족했다. 새로 생긴 자기만의 저녁 의식에 '차와 텔레비전'이라는 이름까지 붙였다. 얼마 지나지 않아 친구는 찻주전자를 불에 올리는 것을 애써 기억할 필요가 없어졌다. 이제 물 올리기는 자연스럽게 텔레비전 시청 파티의 시작을 알리는 신호탄이 되었다. 즐거운 활동과 물 마시기를 연결함으로써 친구는 힘들이지 않고 즐기면서 600밀리리터를 마실 수 있었다.

내 친구이자 책 『습관의 디테일: 위대한 변화를 만드는 사소한 행동 설계』의 저자인 비제이 포그는 사람이 새로운 습관을 정착시키는 데 약 28일이 걸린다고 말했다. 몇 년 전 나는 '3×15'라고 부르는 내 아침 일과의 일환으로 수분 섭취 습관을 들였다.

매일 아침 일어나면 물을 15온스(약 450밀리리터) 마시고, 15분간 햇볕을 쬐어 일주기 리듬을 강화하고, 복식호흡을 15회 시행한다. 이렇게 매일 실천한 지 단 4주 만에 이 아침 일과는 애써 기억하려고 하지 않아도 될 만큼 단단한 습관으로 자리 잡았다.

이제 나는 아침에 눈을 뜨면 상온의 물이 담긴 컵에 자연스럽게 손을 뻗어 뒷마당으로 가지고 나간다. 신발을 벗고 잔디를 밟은 채 심호흡하며 물을 조금씩 나눠 마신다. 어쩌다 3×15 루틴을 지키지 못하는 날에는 이 일과가 너무나 그리워진다. 그날 하루는 통째로 어딘가 잘못된 기분마저 든다. 하지만 다음 날 아침 이 루틴을 다시 지키는 순간 내 세계의 모든 것이 제자리를 되찾는다. 하루를 시작할 활력이 돋아나고 어떤 스트레스에도 맞설 준비가 된 기분이 든다.

잊지 않고 꼬박꼬박 물을 챙겨 마시더라도 인생의 변화구는 계속해서 우리를 향해 날아든다. 삶은 여전히 스트레스로 가득할 것이다. 그러나 건강한 습관이 있으면 그러한 압박에도 능히 대처할 수 있다.

지금 바로 물 마시는 습관을 들이자! 중년이 넘어 나이가 지긋해질 때까지 미뤄 두면 안 된다. 나이를 먹을수록 갈증 중추의 신호가 약해지므로 노년층은 가벼운 탈수가 일어나지 않도록 각별히 주의해야 한다. 나이가 들면 단지 갈증에만 의존해서는 물을 제때 충분히 마실 수 없다.[17]

하이드레이션 멀티플라이어: 효과가 있을까, 과대광고일까?

요즘은 '하이드레이션 멀티플라이어 hydration multiplier'라고 불리는 전해질 파우더를 물에 타서 마시는 것이 유행이다. 하이드레이션 멀티플라이어는 온라인에서 구매하면 1회 제공량당 가격이 2달러가 넘는다. 이름에서 알 수 있듯 하이드레이션 멀티플라이어는 물에 나트륨, 칼륨, 마그네슘, 염화물, 인산염, 칼슘 같은 전해질을 더함으로써 맹물만 마셨을 때보다 신체가 수분을 더 효율적으로 흡수하게 하여 수분 보충 효과를 극대화하는 제품이다. 물 한 병에 전해질 파우더 한 봉지를 타 마셨을 때와 물만 세 병을 마셨을 때 수분 보충 효과가 같다면 뭐하러 굳이 물을 세 병씩이나 마시겠는가?

이론상으로는 꽤 그럴듯하게 들린다. 그러나 과연 하이드레이션 멀티플라이어가 그만한 효과가 있을까?

수분을 더 빠르게 흡수하는 것이 목표라면 그 결과는 모호하고 측정하기도 어렵다.

전해질 파우더는 1회 제공량당 나트륨을 500밀리그램 넘게 함유하고 있고, 이는 음식에 양념을 많이 해서 먹는 사람에게는 지나친 양이다. 신장 질환이 있거나 고혈압 치료제를 복용하는 사람에게도 마찬가지로 많은 양이다. 미국 식품 의약국Food and Drug Administration에 따르면 성인이 섭취해야 할 일일 나트륨 권장량은 2,300밀리그램이다. 그런데 미국인은 평균적으로 3,400밀리그램을 섭취한다.[18] 따라서 전해질 파우더를 하루에 두 봉지 이상 섭취하면 이미 섭취하는 나트륨 양에 1,000밀리그램 이상이 추가되어 고나트륨 혈중에 걸려(너무 짜다!) 설사, 어지럼증, 메스꺼움이 발생할 수 있다.

일부 제품에는 당류가 11그램이나 함유되어 있으며, 이는 게토레이보다는 낫지만 썩 좋다고 보기도 어렵다. 당뇨 전 단계이거나, 당뇨이거나, 인슐린 저항성이 있는 사람은 반드시 당분이 없는 제품을 선택해야 한다.

운동 전이나 후에 전해질 파우더를 물에 타서 마시면 몸을 회복하고 나트륨 수치를 유지하는 데 도움이 된다는 연구 결과가 있다.[19] 물론 그냥 물 한 잔에 소금 1/8티스푼(나트륨 300밀리그램에 해당)을 넣고 갓 짠 레몬즙을 살짝 섞으면 돈을 거의 들이지 않고도 똑같은 효과를 볼 수 있다. 또 운동 후 회복을 촉진하는 데는 바나나 한 개를 먹는 것이 전해질 용액을 마시는 것만큼 유익하면서도[20] 비용은 더 저렴하다.

훨씬 싼값에 구할 수 있는 대체품이 있는 상황에 구태여 비싼 돈을 들여 하이드레이션 멀티플라이어를 구매할 가치가 있다는 생각은 들지 않는다. 하지만 편의를 위해 약장에 한 상자쯤 구비해 두었다가 다음과 같은 상황에 쓰면 유용할 듯하다.

- **격렬한 운동을 할 때.** 5킬로미터 달리기 정도를 말하는 것이 아니다. 16킬로미터 달리기, 대회에 나가서 빠르게 뛰는 경우, 세 시간에 걸쳐 강도 높은 운동을 하는 경우 등이 여기에 해당한다.
- **더위가 극심할 때.** 기온이 섭씨 38도에 육박하는 날씨에 냉방 시설이 없는 상황이라면 땀이 비 오듯 줄줄 흘러내릴 것이다. 이럴 때는 전해질이 함유된 음료로 손실된 수분과 염분을 보충해야 한다.
- **심각한 질병에 걸렸을 때.** 위염 혹은 몇 시간 넘게 구토나 설사를 유발하는 질환이 있는 경우 전해질 파우더를 물에 타 마시거나 페디아라이트Pedialyte, 무가당 게토레이 같은 전해질 음료를 마시면 손실된 미네랄을 보충하는 데 도움이 된다.

하이드레이션 멀티플라이어 제품 비교하기

온라인에서 인기 있는 세 브랜드의 제품을 비교해 보자.

리퀴드 아이브이 Liquid I.V	프라이멀 하이드레이션 Primal Hydration	LMNT
24달러/16포 (1포당 1.50달러)	44달러/30포 (1포당 1.47달러)	27달러/16포 (1포당 1.69달러)
열량: 45 탄수화물: 11g 나트륨: 510mg 칼륨: 380mg 마그네슘: 0mg 아연: 0mg 비타민 C: 76mg 니아신: 22.8mg 비타민 B6: 6.8mg 비타민 B12: 6.8mcg	열량: 7 탄수화물: 1.6g 나트륨: 400mg 칼륨: 350mg 마그네슘: 50mg 아연: 0mg 비타민 C: 200mg 니아신: 20mg 비타민 B6: 2mg 비타민 B12: 20mcg	열량: 10 탄수화물: 2g 나트륨: 1000mg 칼륨: 200mg 마그네슘: 60mg 아연: 0mg 비타민 C: 0mg 니아신: 0mg 비타민 B6: 0mg 비타민 B12: 0mcg

수분 섭취 비결 3. 한 모금씩 천천히 마시기

앞에서 언급했듯이 입과 목구멍에는 뇌에 '액체의 유입'을 알려 주는 감지기가 있다. 물을 쭉 들이켜기 시작한 지 1분이 지나면 뇌는 우리에게 "좋아. 이제 충분하니까 그만 마셔."라고 지시한다. 만약 그만 마시라는 신호를 받은 후에도 계속해서 물을 마시면 신체는 수분 과잉 섭취로 인한 위험에서 몸을 보호하는 메커니즘을 발동한다. 이에 따라 신장은 과도하게 밀려드는 수분에 대응해 활발하게 작동하면서 수분을 소변으로 배출한다.

> **물의 지혜**: 하루 최소 수분 섭취량을 맞추려고 한 번에 많은 양(600밀리리터 이상)을 마시는 것은 좋은 전략이 아니다. 그렇게 마시면 기껏 섭취한 수분이 조직과 장기에 흡수되어 제대로 쓰이기도 전에 소변으로 쪼르르 흘러나간다. 조금씩 홀짝홀짝 마시는 것이 수분 섭취 효과를 극대화하는 진짜 비결이다.

다시 주방 스펀지 수세미를 떠올려 보자. 스펀지를 수도꼭지 아래에 두고 물을 최대로 틀면 스펀지는 금세 과포화 상태가 되어 물이 스펀지에 흡수되지 못하고 그대로 배수구로 흘러내릴 것이다.

하지만 물이 한 방울씩 똑똑 떨어지는 수도꼭지 아래에 스펀지를 두면 스펀지가 수분을 잘 붙잡아 흡수해서 촉촉한 상태를 유지할 것이고, 포화 상태에 도달하기까지 훨씬 더 오래 걸릴 것이다. 그러니 기상 직후에 물을 450밀리리터 마셔야 한다고 해서 450밀리리터를 네 번 만에 벌컥벌컥 다 마시라는 뜻은 아니다. 한 번에 30밀리리터(한 모금)씩 홀짝홀짝 마시는 것이 가장 좋다. 그렇게 한 잔을 다 마시는 데는 몇 분이면 충분하다. 그러나 마시는 속도를 늦춘 덕에 우리 몸은 받아들인 수분을 바로 배출해 버리는 대신 유지하고 사용할 수 있다.

수분 섭취 비결 4. 음식과 함께 즐기기

음식을 먹으면서 음료를 마시는 것은 수분 섭취를 즐거운 행동과 연결 짓는 훌륭한 방법이며, 물을 하루 세 번 이상 마시는 습관을 들이는 데도 유용하다. 식사하면서 물을 마시는 행위에 관해서는 다음과 같이 몇 가지 잘못된 믿음이 존재한다.

- **헛배가 부른다.** 그렇지 않다. 식사 중에 물을 마시면 음식물이 더 잘게 분해되어 소화하기 쉬워지므로 헛배가 부풀 가능성이 오히려 줄어든다.
- **소화를 방해한다.** 이 역시 잘못된 믿음이다. 위에는 위산, 효소와 더불어 물이 이미 존재한다. 물과 위산과 효소는 함께 작용하면서 음식물을 죽처럼 부드럽게 만든다. 이때 물을 한 잔 마신다고 해서 위산이 희석되거나 음식물 분해 작용이 늦춰지지는 않는다. 논리적으로 생각해 보자. 수프, 스튜, 과일, 채소처럼 수분이 풍부한 음식은 전부 건강에 가장 좋은 음식으로 꼽힌다.
- **영양소의 흡수를 방해한다.** 비타민, 미네랄, 단백질, 탄수화물, 지방은 위에서 흡수되지 않는다. 이러한 영양소는 소장에서 흡수된

다. 소장에 도달할 때쯤이면 음식물은 부분적으로는 물 덕분에 이미 미음처럼 묽게 변해 있다. 이 상태는 음식물이 소장을 통과하기에 이상적인 농도이며, 이때 소장 벽을 따라 늘어선 융털이 영양분을 흡수하여 혈류로 전달한다.

- **물을 음식과 함께 섭취하면 물만 따로 마실 때보다 수분 보충 효과가 적다.** 그렇지 않다! 단백질과 지방을 수분과 결합하면 무엇보다 가장 필수적인 영양소인 수분을 효과적으로 흡수할 수 있다.

젊음을 가져다주는 음식

수분 섭취량의 최대 20퍼센트는 음식에서 나온다. 2019년 한 연구에 따르면 지중해식 식단처럼 채소, 과일, 씨앗, 견과류, 저지방 단백질을 섭취하는 식물 기반의 수분 함량이 높은 식단을 하면 나이가 들면서 점점 짧아지는 DNA 말단 부위의 텔로미어가 길어지는 것으로 드러났다.[21] 동물성 식품을 완전히 배제하는 채식주의자인 비건vegan이 될 필요는 없다. 그저 샐러드나 사과를 조금 더 먹는 것만으로도 건강을 지켜주는 비타민, 미네랄, 항산화 물질과 더불어 수분까지 추가로 섭취할 수 있다. 내가 먹는 음식에 섬유질이 풍부한지 쉽게 알아내는 방법이 있을까? 한번은 어떤 영양사가 내게 이렇게 귀띔해 준 적이 있었다.

"수분과 섬유질이 풍부한 자연식품은 물에 담가도 모양이 유지돼요."
나는 이 말을 항상 염두에 두고 물속에서도 모양을 유지하는 자연식품을 선택한다.

미국 농무부 USDA에서 발표한 국가 식품 영양 성분 데이터베이스 National Nutrient Database[22]에 따르면 식품별 수분 함량은 다음과 같다.

- 수분 함량 90~99%: 멜론, 딸기, 수박, 양상추, 양배추, 셀러리, 시금치, 피클, 호박, 아스파라거스, 토마토, 콜리플라워, 버섯, 고추
- 수분 함량 80~89%: 요구르트, 사과, 블루베리, 포도, 감귤류, 체리, 키위, 망고, 복숭아, 자두, 당근, 브로콜리, 배, 파인애플, 껍질콩(그린빈), 방울양배추, 양파
- 수분 함량 70~79%: 바나나, 아보카도, 코티지치즈, 리코타치즈, 감자, 옥수수, 새우
- 수분 함량 60~69%: 파스타, 콩류, 연어, 닭고기
- 수분 함량 50~59%: 소고기, 핫도그, 페타치즈
- 수분 함량 40~49%: 피자
- 수분 함량 30~39%: 단단한 치즈, 빵
- 수분 함량 20~29%: 소시지, 케이크
- 수분 함량 10~19%: 버터, 말린 과일
- 수분 함량 1~9%: 견과류, 땅콩버터, 쿠키, 크래커, 마른 시리얼
- 수분 함량 0%: 기름, 설탕

수분 섭취 비결 5. 좋은 물 선택하기

어떤 물이 가장 수분을 많이 채워 줄까? 수분 보충 효과는 광천수, 샘물, 수돗물, 정제수 순으로 크다.

광천수. 미국 식품 의약국에서는 어떤 제품을 광천수로 표기하려면 준수해야 하는 지침을 명확하게 규정해 두었다. 광천수는 '총 용존 고형물(미네랄 및 미량 원소)을 250ppm 이상' 함유해야 하며, 주로 암석 위로 흐르면서 좋은 성분을 흡수했을 가능성이 큰 '지질학적, 물리적으로 보호된 지하 수원지'에서 얻은 물이어야 한다.[23] 또 칼슘, 마그네슘, 칼륨, 나트륨, 중탄산염, 아연, 철 등의 미네랄은 수원지에서 자연적으로 발생한 것이어야 한다. 마그네슘은 혈압을 낮추고 소화를 원활하게 하는 효과가 있으며, 칼슘은 뼈를 튼튼하게 한다.

물의 지혜: 집에서도 광천수를 만들 수 있다. 간단한 제조법은 다음과 같다.

수돗물 1리터를 정수한다.
정수한 물에 베이킹소다 1/8 티스푼, 엡섬Epsom 소금 1/8 티스푼, 중탄산 칼륨 1/8 티스푼을 순서대로 넣고 잘 섞는다. 아니면 온라인이나 GNC(영양제와 보충제 등 건강 기능 식품을 판매하는 기업 - 옮긴이)에서 액상 형태의 복합 미량 미네랄을 구매해 물에 한 방울씩 섞어서 마셔도 된다.

샘물. 식품 의약국에서 '샘물'이라는 라벨을 받으려면 광천수와 마찬가지로 천연 수원에서 나온 물이어야 하지만, 그 물이 꼭 암석 위로 흘러서 미네랄을 다량 흡수한 물은 아니어도 된다. 혹은 미네랄을 전혀 흡수하지 않은 물이라도 무방하다. 샘물에는 보통 마그네슘, 칼슘, 칼륨, 나트륨이 함유되어 있다. 수돗물의 60퍼센트는 샘물과 같은 수원에서 나온다. 그러나…

수돗물은 오염 물질을 화학적으로 제거했으며(앞에서 말했다시피 완벽하게 제거되지는 못한다.) 샘물만큼 '깨끗한' 물이다. 수돗물을 사용하면 매년 5,000억 개씩 버려져 지구를 오염시키는 플라스틱병을 늘리지 않는다는 장점이 있다. 수돗물을 마시는 물로 사용하려면 필요에 따라 활성탄화 필터로 정수한 뒤(정수해도 미네랄은 그대로 보존된다.) 스테인리스 병이나 유리병에 담기만 하면 된다.

정제수 혹은 증류수는 의도적으로 미네랄을 제거한 물이다. 판매자들은 이 물이 '순수한 물'이라며 홍보하지만, 사실상 이 물은 순수한 쓰레기에 불과하다. 나는 정제수를 '텅 빈 물'이라고 부른다. 정제된 물만 마시면 결과적으로 신체에 미네랄이 손실된다. 몸에 저장된 미네랄이 소변으로 빠져나가기 때문이다. 정제수나 증류수는 가습기, 코 세척기, 양압기에 넣는 용도로 쓰는 것이 가장 좋다. 굳이 음용하지는 말자.

이제 정수에 관해서 이야기해 보자. 생수 구매를 중단한다면 비용 대비 효과가 좋은 수돗물용 필터를 사는 것이 좋다. 가정용 정수기에는 수백, 수천 가지 선택지가 존재한다. 가정용 정수기 브랜드로는 퓨어 PUR와 브리타Brita가 유명하지만, 이외에도 온라인이나 철물점이나 가정용품점에서 수십 가지의 정수기를 구매할 수 있다. 가격은 20달러부터 수천 달러에 이르기까지 천차만별이다.

또 요즘 출시되는 냉장고는 정수기가 내장된 제품이 많다. 냉장고 정수기의 경우 오염 물질을 제거하는 성능 자체는 나쁘지 않으나 이 역시 6개월마다 필터를 갈아 줘야 한다는 사실을 잊어버리는 사람들이 많다. 또 냉장고 정수기는 아래에 소개하는 정수기보다는 효과가 떨어진다. 하지만 솔직히 말하면 어떤 정수기든 없는 것보단 있는 편이 낫다.

정수기의 종류별 장단점은 다음과 같다.

언더싱크 정수기

장점: 한번 설치하면 계속 쓸 수 있다. 정수 장치와 정수용 수도꼭지를 별도로 설치하고 나면 주기적으로 필터를 교체하는 것 외에는 다시 손댈 일이 없다. 언더싱크 정수기는 화학물질과 오염 물질을 철저하게 걸러 내어 물맛을 좋게 한다.

단점: 호스를 여러 개 연결하고 싱크대에 구멍을 뚫어야 하는 등 설치하기가 복잡하므로 대부분 사람은 설치 기사를 부르는 비용까지 고려해야 한다. 정수기 가격은 수백 달러부터 시작하며, 교체용 필터도 저렴하지 않다.

수도꼭지 장착형 정수기

장점: 수전 필터는 화학물질과 오염 물질을 제거하는 성능이 탁월하며 물을 아주 맛있게 만들어 준다. 수전 필터는 언더싱크 필터보다 설치하기가 훨씬 간단하지만, 직접 설치하는 일에 서투르다면 사람을 불러서 제대로 설치하는 편이 나을 수도 있다. 가격은 50달러 미만이고, 교체용 필터는 약 25달러 선이다.

단점: 정수기가 싱크대 공간을 차지하므로 싱크대를 사용할 때 거치적거릴 수 있다. 사람에 따라 미관상 좋지 않다고 느낄 수도 있다. 또 제대로 설치하지 않으면 물이 사방으로 튄다.

카운터탑 정수기

장점: 카운터탑 정수기는 작고 휴대하기 쉽다. 심지어 호숫가 집으로 휴가를 떠날 때 정수된 물을 마시고 싶다면 가지고 갈 수도 있다. 카운터탑 정수기는 불순물을 매우 효과적으로 제거하며 깔끔한 맛이 나는 깨끗한 물을 제공한다. 또 커피 메이커처럼 사용하기가 간편해서 상자에서 꺼내자마자 바로 쓸 수 있다.

단점: 역시 커피 메이커와 마찬가지로 소중한 조리대 공간을 차지하므로 미관상 그리 좋지 않다. 한 번에 한 병 분량의 물만 정수할 수 있다는 단점도 있다. 뿐만 아니라 가격이 비싸서 어떤 제품은 교체용 필터 가격을 제외하고도 500달러가 넘는다.

주전자형 정수기

장점: 저렴하다! 기본적으로 20달러부터 시작하고, 교체용 필터도 가격이 비슷하다. 효율적이다! 주전자형 정수기는 다른 비싼 정수기 못지않게 오염 물질을 효과적으로 제거한다. 귀엽다! 일부 주전자형 정수기는 미관상으로도 꽤 아름답고 정수 용량도 상당히 크다.

단점: 직접 사용해 본 결과 주전자형 정수기의 수명은 토스터의 수명과 비슷했다. 1~2년 동안 매일같이 사용하고 나면 어딘가가 부서져서 교체해야 한다. 그러나 가격이 싼 편이므로 나쁘지 않다.

#물 유행

아래의 물 가운데 수분 공급 측면에서 특히 효과적인 물이 있을까? 좋은 질문이다.

알칼리수는 이온화와 여과 과정을 거쳐 산도가 pH 8~9인 물이다(중성은 pH 7, 커피는 4.8~5.5다). 알칼리수를 마시면 온갖 문제를 일으킨다고 알려진 혈액 속 산성 물질을 중화할 수 있다고들 한다. 그러나 알칼리수가 질병을 치료하거나 소화를 돕는다고 이야기하는 연구는 많지 않다. 우리가 무엇을 먹고 마시든 간에 신장은 자연적으로 균형을 맞추어 체내 pH를 약알칼리성인 7.4로 유지한다. 따라서 알칼리수를 마시면 신체가 최적의 pH를 유지하느라 바빠서 다른 일에 쓸 소중한 에너지를 낭비하게 된다.

수소수는 일반적인 물에 수소 기체 분자를 추가한 것이다. 수소수는 병에 담아 파는 제품을 구매할 수도 있고 알약 형태로 된 제품을 사서 물에 넣어 마실 수도 있다. 광고에서는 물에 수소를 첨가하면 항염증, 항노화, 활력 공급 효과가 생긴다고 선전한다. 이러한 광고 문구는 어느 정도 사실이다. 수소수는 일명 '나쁜 콜레스테롤'로 알려진 LDL 콜레스테롤의 수치를 낮추고 염증 표지자를 줄여 주는 것으로 밝혀졌다.[24] 또 수소수는 교감신경계를 진정시킴으로써 스트레스를 줄이고 삶의 질을 높이는 효과가 있을 수 있다.[25] 2021년 한 연구에서는 37명의 지원자를 대상으로 수소수의 운동 능력 향상 및 피로 감소 효과를 실험했다. 참가자의 절반은 훈련받은 사이클 선수였고 나머지 절반은 일반인이었다. 대상자 가운데 일부는 일주일 동안 위약에 해당하는 일반 물을 마셨고, 나머지는 일주일간 수소수를 마셨다. 일주일 후 운동 능력이 향상되고 피로가 감소한 집단은 수소수를 마신 사이클 선수 집단뿐이었다. 따라서 수소수는 효과가 있기는 있었으나 훈련 중인 사람들의 운동 능력을 향상한 것이 전부였다.[26]

탄산수. 탄산수와 알코올의 조합은 돌고 도는 유행 품목이다. 이봐, 화이트 클로 White Claw, 와인 스프리츠 wine spritzer라고 들어나 봤나? (화이트 클로는 탄산수에 알코올과 과일 향을 첨가한 음료, 와인 스프리츠는 탄산수와 포도주를 섞은 음료. 화이트 클로는 2019년 이후로 큰 인기를 끌었다. - 옮긴이) 알다시피 술은 바소프레신 생성을 억제하며 순 배출량 제로 음료에 해당한다. 그러니 알코올과 당분이 없는 탄산수를 마시자.

내가 수년째 들은 속설에 의하면 이산화탄소 거품이 든 물이 맛은 좋지만, 보통 물과 비교해 갈증을 해소하거나 수분을 공급하는 효과는 떨어진다고 한다. 하지만 이것은 사실이 아니다. 탄산수는 일반 물과 비교해서 수분 보충 효과가 전혀 떨어지지 않으며, 특히 탄산수에 라임을 한 조각 넣어 마시면 기분이 무척 상쾌해져서 금상첨화다.

수분 섭취 비결 6. 순환시키기

수분 공급과 운동의 상관관계는 생각보다 잘 언급되지 않는다. 앉은 자세에서는 중력이 체액을 엉덩이가 소파에 닿는 지점까지 끌어 내린다. 몇 시간을 연속으로 앉아 있으면 혈관이 수축해서 혈액과 림프액이 흐르는 공간이 좁아진다.

체액이 정체된 데다 탈수까지 곁들여지면 최악이다. 그러면 몸이 붓고, 부풀고, 독소가 쌓인다. 설령 수분을 충분히 섭취했더라도 (1) 영양소와 산소를 운반해 세포에 공급하고 (2) 독소를 끌어모아 소변으로 배출하려면 몸을 움직여서 체액 순환을 촉진해야 한다.

물을 넉넉히 마시고 앉아만 있으면 물이 가득 담긴 컵 바닥에 진흙이 두껍게 깔려 있는 것과 같다. 컵을 흔들어서 진흙을 걸러 내지 않는 이상 진흙, 즉 노폐물은 거기 그대로 머무를 것이다.

몸을 움직이면 심박수가 증가하고 혈액 순환이 빨라져서 혈류가 몸에 쌓인 노폐물을 쓸어 내고 이를 간과 신장으로 운반해 여과하고 제거한다.

몸에 수분을 보충하고 체내 독소를 제거하려면 뜨거운 물과 차가운 물로 번갈아 가며 샤워해 보자. 그러면 몸 외부에 있는 물을 이용해 몸 내부에 있는 수분의 움직임을 활성화할 수 있다.

땀은 신체의 수분 조절 체계를 활성화한다. 땀을 흘리면 갈증 명령 중추가 혈중 나트륨 농도가 하락하는 것을 감지하고 뇌에 "지금 당장 물이 필요하다!"라는 신호를 보낸다.

일일 기본 수분 섭취량을 채우고, 이에 더해 땀으로 빠져나간 수분과 전해질을 보충하기만 하면 체액 순환을 촉진하여 신체의 해독 과정을 원활하게 할 수 있다. 꼭 운동할 필요도 없다. 사우나를 하거나 적외선 담요에 들어가서 땀만 빼도 된다.

하지만 체액 순환을 위해 반드시 땀을 흘릴 필요는 없다. 주기적으로 컴퓨터 작업을 멈추고 자리에서 일어나 신선한 물 한 잔을 마시는 것만으로도 물 마시는 습관을 들이는 동시에 수분 공급과 체액 순환이라는 두 마리 토끼를 한꺼번에 잡을 수 있다.

이제 올바른 수면과 수분 섭취를 통해 건강을 유지하는 방법은 모두 살펴보았으니 이쯤에서 차를 한 주전자 끓이고 숨을 한 번 크게 들이마신 뒤 건강의 세 번째 도미노에 관해 알아보자.

핵심 정리

- 수분을 충분히 섭취하면 소화, 사고, 혈액 및 림프액 순환, 해독 작용, 성관계, 운동 등 모든 면에서 신체의 수행 능력이 좋아진다.
- 물을 마시면 젊어진다. 수분을 충분히 섭취한 사람은 질병에 잘 걸리지 않으며 수분을 적게 섭취한 사람보다 오래 산다.
- 식사하기 30분 전에 상온의 물을 마시면 식사량을 줄이고 지방 연소량을 늘릴 수 있다.
- 인체에 필요한 수분량은 나이, 체중, 활동성, 지역, 성관계 여부 등 여러 요인에 따라 달라진다. 그러나 다음 공식을 활용하면 자신의 수분 섭취 목표량을 간단히 계산할 수 있다. **(체중(파운드) × 0.6) + 30분 운동할 때마다 12온스 = 하루 수분 섭취량(온스)**. 아니면 그냥 아침에 일어나서부터 10시간에 걸쳐 시간당 250밀리리터씩 마셔도 된다.
- 수분 흡수율을 최대로 늘리려면 물을 벌컥벌컥 들이켜지 말고 한 모금씩 홀짝홀짝 마셔야 한다.
- 물의 품질은 광천수, 샘물, 정수한 수돗물 순으로 좋다. '순수한' 정제수나 증류수는 마시지 말자. 물을 담아 마시기에 가장 좋은 용기 재질은 스테인리스강, 유리, 세라믹이다. 플라스틱은 좋지 않다!
- 과일과 채소 등 수분과 섬유질이 풍부한 음식을 주로 먹으면 맛있게 수분을 보충할 수 있다.

- 몸을 움직여서 체액 순환을 활성화하자. 수분 공급과 원활한 체액 순환은 함께 작용하면서 세포에 영양분을 공급하고, 신체 기능을 지원하며, 전신을 해독한다.

도미노 셋

호흡

세 번째로
근본적인 생체 행동을
정복하여
단순하게 건강해지기

9장

호흡에 관한 진실

우리가 하루에 최대 2만 번 반복하는 행동에 관한 흥미로운 사실들

호흡이란 무엇인가?
왜 숨을 쉬어야 할까?
숨을 쉴 때는 무슨 일이 벌어지는가?
숨을 쉬지 않으면 어떻게 죽을까?

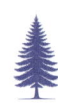

운동하면 스트레스가 크게 줄어들고, 활력이 돋아나고, 억눌린 감정을 건강하게 배출할 수 있다는 사실은 누구나 안다. 그리고 더 건강한 미래를 위해 열심히 땀 흘리며 운동해야 한다는 데는 다들 전적으로 동의한다.

그러나 비싼 단체 운동 강좌에 덜컥 등록하거나 오후 3시에 찾아오는 슬럼프를 이겨 내려고 달콤한 간식에 손을 뻗기 전에… 잠깐! 지금 바로 시작할 수 있는 간단한 호흡법으로 운동할 때 못지않게 스트레스를 해소하고, 오후의 나른함을 극복해 다시금 활력을 얻고, 심지어 두뇌 기능을 향상하고, 수면의 질까지 개선할 수 있다는 사실을 알고 있는가? 무엇보다 이 호흡법은 돈 한 푼 안 들이고 할 수 있다는 것이 가장 큰 장점이다.

호흡은 건강의 세 가지 도미노 가운데 사람들이 가장 많이 간과하는 부분이다. 5년 전만 하더라도 주류 언론은 잘못된 호흡의 위험성에 관해 거의 보도하지 않았다. 사실 지금이라고 한들 콧구멍을 가까이서 찍어서 보여 주는 '#호흡챌린지' 동영상이 틱톡에 있을 것 같지는 않다.

하지만 요가 수행자들은 호흡의 놀라운 치유, 각성, 진정 효과를 수천 년 전부터 알고 있었다. 실제로 요즘은 호흡 워크숍이 유행이다. 호흡 워크숍은 건강 커뮤니티에서 폭발적인 인기를 끌고 있으며, 여기에는 그럴 만한 이유가 있다. 우리가 폐로 공기를 들이마시고 내쉬는 방식이 그만큼 중요하기 때문이다.

마침내 일반 대중도 호흡의 중요성을 점차 알아 가는 추세다. 그리고 나는 바로 이 호흡에 관한 지식을 전파하고자 한다. 수면을 연구하고 환자들을 진료하면서 나는 수년간 호흡법을 집중적으로 탐구했고, 호흡에 관해 여러분에게 전해 줄 흥미로운 지식 보따리가 차고 넘친다.

호흡이란 무엇인가?

우리는 숨을 들이마실 때 대기 중의 산소와 질소를 코와 입 안으로 끌어당긴다.

숨을 내쉴 때는 코와 입을 통해 이산화탄소와 질소를 공기 중으로 내보낸다.

숨을 들이마시고 내뱉는 이 두 과정이 바로 '숨을 쉰다'는 말의 의미다. 숨을 내쉬지 않고는 들이마실 수도 없다. 두 가지 모두 생명을 유지하는 데 필수적이다.

왜 숨을 쉬어야 할까?

간단히 말하자면 포도당을 에너지로 전환하여 몸을 움직이고 기능하게 하기 위해서다.

이제 세포 호흡을 단계별로 살펴보자. 우리 몸에는 포도당으로 이루어진 글리코겐이 저장되어 있다. 포도당은 음식에서 나와서 간과 근육 등 여러 부위에 저장되었다가 나중에 에너지원으로 쓰인다. 포도당 분자가 작은 각설탕이라고 상상해 보자. 우리가 숨을 쉴 때 들어오는 산소(O_2)는 불붙은 성냥과 같아서 각설탕과 접촉하면 설탕에 불이 붙는다. 이 불에서 나오는 열기가 바로 우리 몸을 구성하는 15조 개의 세포에 동력을 공급하고, 체온을 유지하는 에너지가 된다.

뇌세포는 이 에너지를 이용해 사고하고, 기억하고, 집중하고, 신체 각 계통에 언제 무엇을 하라고 지시한다. 심장 세포는 이 에너지를 써서 혈액을 힘차게 뿜어낸다. 근육 세포는 에너지를 이용해 달리고, 자판을 두드리고, 춤을 추고, 호흡한다. 산소가 없으면 포도당을 연료로 전환하는 과정이 아예 일어나지 않는다.

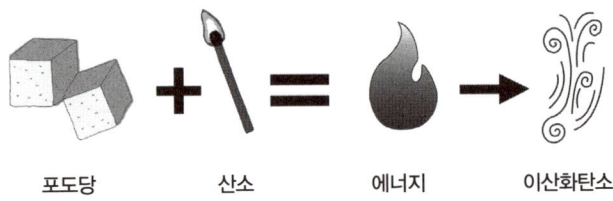

포도당   산소   에너지   이산화탄소

각설탕은 불에 타면서 열기와 연기를 발생시킨다. 연기는 에너지를 생산하는 화학 반응의 부산물이다. 이 비유에서 연기는 세포 호흡의 노폐물인 이산화탄소에 해당한다. 보통 이산화탄소 하면 자동차 배기관과 공장 굴뚝에서 나오는 유독성 스모그가 떠오르다 보니 인식이 좋지 않다. 그러나 산소라고 해서 무조건 좋은 게 아니듯 이산화탄소라고 해서 다 나쁜 것은 아니다. 다시 말하지만 중요한 것은 항상성, 즉 균형이다.

물의 지혜 + 호흡 바로 알기: 수분을 섭취할 때는 수분과 염분의 균형이 무엇보다 중요하듯이 호흡할 때는 이산화탄소와 산소의 균형이 매우 중요하다.

그렇다면 이산화탄소는 우리 몸에서 어떤 역할을 할까?

우선 이산화탄소는 혈액의 pH를 최적 수치인 7.4로 조절한다. 그 덕에 혈액의 pH는 산성 쪽으로 기울지 않고 약알칼리성으로 유지된다.[1]

이산화탄소는 헤모글로빈 분자(몸 구석구석에 기체를 운반하는 적혈구 속 단백질) 수억 개의 모양을 작은 양동이처럼 변형시켜 헤모글로빈이 산소를 필요한 부위로 더 잘 운반할 수 있게 한다.[2]

이산화탄소가 없으면 '호흡 욕구'도 멈춘다. 우리를 점점 피로하게 하는 화학물질인 아데노신이 뇌에 축적되어 '수면 욕구'가 생기듯 호흡 욕구는 숨을 쉬게 하는 압력이 축적되어 생긴다. 혈중 이산화탄소와 산소의 비율이 이산화탄소 쪽으로 지나치게 기울면 뇌는 호흡계에 "지금 당장 숨을 들이쉰다. 실시."라는 신호를 보낸다.

수면 욕구는 하루에 걸쳐 서서히 쌓이며, 이에 따라 점점 졸음이 몰려오고 하품이 나오기 때문에 수면 욕구가 축적되는 것은 어느 정도 의식적으로 알아차릴 수 있다.

반면 호흡 욕구는 하루에 최대 2만 번까지 일어나고, 보통은 우리가 미처 의식하지 못하는 사이에 발생한다. 호흡은 머리와 폐 사이에 벌어지는 약간은 긴장된 대화와 같고, 끝에 가서는 언제나 들숨이라는 똑같은 결말을 맞이하는 한 편의 작은 연극과 같다. 그리고 그 후에는 날숨이 뒤를 따른다. 이렇게 들이쉬고 내쉬는 과정이 죽을 때까지 계속해서 이어진다.

숨을 쉴 때는 무슨 일이 벌어지는가?

산소 분자의 놀라운 여정은 대기에서부터 시작된다. 공기라고도 하는 대기는 중력에 이끌려 지구 주위를 맴도는 여러 가지 기체의 혼합물이다. 사람은 공기를 눈으로 보거나 손으로 만질 수 없지만, 우리는 매일 매 순간 공기를 가르며 움직이고 있다. 눈에 보이지 않지만 우리를 둘러싸고 있는 이 물질은 산소 21퍼센트, 질소 78퍼센트, 이산화탄소와 아르곤과 메탄 등 기타 기체 1퍼센트로 구성되어 있다.

호흡과 소화처럼 불수의적인 생체 행동을 제어하는 '도마뱀 뇌lizard

brain(뇌에서 원초적이고 본능적인 작용을 담당하는 부위를 가리키는 말로 파충류 뇌라고도 함. - 옮긴이)'의 일부분인 뇌간에 있는 숨뇌가 산소와 이산화탄소의 불균형을 감지하면, 폐 바로 아래 복부에 있는 돔 모양의 근육인 횡격막에 평평해지라는 신호를 보낸다. 이러한 움직임은 폐를 팽창시켜 진공 상태를 만들어서 코와 입을 통해 공기가 흘러들어 오게 한다. 바로 이 과정을 가리켜 들숨이라고 한다.

호흡 욕구가 발생할 때 숨을 들이마시지 않고 참으면 사람은 '공기 허기air hunger'를 느끼기 시작한다. 공기 허기는 강렬한 배고픔과 비슷하게 공기를 지독하게 갈구하는 고통스러운 감각이다. 공기 허기가 들면 가슴이 타들어 가는 듯 답답하며, 머리가 어지럽고, 숨을 쉬고 싶은 욕구가 갈수록 절박하게 차오른다. 만일 이러한 신호를 무시하고 의식을 잃을 때까지 아득바득 숨을 참으면 폐가 저절로 다시 호흡하기 시작한다.

호흡 바로 알기: 한때 나는 서핑의 대가인 레어드 해밀턴, 그의 아내이자 올림픽 비치 발리볼 선수였던 개비 리스와 함께 그들의 말리부 집에서 익스트림 퍼포먼스 트레이닝Extreme Performance Training을 받고 강의도 할 만큼 신체 능력 향상에 미쳐 있었다. 당시 나는 약 서른 명쯤 되는 다른 열성분자들과 함께 사흘에 걸쳐 극한의 훈련을 받았다(물과 음식은 충분히 제공되었다). 그중 수영장에서 한 훈련이 가장 흥미로웠다. 개비가 물에 뛰어들라고 하면 참가자들은 그 말에 따라야 했다. 나는 수

영장에 뛰어들어 10킬로그램짜리 덤벨을 집어 들었다. 개비는 이렇게 지시했다. "숨을 완전히 내쉰 다음 바닥에 도달하면 수영장을 가로질러 끝까지 걸어가서 덤벨을 부드럽게 내려놓고 수면 위로 올라와서 공기를 들이쉬세요." 10킬로그램짜리 덤벨을 쥔 채 물속에서 대기하고 있으면 잠수하기 직전에 레어드가 이렇게 말했다. "수영장에 덤벨 떨어뜨리시면 절대 안 됩니다. 바닥 타일 부서져요." 숨 참으랴 덤벨 조심하랴 신경 쓸 게 이만저만이 아니었다. 그러면 얼마 지나지 않아 공기 허기가 찾아왔다.

사람은 숨을 들이마실 때 수없이 많은 기체 원자와 더불어 먼지, 흙, 오염 물질, 알레르기 유발 물질, 세균, 곰팡이, 바이러스까지 빨아들인다. 키 큰 소나무 숲이 우거진 산꼭대기에 살지 않는 이상 우리가 마시는 공기는 순수함이나 깨끗함과는 거리가 멀다.

다행히도 우리 몸에는 우리가 들이마신 공기에서 독성 물질을 걸러내어 신체가 해를 입지 않도록 보호하는 시스템이 갖춰져 있다. 비강에는 병원균과 오염 물질을 대부분 잡아내는 점액층이 두 겹 있다. 입과 목구멍 역시 점액으로 덮여 있지만, 입과 목구멍의 점액층은 비강의 점액만큼 세균과 알레르기 유발 물질을 잘 포착하지는 못한다. 이것은 가능한 한 입이 아니라 코로 숨을 들이마셔야 하는 여러 이유 중 하나에 불과하다(이에 관해서는 나중에 더 자세히 살펴본다).

흡입된 공기 분자는 부비강을 통해 기관으로 유입되면서 따뜻해지고, 촉촉해지고, 농축된다. 기관은 Y자를 위아래로 뒤집은 모양으로 오른쪽 폐와 왼쪽 폐로 직접 연결되는 기관지로 나뉜다. 기관지는 또 더 작은 세기관지로 계속해서 갈라진다. 기관을 나무줄기, 기관지를 굵은 가지, 세기관지를 잔가지로 보면 기도는 마치 나무를 거꾸로 뒤집은 모양처럼 보인다.

기도의 표면도 역시 점액으로 덮여 있다. '점액'이라는 단어는 들으면 특유의 질감이 연상되다 보니 어쩐지 불쾌하게 느껴질 수 있다. 하지만 끈적끈적한 점액이 없다면 폐는 세균과 호흡기 질환에 극도로 취약해질 것이다. 또 폐가 윤활액으로 덮여 있지 않다면 그러잖아도 시간당 17밀리리터씩 손실되는 수중기량에 더해 숨을 내쉬는 족족 수증기가 날아가서 심각한 탈수가 발생할 것이다.

각 세기관지의 끝에는 허파꽈리라고 하는 포도처럼 생긴 미세한 구조물이 모여 있다. 4억 8,000만 개에 달하는 허파꽈리는 모세혈관으로 촘촘히 덮인 작은 풍선과도 같은 공기주머니다. 코나 입으로 들어온 산소 분자는 공기주머니까지 흡입된 후 거기서부터 허파꽈리의 벽을 가로질러 근처의 모세혈관으로 이동한다.

일단 혈류에 들어오면 산소 분자는 적혈구에 탑승하여 포도당을 에너지로 전환하는 임무를 다하기 위해 체내 어딘가로 옮겨진다. 산소 분자의 여정은 이렇게 막을 내린다.

그러나 이번에는 새로이 생성된 이산화탄소 분자가 놀라운 여정을 시작한다. 이 연극의 2막은 날숨이다. 앞서 언급했듯이 이산화탄소는 세포 호흡의 부산물로 발생한다. 산소를 폐에서 몸 곳곳으로 운반하는 적혈구, 정확히는 적혈구 속 헤모글로빈 단백질이 이번에는 이산화탄소를 몸 곳곳에서 다시 폐로 운반한다.

산소의 이동 과정을 방향만 반대로 하면 이산화탄소의 이동 과정이 된다. 먼저 혈액이 이산화탄소를 포착한 뒤 혈류를 따라 다시 허파꽈리 주변의 모세혈관으로 이동하면, 이산화탄소가 허파꽈리 벽을 통과해 다시 작디작은 공기주머니 속으로 들어간다. 그리하여 허파꽈리가 이산화탄소로 가득 차면 횡격막 근육이 위쪽으로 구부러져 갈비뼈를 조이고 폐를 압축함으로써 세기관지, 기관지, 기관, 코와 입을 거쳐 이산화탄소를 다시 대기 중으로 밀어 올려 배출한다.

호흡 바로 알기: 사람은 평균적으로 매년 400만 리터에 달하는 공기를 마시고 내뱉는다. 이는 올림픽 규격의 수영장 용량을 넘어서는 양이다.[3]

우리가 숨을 들이마실 때마다 산소가 들어오고, 내쉴 때마다 이산화탄소가 배출된다. 이 놀라운 진화의 산물을 가리켜 '가스 교환'이라고 한다. 우리는 숨을 쉴 때마다 가스를 교환한다. 이 기능은 불수의적인 동시에 수의적이라는 점에서 독특하다. 호흡은 소화와 마찬가지로 일반적으로는 불수의적으로 일어난다. 우리는 숨을 쉬어야 한다는 사실을 애써 기억하지 않아도 된다. 호흡하기 위해 굳이 어떤 행동을 할 필요도 없다. 깨어 있을 때든 잠들어 있을 때든 호흡은 저절로 일어난다.

그러나 호흡은 수의적으로도 일어난다. 의식하기만 하면 우리는 지금 당장이라도 천천히 길고 깊은 숨을 들이쉬고 몇 초간 참았다가 자기만의 속도로 내쉴 수 있다. 이렇게 우리는 무엇을 하고 있느냐에 따라 가스 교환을 의식적으로 더 빠르거나 느리게, 깊거나 얕게 조절할 수 있다. 호흡은 기본적으로 저절로 이루어지지만, 우리가 직접 조절할 수 있는 부분이기도 하다.

폐에 관하여

간은 담즙을 생성하고, 혈액을 여과하고, 포도당을 저장하는 등 수많은 기능을 담당하는 근면 성실한 기관이다. 장은 미생물군 유전체를 수용하고, 음식물을 소화하고, 호르몬을 생성한다(참고로 장에서 생성되는 세로토닌이 뇌에서 생성되는 세로토닌보다 많다). 하지만 뭐니 뭐니 해도 신체에서 가장 흥미로운 기관이라면 폐를 빼놓을 수 없다.

- **폐는 물에 뜬다.** 만약 폐를 떼어 물웅덩이에 던지면 폐는 그 안에 있는 수백만 개의 공기주머니 때문에 물에 가라앉지 않고 둥둥 뜰 것이다.

- **폐는 혈액 보유량이 어마어마하다.** 폐는 혈액의 저장고다. 1분마다 5~6리터의 혈액이 폐를 거쳐 흐른다.[4] 폐는 혈액을 생성하는 기관이기도 하여 시간당 1,000만 개의 혈소판을 만들어 낸다.[5]
- **폐는 크기가 매우 크다.** 폐는 저장 용량 면에서 볼 때 가장 큰 내부 장기로 혈액 500밀리리터를 저장하고 공기 6리터를 수용할 수 있다. 폐의 무게는 1.1킬로그램이다(심장은 230~280그램이다). 양쪽 폐의 기관지, 세기관지, 허파꽈리를 이쪽 끝에서 저쪽 끝까지 죽 늘어놓으면 총 길이는 약 2,400킬로미터에 달한다.
- **폐는 매우 효율적이고,** 크고, 혈관이 많이 분포되어 있어서 흡입된 물질(이를테면 약물이나 대마초)이 뇌에 도달하기까지 단 7초밖에 걸리지 않는다.
- **폐는 두 개지만,** 마찬가지로 두 개씩 있는 다른 기관(신장, 난소 등)과 달리 양쪽의 구조가 서로 다르다. 오른쪽 폐가 무게는 더 무겁지만, 간에 공간을 내주다 보니 길이는 더 짧다. 오른쪽 폐는 세 개의 엽lobe으로 이루어져 있으며 기관지가 두 개 연결되어 있다. 왼쪽 폐는 오른쪽 폐보다 가벼우며, 왼쪽 가슴은 심장을 수용해야 하므로 왼쪽 폐는 폭이 더 좁다. 왼쪽 폐는 두 개의 엽으로 이루어져 있고 기관지가 한 개 연결되어 있다.
- **폐는 훈련할 수 있다.** 정확히 말하면 폐 자체가 아니라 폐를 둘러싼 근육을 훈련할 수 있다. 연습을 통해 갈비뼈의 늑간 근육과 횡격막을 강화하면 폐활량을 늘릴 수 있다.

숨을 쉬지 않으면 어떻게 죽을까?

사람은 잠을 자지 않고 10일 이상 생존할 수 있다. 결국에는 지칠 대로 지친 뇌가 잠들지 않으려고 안간힘을 쓰는 의식을 꺾고 우리가 의식하지도 못하는 사이에 우리를 몇 초 혹은 몇 분 동안 미세 수면에 빠지게 할 것이다.

비록 쥐는 극심한 수면 박탈로 인해 죽었지만, 임상 환경에서 사람이 직접적으로 수면 부족 때문에 사망했다는 증거는 없다.

안드레아스 미하베츠를 유치장에 가두고 내버려 둔 오스트리아 경찰관의 무능함으로 인해 우리는 인간이 음식 없이 극소량의 물만으로 18일간 생존할 수 있다는 증거를 얻었다. 그러나 일반적으로는 물을 전혀 공급받지 못하면 사람은 3일 내로 죽는다.

그렇다면 숨을 쉬지 않고는 얼마나 오래 살아남을 수 있을까?

영화 〈대부〉에서는 루카 브라시가 술집에서 피아노 줄에 목이 졸려 22초 만에 사망하고 물고기 밥이 된다. 영화 후반부에서 카를로 리치도 자동차 조수석에서 목이 졸려 비슷한 운명을 맞이한다. 리치는 자동차 앞 유리를 발로 차서 유리가 깨질 정도로 마구 몸부림치며 저항하지만, 뇌로 가는 공기가 차단된 지 16초 만에 사망한다.

물론 할리우드 영화에 과학적인 정확성을 기대할 수는 없다.

사람이 질식, 즉 산소 결핍으로 죽는 방식에는 영화처럼 교살당하는 것 외에도 여러 가지가 있다. 미국 질병 통제 예방 센터는 2018년에 미국에서 질식사한 사람이 거의 1만 9,000명에 달한다고 보고했다.[6] 구체적인 사인은 익사, 알레르기 반응으로 인한 상기도 부종, 일산화탄소 중독, 천식, 음식물로 인한 질식, 발작, 오피오이드 과다 복용, 목 졸림 등이었다.

광산, 터널, 하수구처럼 공기 중 산소 함량이 6퍼센트밖에 되지 않는 환경(일반적인 공기의 산소 함량은 21퍼센트다.)에 너무 오래 머무르면 이산화탄소 과다 흡입으로 사망할 수 있다.[7] (참고로 에베레스트산 꼭대기처럼 고도가 높은 곳에서도 공기 중 산소의 비율은 여전히 21퍼센트다. 다만 고도가 높으면 공기 자체가 희박해서 공기량이 해수면의 3분의 1 수준에 그친다는 것이 문제다.) 산소가 부족한 환경에서는 기도가 조금이라도 막히면 질식해서 뇌 손상을 입거나 사망에 이를 위험이 있다.

심장 세포와 뇌세포는 산소가 결핍되면 빠르게 괴사하기 시작한다. 뇌는 산소에 욕심이 많아 신체에 공급되는 전체 산소의 20퍼센트를 사용한다. 그리고 뇌세포를 건강하게 유지하려면 그만큼의 산소가 계속해서 보충되어야 한다.

그러나 공기가 차단되었을 때 뇌와 심장에서 어떤 일이 벌어지는지 그 구체적인 메커니즘은 아직 다 밝혀지지 않았다. 이 메커니즘을 파헤치는 과정에서 수많은 실험용 쥐가 희생되었다.

일부 연구에서는 극도의 흥분 상태에 도달한 신경 전달 물질이 '뇌 폭풍'을 일으켜 세포 사멸을 유발한다는 사실을 밝혔다.[8] 또 천식이나 만성폐쇄성폐질환 같은 폐병으로 인해 급성 산소 결핍이 일어나면 심장

기능을 저해하는 스트레스 반응이 촉발되어 치명적인 심장마비가 발생할 수 있다.[9]

산소가 결핍되면 다음과 같은 증상이 나타난다.

기관에 압력이 가해져 공기의 흐름이 차단되면 사람은 몇 초 이내에 공기 허기를 느끼면서 폐가 타들어 가는 감각, 두통, 공황, 정신 착란, 인후통, 시야 흐림을 겪는다.

1분 이내에는 반점이 보이고 의식을 잃는다.

1분이 지나면 뇌가 손상되기 시작한다.

5분이 지나면 돌이킬 수 없는 뇌 손상을 입는다.

10분이 지나면 뇌사가 일어난다.

15분이 지나면 신체의 나머지 부분도 죽는다.

그러나 산소 결핍이 일으키는 엄청난 손상에도 불구하고 인간은 24분 37초 동안 숨을 쉬지 않고 생존할 수 있다.

숨 참기 세계 최장 기록은 크로아티아 출신의 프리 다이버 부디미르 소바트가 세운 것으로 그는 2021년 56세의 나이로 시사크의 한 수영장에서 얼굴을 물에 담근 채 웬만한 테드TED 강연보다 두 배 이상 긴 시간을 버텼다. 소바트는 3년에 걸쳐 연습하고 훈련했으며, 도전하기 30분 전부터 산소 탱크에서 100퍼센트 산소를 공급받아 과호흡 하는 방식으로 기록 경신에 성공했다.

앞서 언급했듯이 일반적인 공기의 산소 함량은 고작 21퍼센트에 불과하다. 그러나 순수하게 산소로만 혈액을 포화시키면 혈중 산소 농도가 증가하므로 이후에 산소와 이산화탄소의 비율이 이산화탄소 쪽으로 기울어져 도마뱀 뇌가 "숨을 들이마셔. 지금 당장!"이라고 요구하기까지 걸리는 시간이 훨씬 더 길어진다.

한편 '정적 무호흡(미리 100퍼센트 산소를 공급받아 과호흡 하지 않고 물속에서 숨을 참는 것)' 세계 최장 기록은 세르비아 출신 프리 다이버 브랑코 페트로비치가 세운 것으로 그는 2014년 두바이의 한 수영장에서 11분 54초 동안 숨을 참았다.

다년에 걸친 프리 다이빙 경험이 없고, 심박수를 조절하는 기술과 호흡 욕구에서 오는 무시무시한 신호를 극복하는 기술을 훈련받지 않은 평범한 사람은 이 수치 근처에도 갈 수 없을 것이다.

배우 케이트 윈슬렛은 영화 〈아바타: 물의 길〉에서 수중 장면을 촬영할 당시 프리 다이빙 코치의 도움을 받고 미리 100퍼센트 산소를 공급받아 7분 넘게 숨을 참아서 화제가 되었다.

케이트 윈슬렛에게 박수를 보낸다. 숨을 그렇게 오래 참아 낸 것만으로도 이 배우는 오스카상을 받을 자격이 충분하다.

호흡이라는 도미노를 넘어뜨리려고 하면 당혹스러운 궁금증 하나가 고개를 내민다. 과연 내가 호흡을 제대로 하는지 아닌지는 어떻게 알 수 있을까?

최소한 호흡에 능숙하지 않았더라면 우리는 이미 죽었을 것이다. 다음 장에서는 과연 우리의 폐가 놀라운 잠재력을 온전히 발휘하고 있는지 평가하는 방법을 소개한다.

핵심 정리

- 호흡은 산소를 들이마시고 이산화탄소를 내쉬는 두 단계로 이루어진 '가스 교환' 과정이다. 우리가 공기를 들이마시면 코와 입과 기도의 점액이 공기 속 오염 물질과 항원을 걸러 낸다. 폐에 도달한 산소는 혈류로 이동해 온몸 구석구석에 공급된다.
- 세포 호흡은 포도당과 산소를 연료로 바꾸는 과정을 가리키며, 그 과정에서 이산화탄소라는 부산물이 발생한다. 호흡의 궁극적인 목적은 세포들이 자기 할 일을 할 수 있도록 에너지를 생산하는 것이다.
- 공기 허기는 호흡을 일으키는 원동력으로 우리가 숨을 들이마시도록 이끄는 메커니즘이다. 이 또한 혈중 산소와 이산화탄소의 비율을 계속해서 살피는 뇌에서 조절된다.
- 폐는 절대 당연하게 여겨서는 안 될 경이로운 진화의 산물이다.
- 숨을 쉬지 않으면 어떻게 될까? 고작 몇 분 안에 죽을 것이다. 당연히 권장할 만한 일은 못 된다.

10장

호흡 평가 도구

건강의 세 번째 도미노를 쓰러뜨리려면 먼저 집에서 할 수 있는 간단한 검사로 자신의 현재 호흡 상태를 진단해 보자.

호흡수 검사
숨 가쁨 검사
숨 참기 검사
혈중 산소 검사
들숨-날숨 측정기
이산화탄소 내성 검사

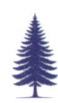

호흡기 내과에 방문하면 호흡기 기능에 대한 정밀 검사를 받을 수 있다. 하지만 다음의 자가 진단법으로도 내가 얼마나 숨을 잘 쉬는지 상당히 정확하게 파악할 수 있다.

호흡수 검사

여러분은 1분에 숨을 몇 번씩 쉬는가? 그 숫자가 바로 호흡수다. 일부 스마트 워치 애플리케이션에는 호흡수를 측정하는 기능이 있다. 아니면 자기가 직접 호흡 횟수를 세도 된다.

가만히 앉은 상태에서 60초 동안 들숨-날숨 주기를 몇 번 반복하는지 세어 보자. 그냥 평소처럼 호흡하면 된다. 특별히 의식해서 숨을 깊게 쉬려고 하지 말자.

호흡수가 분당 12회 이하면 전반적인 건강 상태가 아주 훌륭하다고 볼 수 있다.

분당 13~20회면 정상 범위다.

분당 21회 이상이면 높은 수치이므로 의료 전문가와 최소한 상의라도 해 봐야 한다. 호흡수가 높은 경우 알레르기가 유독 심한 날이거나 공황 발작을 겪고 있거나 천식, 만성폐쇄성폐질환 같은 만성 질환 혹은 폐렴, 패혈증, 폐색전증, 당뇨병성 케톤산증 같은 급성 질환이 있을 수 있다.

내 호흡수는 분당 _____ 회다.

숨 가쁨 검사

몸이 건강하면 당연히 폐도 튼튼하기 마련이다. 유산소운동은 말 그대로 숨을 더 깊게 몰아쉬게 하고 심박수를 높여서 근육과 뇌에 산소를 더 많이 공급하는 운동을 가리킨다. 그러나 폐의 힘을 평가하는 간단한 동작을 하는 데 마라톤 선수급의 지구력이나 벤치프레스로 100킬로그램을 번쩍 들 수 있을 정도의 힘까지는 필요하지 않다. 이 검사에서 측정하고자 하는 것은 체력이 아니라 우리가 몸을 움직이면서 산소 필요량이 증가할 때 이에 대응하는 폐의 능력이다.

검사 방법은 다음과 같다.

1. 빠른 걸음으로 계단을 두 층 오른다.
2. 호흡 상태를 1~4점으로 평가한다(평가 기준은 아래 내용 참조).

1점: 숨을 헐떡이고, 땀을 뻘뻘 흘리고, 호흡이 정상으로 돌아오기까지 2분 이상 걸린다. 어쩌면 계단을 오르다가 숨이 차서 숨을 고르려고 중간에 멈춰 섰거나 가슴에 통증을 느꼈을 수도 있다. 이런 상태라면 의사와 상담해야 한다. 강도가 비교적 약한 운동을 했는데도 숨이 심하게 가쁘다면 뇌와 다른 내부 장기에 산소가 충분히 공급되지 않고 있다는 신호다.

2점: 숨이 가빠지고 심장이 세게 뛴다. 원래대로 숨을 고르려면 1분 넘게 걸리고, 몸이 피로해진다. 이 정도면 폐 건강이 그럭저럭 괜찮은 수준이다. 활동량을 늘리고 기록을 남겨서 개선 과정을 추적하자.

3점: 호흡이 약간 빨라졌지만, 기분 좋은 수준이다. 30초 정도면 호흡이 원래대로 회복되며, 계단을 오르고 나서 몸에 활력이 돈다. 그렇다면 폐 상태가 양호한 편이다. 심호흡 훈련을 하면 4점도 노려 볼 만하다.

4점: 이 정도 운동쯤은 거뜬해서 호흡에 변화가 거의 없다. 계단을 오른 후에도 계단을 오르기 전과 마찬가지로 호흡이 느리고 안정적으로 유지된다. 당신은 폐 건강이 아주 좋다. 짝짝짝!

내 숨 가쁨 점수는 _____ 점이다.

숨 참기 검사

1. 자리에 앉는다(반드시 앉아서 해야 한다. 선 채로 숨을 참으면 안 된다!).
2. 더는 공기를 마시지 못할 때까지 입을 통해 뱃속 깊이 숨을 최대한 들이마신다.
3. 그 상태로 숨을 얼마나 오래 참을 수 있는지 스톱워치로 시간을 측정한다.

프리 다이버나 영화배우를 제외한 일반 성인은 30초에서 90초 동안 숨을 참을 수 있다.[1] 1분 이상 참을 수 있다면 아주 좋다. 90초 이상 숨을 참을 수 있다면 곧바로 수중 발레에 입문해 보기를 추천한다.

여기서 핵심은 자신을 저산소 혈증(혈중 산소가 부족한 상태)으로 몰고 가는 것이 아니다. 이 검사는 폐 기능이 건강하게 정상적으로 작동하는지 확인하기 위한 것이다. 30초 동안도 숨을 참지 못한다면 폐 질환, 바이러스, 빈혈이 있거나 폐활량이 부족하다는 신호일 수 있다. 이런 경우에는 의사와 상의해야 한다.

호흡 바로 알기 비결: 숨 참기 검사를 할 때는 시간이 째깍째깍 흘러가는 모습을 보지 않는 편이 낫다. 스톱워치를 보고 있으면 시간이 더 느리게 흐르는 기분이 들기 때문이다. 처음에는 다른 곳을 보고 있다가 호흡 욕구가 발동하는 것이 느껴지면 그때 스톱워치로 눈을 돌려 시간이 얼마나 지났는지 확인하자. 나는 30초가 지나면 첫 번째 고비가 찾아온다. 그러면 눈을 감고 몸을 진정시켜서 힘들어하거나 불안에 빠지지 않고 15초에서 20초 정도 더 버티려고 한다.

주의사항: 숨 참기 검사는 지구력 평가나 차력 쇼가 아니다. 그러니 자신을 능력의 한계까지 밀어붙이려고 애쓰지 말자. 무리해서 90초 이상 숨을 참으면 기절할 수 있다.

나는 숨을 _____ 초 동안 참을 수 있다.

혈중 산소 검사

코로나19 팬데믹 초기인 2020년 봄과 여름, 전자 맥박 산소 측정기(펄스 옥스pulse ox)라는 기기가 불티나게 팔리기 시작하면서 전자 맥박 산소 측정기는 디지털 체온계만큼이나 일반 가정에서 흔히 볼 수 있는 물건이 되었다.

20달러 이하로 구매할 수 있는 펄스 옥스 기기는 조그마한 샌드위치처럼 두 개의 부품이 겹쳐진 형태이며 집게처럼 움직인다. 윗면에는 측정 수치를 확인할 수 있는 디지털 화면과 전원 버튼이 있다.

먼저 집게를 벌려 두 부분 사이에 손가락을 끼우고 집게를 놓아 손가락이 기기 안쪽에 꼭 맞도록 한 다음 약 15초간 기다리면 디지털 화면에 숫자 두 개가 뜬다. 한 숫자는 혈중 산소 포화도를 나타낸다. 혈중 산소 포화도란, 적혈구의 헤모글로빈 가운데 산소와 결합하지 않은 헤모글로빈과 비교해 산소와 결합한 헤모글로빈이 얼마나 많은지 그 비율을 측정한 값이다. 다른 숫자는 분당 심박수 혹은 맥박수를 나타낸다. 일부 스마트 워치에는 상당한 정확도를 자랑하는 맥박 산소 측정 애플리케이션이 있다.

산소 포화도의 적정 범위는 95~100퍼센트다. 보통은 거의 모든 적혈구가 동원되어 산소를 조직과 장기로 효과적으로 운반한다.

산소 포화도가 92~94퍼센트면 낮은 수치에 해당한다. 이 정도면 조직과 장기로 공급되는 산소가 부족하다는 뜻이다. 이런 경우 바이러스성 폐 감염이나 다른 폐 질환을 의심해 볼 수 있다.

수치가 이렇게 나왔다면 누워서 몇 분 동안 숨을 참지 않고 자연스럽게 호흡한 다음 다시 측정해 보자. 다시 쟀을 때도 95퍼센트 미만으로 나온다면 주치의에게 연락해서 빈혈, 수면무호흡증, 천식, 만성폐쇄성 폐질환, 폐렴이 아닌지 확인해 봐야 한다. 가만히 앉아서 문제가 저절로 사라지기만을 기다리면 안 된다.

산소 포화도가 91퍼센트 이하라면 혈중 산소 농도가 위험할 정도로 낮은 수준이다. 이에 더해 입술이 푸르스름해지고, 가슴에 통증이 있고, 맥박수가 분당 120회 이상이고, 호흡이 가쁘다면 심장에 심각한 이상이 발생했을 수 있다.

이럴 때는 의사에게 연락하고 자시고 할 것도 없다. 곧바로 응급실에 가야 한다.

들숨-날숨 측정기

폐활량과 호기 강도를 측정하는 가정용 기기는 시중에서 구매할 수 있다. 일반적으로 호흡 측정기는 천식, 폐기종, 만성 기관지염 같은 폐 질환자가 사용한다.

그러나 요즘은 폐활량을 늘리려는 운동선수들 사이에서도 호흡 측정기가 인기를 끌고 있다. 호흡 측정기는 비교적 저렴한 편이며, 자신의 폐 기능을 확인해 보고 싶거나 횡격막과 늑간 근육을 훈련하고 강화하려는 사람이라면 한 번쯤 써 볼 만하다.

호흡 측정기는 크게 두 가지로 나뉜다.

최대 호기량(숨을 내쉬는 힘) **측정기.** 이 조그마한 기기는 사용자가 공기를 폐에서 마우스피스로 얼마나 빠르고 강하게 불어 넣을 수 있는지 검사하여 호기량을 측정한다.

폐활량 측정기. 역시 소형 기기에 해당하는 폐활량 측정기는 최대 호기량 측정기처럼 숨을 내쉬는 힘을 측정하는 한편 숨을 들이마실 때의 폐 용적도 측정한다.

최신 기술을 선호하는 사람의 경우 입에 넣고 숨을 내쉬면 호흡수, 폐활량 등을 측정해 주는 에어로핏 프로Airofit Pro의 '호흡 트레이너 breathing trainer' 같은 기기를 사용해 봐도 좋다. 최신 버전은 가격이 129달러에서 349달러까지 다양하다.

에어로핏 프로와 유사한 전자 측정기는 온라인에서 100달러 이상에 구매할 수 있으며 일부 제품은 스마트폰 링크를 함께 제공한다.

최첨단 기술이 들어가지 않은 기본적인 플라스틱 튜브 장치로도 날숨의 강도와 들숨의 양을 모두 측정할 수 있다.

나는 온라인에서 20달러에 하나를 구매했다. 이 장치는 매우 기본적인 요소로만 구성되어 있다. 먼저 세 개의 관이 있고 각 관에 플라스틱 공이 하나씩 들어 있다. 세 개의 관은 마우스피스로 이어진다.

폐활량을 측정하려면 마우스피스를 입에 물고 최대한 오랫동안 입으로 천천히 숨을 들이마시면 된다. 숨을 들이마시면 진공 효과가 발생해서 관 속에 있는 플라스틱 공이 위로 떠오른다.

공을 공중에 띄운 채로 3~5초간 유지할 수 있다면 폐활량이 아주 훌륭하다고 볼 수 있다.

반대로 날숨의 세기를 측정하려면 장치를 거꾸로 뒤집은 뒤 마우스피스를 물고 폐가 완전히 비워질 때까지 천천히 숨을 내쉬어서 공을 띄우고 3~5초 동안 유지하면 된다.

가정용 측정기로 최대 호기량을 측정했을 때 결과가 안 좋게 나와도 놀라지 말자. 개선해야 할 부분과 더 나아질 여지가 있다는 사실을 알았으니 앞으로는 더 튼튼해질 일만 남았다.

나는 프로젝트를 좋아한다. 그리고 폐 기능을 강화하는 것보다 더 신나는 프로젝트가 어디에 있겠는가?

이산화탄소 내성 검사

이산화탄소 내성 검사는 인간 수행 능력 전문가이며 시프트 헬스Shift Health의 창립자, 건강과 인간 수행 능력 재단Health and Human Performance Foundation의 공동 창립자 겸 대표인 브라이언 매켄지가 '이산화탄소에 대한 민감도, 신경계의 기능, 스트레스에 대한 반응도[2]를 측정하고자 고안한 것이다.

1. 앉거나 누워서 몇 분 동안 평소처럼 호흡한다.
2. 숨을 코로만 마시고 내뱉기를 세 차례 반복한다.
3. 코로 숨을 크게 한 번 들이마신다.
4. 최대한 들이쉬었을 때 스톱워치를 켜고 더는 내쉴 숨이 없을 때까지 천천히 일정하게 숨을 내쉰다.

내 이산화탄소 내성 검사 시간은 _____ 초다.

매켄지에 따르면 숨을 내쉰 시간이 30초 미만인 경우 스트레스를 심하게 받았거나, 운동량이 부족하거나, 질병에서 회복하는 중일 가능성이 있다.

숨을 30~45초 동안 내쉬었다면 여전히 스트레스를 받은 상태이고, 운동을 어쩌다 한 번씩만 하는 사람이며, 전반적인 건강에 다소 문제가 있을 수 있다.

숨을 45~60초 동안 내쉬었다면 활동적이고, 신경계의 균형이 잘 잡혀 있으며, 이미 호흡법을 실천하고 있고 운동 습관이 잡혀 있는 사람일 가능성이 크다.

숨을 60초 이상 내쉬었다면 그야말로 건강의 표본이라 할 수 있고, 프로 운동선수, 어쩌면 괴물급의 신체 능력을 지닌 사람(이건 매켄지가 아니라 내가 한 말이다.)일 수도 있다.

∞

이상의 여섯 가지 검사 중 하나라도 해 보면 호흡기 건강 상태를 일부 파악할 수 있다. 하지만 전체 결과를 놓고 보면 분명 몇 가지 패턴이 눈에 들어올 것이다.

점수가 기대에 미치지 않는다고 해서 낙담하지 말자. 검사 결과를 있는 그대로 받아들이고 다음 장으로 넘어가면 여러분의 호흡기 건강이 왜 마음만큼 최적의 상태가 아닌지 이유를 알 수 있을 것이다. 또 뒤에 가서 '수면 - 수분 섭취 - 호흡 계획'을 실행하면 호흡 건강도 개선될 것이다.

다만 새로운 습관을 들이기 전에 나쁜 습관부터 없애는 것이 먼저라는 것을 기억하라.

핵심 정리

- 호흡수(휴식 상태에서 1분 동안 숨을 들이마시고 내쉬는 횟수) 측정은 기본적인 호흡 상태를 평가하는 훌륭한 방법이다. 성인의 경우 분당 20회 미만이 정상이다. 요가 수행자라면 12회 미만이 정상이다. 25회가 넘어가면 건강상 문제가 있거나 공황 발작이 일어나는 중일 가능성이 있다.
- 숨을 최대 90초까지 참을 수 있다면 폐가 건강하다는 뜻이다. 30초를 채 넘기지 못한다면 질병이나 노화로 인해 호흡에 지장이 생긴 상태다.
- 두 개 층의 계단을 가볍게 뛰어오른 뒤 숨이 얼마나 가빠지는지 보면 폐 건강을 파악할 수 있다. 숨을 심하게 헐떡인다면 호흡 훈련을 해야 한다.
- 호흡 측정기는 보통 폐 질환자가 사용하지만, 자신의 호흡 건강이 어떤지 궁금한 사람도 구매해서 최대 호기량을 측정해 볼 수 있다. 측정기 가격은 최신 기술이 얼마나 쓰였느냐에 따라 달라진다.

11장

호흡 문제
분석하고 해결하기

숨을 들이마시고 내쉰다. 우리는 이 행동을 태어났을 때부터 단 한 순간도 빼놓지 않고 계속해 왔다. 그러나 이렇게 경험이 많이 쌓였음에도 나쁜 호흡 습관을 지닌 사람이 수두룩하다.

잘못된 호흡의 결과
인지 기능 저하
스트레스와 염증
심장 문제
수면 문제
면역력 약화

대표적인 나쁜 호흡 습관 6가지
당연하게 여기기
너무 얕게 호흡하기
수직으로 호흡하기
너무 빠르게 호흡하기
입으로 호흡하기
숨 참기

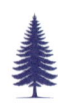

폐 건강을 비롯해 건강 전반을 개선할 수 있는 다양한 호흡법을 연구하던 초기, 나는 몇몇 사람들에게 본인의 호흡 방식을 어떻게 생각하느냐고 물어보았다. 그러자 거의 모든 사람에게서 이런 식의 대답이 돌아왔다.

"굳이 호흡법을 따로 연습할 필요가 있을까요? 이제껏 평생 아무런 문제 없이 잘만 숨 쉬면서 살아왔는걸요. 그러니 제대로 호흡하고 있는 거겠죠!"

맞는 말이다. 만일 그간 숨을 쉬지 않았다면 지금껏 살아 있지도 못했을 테니 애초에 내가 숨을 제대로 쉬는지 아닌지 의문을 품는 일조차 불가능했을 것이다.

그러나 단순히 무언가를 하고 있다고 해서 그 일을 할 때 내가 가진 능력을 최대치로 발휘하고 있다거나 가장 효과적이고 이로운 방식으로 하고 있다고 볼 수는 없다.

건강의 도미노에서 절대 빼놓을 수 없는 부분인 호흡은 의식적으로 조절할 수 있는 생체 행동임에도 불구하고 간과될 때가 많다. 심호흡하면 스트레스를 완화할 수 있다는 사실은 일반 대중도 잘 알고 있을 것이다. 할머니가 늘 해 주시던 말씀이기 때문이다(그리고 할머니 말씀이 옳았다).

하지만 할머니가, 의사들이, 혹은 매체에서 우리가 숨을 깊게 쉬면 왜 혹은 어떻게 스트레스가 가라앉는지 자세히 설명해 준 적이 있었는가? 없다.

수면과 수분 섭취에 관한 관습적인(그리고 100퍼센트 정확하지는 않은) 기준은 누구나 안다. 길 가는 사람을 아무나 붙잡고 물어도 아마 "잠은 하루에 여덟 시간씩 자야죠."라거나 "물은 하루에 여덟 잔씩 마셔야 해요."라는 대답이 돌아올 것이다.

또 수면 부족과 수분 부족으로 인한 부작용은 대중의 의식 속에 일부 자리 잡고 있다. 이번에도 누군가를 붙잡고 물어보면 그 사람은 아마 "잠을 안 자면 머리가 멍하고, 몸이 피곤하고, 짜증이 나죠."라거나 "물을 충분히 마시지 않으면 탈수증이 옵니다."라고 답할 것이다.

그러나 호흡에 관해서는 비타민이나 미네랄의 일일 권장 섭취량처럼 일일 권장 호흡량 같은 기준이라든지 올바르게 호흡하지 않았을 때 나타나는 부작용이 상식으로 널리 알려지지 않았다. 바람직한 호흡의 기준을 아느냐고 물었을 때 진지한 얼굴로 "하루에 1만 5,000번씩 천천히 복식호흡을 해야 합니다."라고 대답하는 사람은 사실상 아무도 없을 것이다.

하지만 그것이야말로 현실적이고 유용한 목표치다!

원래 호흡하던 방식을 그대로 고수하는 것은 건강에 좋지 않을 수 있다. 기존의 부적절한 호흡 방식을 고치지 않으면 정신적, 정서적, 신체적 부작용이 반드시 뒤따른다.

인지 기능 저하. 기억력, 집중력, 주의력, 의사 결정력, 문제 해결력은 모두 인지 기능, 즉 정신적 예리함의 한 측면이다.

2021년 한국 연구자들은 비효율적인 특정 호흡 습관(구강 호흡)과 인지 기능 사이의 연관성을 찾아 나섰다. 이들은 젊고 건강한 남성 22명에게 기능적 자기공명영상(fMRI) 기기를 연결한 후 코나 입으로 숨을 쉬면서 기억력 검사를 받도록 했다. 그러자 코로 호흡한 피험자는 입으로 호흡한 피험자보다 기억을 관장하는 뇌 영역이 훨씬 활성화되고 연결된 양상을 보였다.[1]

> **호흡 바로 알기**: 구강 호흡은 인지 기능에 손상을 입히며 지적 활동에 불리하게 작용한다. 코를 쓰지 않으면 큰코다친다!

코 호흡과 입 호흡에 관해서는 잠시 후에 자세히 설명하겠지만, 여기서 기억해야 할 핵심은 우리가 호흡하는 방식에 따라 사고력 수준이 실제로 달라진다는 점이다.

스트레스와 염증. 앞에서 수면이라는 주제를 다루면서 나는 스트레스 호르몬인 코르티솔의 일주기 리듬에 관해 이야기했다. 수분 섭취에 관한 장에서는 유리기가 산화 스트레스를 유발하고, 이것이 만성 염증으로 이어진다고 설명했다. 마지막으로 호흡 역시 스트레스 및 염증과 관련이 있다.

우리 몸에는 교감신경계(투쟁-도피-경직 스트레스 반응)와 부교감신경계(휴식-소화-사교-진정 반응)라는 두 가지 신경계가 존재한다. 이 두 가지 신경계는 어느 시점에서든 둘 중 하나만 '켜져' 있을 수 있다.

우리가 머리로는 감정적으로 흥분하면서도 동시에 이완된 상태일 수 있다고 생각할지 모르지만, 몸은 그렇게 섬세하게 작동하지 않는다. 신경계의 작동 방식으로 보면 우리는 스트레스를 받은 상태이거나 평온하고 안정적인 상태이거나 둘 중 하나일 뿐 동시에 두 가지 상태에 해당할 수는 없다.

현대사회는 일상에서 끊임없이 이어지는 요구와 압박으로 인해 사람들이 만성적인 스트레스에 시달린다는 것이 큰 문제다. 너무나 많은 이들이 기본적으로 늘 스트레스를 받고 있으며, 스트레스에 노출된 상태가 너무 익숙한 나머지 자기가 스트레스를 받는다는 사실조차 자각하지 못한다.

그러나 우리 몸은 언제나 알고 있다. 교감신경계가 초과 근무를 해가며 계속 '켜져' 있기 때문이다. 투쟁-도피-경직 상태에서는 부신이 코르티솔을 다량 분비하여 심장을 더 빠르게 뛰게 하고, 혈압을 높이고, 소화 및 여타 신체 기능을 저해한다.

코르티솔 과부하로 인한 호르몬 불균형은 신체 내부를 붉게 부풀어 오르게 하는 염증의 원인으로 알려져 있으며,[2] 염증은 심장 질환, 대사

증후군, 관절염, 뇌졸중 같은 질환과 관련이 있다.

스트레스 → 염증 → 질병

교감신경계는 심리적, 신체적 신호에 반응하여 전원이 딸깍 켜진다. 심리적 신호는 우리가 위협을 느낄 때 발생한다. 이를테면 직장 동료에게서 날 선 이메일을 받았을 때, 교통 체증이 심할 때, 영화에서 무서운 장면이 나왔을 때, 실제로 물리적인 폭력을 당했을 때 등이 있다.

한편 스트레스 반응을 촉발하는 신체적 신호는 빠른 호흡, 즉 헐떡임이다. 숨을 헐떡이면 감정적으로 무섭다고 느끼지 않더라도 몸이 우리가 공격받고 있다고 여긴다. 그러면 부신은 우리가 적에게 맞서 싸우거나 도망칠 수 있도록 근육과 심장으로 혈액을 보내야 한다고 판단하고 코르티솔을 분비한다.

빠른 호흡 → 스트레스 → 염증 → 질병

심장 문제. 심장과 왼쪽 폐는 서로 나란히 붙어 있다. 양쪽 폐는 기본적으로 모세혈관으로 뒤덮여 혈액으로 가득 차 있다. 심혈관계와 호흡계는 긴밀하게 협력하며 산소를 폐에서 장기와 조직으로 운반하고, 이산화탄소를 장기와 조직에서 다시 폐로 운반하여 체외로 배출한다. 심혈관계와 호흡계는 서로 연결되어 있다.

학계에서는 이를 가리켜 '심폐 결합cardiorespiratory coupling'이라고 표현하고 있다.

숨을 너무 빠르게 쉬거나, 천천히 쉬거나, 얕게 쉬는 등 부적절한 호흡 방식은 심장에 부정적인 영향을 미친다. 그 결과 대동맥 기능이 저하하고, 혈압과 심박수가 증가한다.[3]

수면 문제. 수면무호흡증은 말 그대로 잘 때 호흡에 이상이 생기는 수면 장애의 한 범주다. 그러나 잘못된 호흡 습관은 수면무호흡증뿐 아니라 불면증까지 유발할 수 있다.

호흡 주기가 빠르면 투쟁-도피 반응이 촉발되는 한편 혈압과 심박수까지 증가한다. 만약 우리가 도쿄 한복판에서 고질라에게 쫓기고 있었다면 이러한 생리적 조건이 생존에 아주 유리했을 것이다. 그러나 스트레스를 잔뜩 받고 피곤했던 하루를 마무리하고 침대에 누웠을 때 숨을 빠르고 얕게 쉬면 몸이 지나친 흥분 상태에 돌입하므로 잠드는 데 필요한 고요하고 평온한 상태와는 거리가 멀어진다. 그리고 잠들지 못하면 이로 인해 또 불안이 한층 고조된다. 코르티솔 수치가 높아질수록 잠은 더욱더 멀리멀리 달아난다. 이러한 악순환은 애초에 잘못된 호흡 방식에서 시작된다.

면역력 약화. 심혈관계의 동맥, 정맥, 모세혈관은 온몸에 혈액을 순환시켜 모든 세포와 조직과 장기에 영양소와 산소를 공급한다. 이러한 과정은 펌프 역할을 하는 심장의 힘으로 이루어진다.

심혈관계와 함께 림프계도 나란히 움직인다. 림프계는 림프액을 순환시키며 몸의 하수관 역할을 한다. 구체적으로는 세포 노폐물, 세균, 염증성 화학물질, 독소를 모아 걸러 낸 후 신장으로 보내 배설한다. 그러나 림프계에는 림프액이 계속해서 흐르도록 동력을 공급하는 펌프가 따로 존재하지 않는다. 림프액은 혈관 속 판막과 사람의 움직임에 따라 순환한다.

림프액은 600~800개의 림프샘을 포함한 신체의 여과 기관을 충분히 통과할 만큼 강한 압력과 적절한 빠르기로 순환해야 한다. 압력이 떨어지면 림프샘은 막히고 만다. 그러면 청소 노동자가 파업할 때 거리에 쓰레기가 쌓이듯이 몸에 독소가 쌓인다.

그래서 이것이 호흡과 대체 무슨 관련이 있을까? 림프샘의 절반가량은 복부에 분포하고 있다. 우리가 호흡하면서 횡격막이 구부러지면 복부에 있는 림프샘이 눌리고 비틀리면서 노폐물로 막혀 있던 림프관이 뚫린다.

깊은 복식호흡 역시 림프 흐름을 자극하고 혈류 속도를 높인다. 림프액이 원활하게 흐르면 압력이 높아져 여과 기관을 수월하게 통과하므로 여과 장치가 깨끗하게 유지되고 몸에 독소가 쌓이지 않는다. 횡격막은 림프계의 수동 펌프와 같다. 이 펌프를 작동하려면 우리가 직접 시동을 걸어 줘야 한다.

배가 아닌 가슴으로 호흡하면 림프 압력이 떨어지고 림프샘이 부푼다. 독소 찌꺼기와 세균은 걸러져 배출되지 않고 체내에 그대로 남는다. 그러면 염증이 증가하고 세포가 손상을 입으며 신체가 질병에 취약해진다.

호흡과 면역력의 연관성은 여기서 그치지 않는다. 림프계는 노폐물을 걸러 내는 한편 세균, 곰팡이, 기생충, 바이러스를 공격하고 죽인다. 또한 면역의 최전선 방어자인 백혈구의 일종, 림프구를 생성한다.

림프액이 흐르지 않으면 림프구는 침입자와 싸우기 위해 가야 할 곳으로 이동하지 못하고, 그 결과 우리는 더 많은 감염증과 질병에 시달린다.

∞

특정 방식의 부적절한 호흡에는 이보다 더 심각한 결과가 따른다. 이에 관해서는 어쩌면 여러분이 미처 자각하지 못하고 있을 대표적인 나쁜 호흡 습관 여섯 가지를 살펴보면서 설명할 것이다. 호흡에 관해 바르게 아는 것이 첫걸음이다! 그러니 심호흡을 한 번 하고 계속해서 읽어 보자.

나쁜 호흡 습관 1. 당연하게 여기기

단순히 어떤 일을 할 수 있다고 해서 그 일을 최선을 다해 잘하고 있다는 뜻은 아니다. 자전거를 타든, 책을 쓰든, 산소를 들이마시고 이산화탄소를 내뱉든 간에 실력을 높일 여지는 언제나 존재한다. 호흡은 여러 신체 기능 가운데 가장 중요한 기능 중 하나다. 우리는 호흡을 통해 당을 에너지로 전환한다. 호흡은 불안을 가라앉히고 스트레스를 완화하며, 면역계를 뒷받침한다. 호흡은 굶주린 세포에 영양소를 전달하고 신체의 노폐물을 배출한다.

이제 이 모든 사실을 알았다면 호흡 실력을 향상하려고 노력해 봐야 하지 않겠는가? 대단히 큰 변화를 일으키라는 말이 아니다. 작고 사소한 변화가 결국에는 큰 보상으로 돌아올 것이며, 특히 나이가 들수록 그 효과가 톡톡히 나타날 것이다.

폐는 완전히 발달을 마치는 25세에 전성기를 맞이한다. 그리고 35세가 되면 서서히 퇴화의 길을 걷기 시작한다. 2016년 『유럽 호흡 저널European Respiratory Journal』에 실린 보고서에 따르면 사람이 80세가 되면 '폐 기능과 폐활량이 각각 40퍼센트씩 떨어진다.'[4] 노화로 인한 폐활량 감소는 흡연자나 운동하지 않는 사람에게만 발생하는 일이 아니다. 이러한 현상은 모두에게 일어난다.

사람이 나이를 먹음에 따라 호흡계에 일어나는 변화는 다음과 같다.[5]

포도나무에 달린 싱싱하고 탱글탱글한 포도알 같던 **허파꽈리**는 노화하면 식료품 저장고 뒤편에 박힌 축 처지고 비쩍 마른 건포도처럼 변한다.

횡격막은 점점 약해져서 이제 숨을 쉴 때 예전만큼 공기를 많이 들이마시거나 내뱉을 수 없게 된다.

폐에 공기가 들어찰 수 있도록 늘어나는 **갈비뼈**는 나이가 들면서 연약해지고 탄력이 떨어진다. 나이가 50세 이상이고, 해가 갈수록 계단 오르기가 힘겹게 느껴진다면 그것은 갈비뼈 때문일 수 있다.

호흡계의 **점막 조직**은 나이가 들면서 감소하므로 세균을 잡아내는 기능이 떨어진다. 팬데믹 기간에 노년층이 심각한 코로나 증상을 보이고 사망에 이르는 비율이 젊은 층보다 훨씬 더 높았다. 이 암울한 통계치에는 노년층의 약해진 호흡기 점액이 한몫했다.

게다가 나이가 들면 "지금 기침해."라고 지시하는 뇌 신호도 잠잠해지는 탓에 노년층은 기도를 막고 있는 세균과 과도한 점액을 제거하지 못한다. 그러면 결국 병에 걸리고 산소 흡입량이 줄어든다.

이제껏 늘 쉽게 해 오던 어떤 일이 내가 아무런 잘못을 하지 않더라도 언젠가 힘들어질 수 있다고는 상상하기 어렵다. 이를 두고 85세인 내 지인은 이렇게 이야기한다.

"젊을 때는 늙는다는 게 잘 와닿지 않아. 너무 무섭거든."

하지만 지금 나이가 몇이든 호흡기를 강화하면 노화를 늦추어 폐를 평생 건강하게 유지할 수 있다. 가장 먼저 일으켜야 할 작은 변화는 정신을 똑바로 차리고 호흡은 몸이 알아서 할 일이라는 생각을 버리는 것이다.

그 대신 호흡을 우리가 제어할 수 있는 초능력이자, 몸과 마음을 하루하루 더 건강해지게 하고 삶을 행복해지게 하는 데 쓸 수 있는 기술이라고 생각하자.

나쁜 호흡 습관 2. 너무 얕게 호흡하기

우리는 호흡을 통해 우리의 생명을 유지해 주는 산소를 폐로 끌어들이고 혈류를 통해 온몸에 공급한다. 그러나 얕게 호흡하면 이 단 하나의 중요한 목표가 흔들린다.

주로 입을 통해 공기를 조금씩 들이마시고 갈비뼈의 늑간 근육을 사용하는 호흡을 '가슴호흡'이라고 한다(흉곽은 목과 복부 사이의 신체 부위, 즉 가슴을 가리킨다).

배로 깊게 숨을 쉬지 않고 가슴으로 얕게 숨을 쉬는 데는 이해할 만한 이유가 몇 가지 있다. 예를 들어 천식 환자나 폐렴 환자는 공기를 배 깊숙이 들이마시기가 어려울 수 있다. 또 갈비뼈가 부러졌거나 맹장 수술을 받은 지 얼마 되지 않아 횡격막을 늘릴 때 통증이 발생한다면 반드시 가슴으로 숨을 쉬어야 한다.

숨을 얕게 쉬면 산소 흡입량이 줄어들 뿐 아니라 불안 발작이 일어날 수 있다. 2019년 한 연구에 따르면 사람들은 감정적 스트레스와 불안에 시달릴 때 입을 통해 가슴으로 숨을 쉬는 경향이 있다.[6] 따라서 만약 공황 발작이 일어나면 신체는 투쟁-도피-경직 반응을 일으키는 교감신경 반응으로 전환되어 코르티솔이 분비되고, 심박수가 증가하고, 호흡이 얕아진다.

일부 연구에 따르면 얕은 호흡이 실제로 공황 발작을 일으키는 직접적인 원인으로 작용하기도 한다. 2017년 『사이언스Science』지에 발표된 한 연구에서 스탠퍼드 대학교 연구진은 뇌에서 호흡 속도를 조절하는 부분인 청반locus coeruleus에서 뇌의 흥분 중추(여기서 말하는 흥분은 성적 흥분이 아니라 스트레스를 포함한 모든 종류의 흥분 및 각성을 가리킨다.)에 신호를 보내는 뉴런의 하위 집단을 찾아냈다.

연구원들은 쥐의 뇌에서 이 뉴런을 제거함으로써 호흡 속도와 스트레스 사이의 소통 경로를 효과적으로 차단했다. 그런 다음 정상 쥐라면 공황에 빠져서 얕고 빠르게 호흡했을 법한 상황에 이 쥐를 노출했다. 그 결과 해당 뉴런이 제거된 쥐는 계속 평상시처럼 호흡했으며 행동할 때도 전혀 동요하지 않고 차분함을 유지했다.

그렇다면 이 실험의 최종 결론은 무엇이었을까? 바로 호흡의 깊이와 속도를 조절함으로써 '고차원적인 뇌 기능'에 영향을 미칠 수 있다는 것이었다.[7] 또 장기간에 걸쳐 얕은 호흡을 지속하면 세균과 맞서 싸우는 면역계의 보병인 림프구의 수치가 떨어진다.[8]

그래도 여전히 어떤 방식으로 숨을 쉬든 상관없다고 생각하는가?

호흡 바로 알기: 우리가 스스로 호흡을 조절하는 법을 배우지 않으면 호흡이 우리를 쥐고 흔들 것이다. 현재 가슴으로 얕게 숨을 들이쉬는 습관이 있다면 산소 흡입량이 부족하고, 림프계가 막히고, 림프구가 적게 생성되어 면역력이 떨어질 것이다. 또 공황 발작이 더욱 심해지거나 새로운 발작이 촉발될 수도 있다.

폐의 모든 공간을 온전히 활용하자

양쪽 폐는 총 다섯 개의 엽으로 구성되어 있다. 오른쪽 폐는 우상엽, 우중엽, 우하엽으로 나뉘고, 왼쪽 폐는 좌상엽, 좌하엽으로 이루어져 있다. 나는 아침에 심호흡을 열다섯 번씩 하면서 숨을 들이마실 때마다 각 엽이 공기로 한가득 채워지는 상상을 한다. 먼저는 횡격막을 늘리면서 하엽까지 깊숙이 숨을 들이마신다. 그런 다음 숨을 한 번 더 빠르게 들이마시면서 갈비뼈를 확장하고 중엽과 상엽을 채운다. 또 다른 방법은 가슴호흡과 복식호흡을 번갈아 하면서 양쪽 폐를 구석구석 공기로 가득 채우는 것이다. 이렇게 하면 기분이 무척 좋아지고 곧바로 활력이 샘솟는다.

나쁜 호흡 습관 3. 수직으로 호흡하기

지금 숨을 쉬어 보자. 숨을 들이마실 때 어깨가 솟아올랐다가 내쉴 때 아래로 떨어지는가? 만약 그렇다면 중엽과 하엽은 내팽개쳐 둔 채 상엽으로만 '수직 호흡vertical breathing'을 하는 것이다. 이렇게 호흡하면 산소를 최대한 많이 들이마시지 못할뿐더러 하엽에 점액이 과도하게 축적될 가능성이 있다.

수직 호흡은 가슴, 어깨, 등, 목에 있는 상체 근육에 의존한다. 상체 근육을 과도하게 사용하면 몸이 경직되고 통증이 발생할 수 있다. 습관적으로 수직 호흡을 하는 사람들은 만성 요통이나 목 통증에 시달린다.[9] 이것은 닭이 먼저냐 달걀이 먼저냐 하는 문제와 같다.

허리가 아픈 사람은 구부정한 자세를 취해서 통증을 완화하려고 한다. 구부정한 자세에서는 숨을 깊게 들이쉬기가 어려우므로 결국 수직 호흡을 하게 되고, 그러면 목과 등과 어깨 근육이 경직된다. 이제 허리 통증, 구부정한 자세, 수직 호흡의 악순환이 어떻게 돌고 도는지 쉽게 이해될 것이다.

나는 누군가가 뻐근한 목과 어깨를 주무르는 모습을 볼 때마다 생각한다.

'수평으로 호흡해야 할 텐데….'

아무리 마사지를 많이 받고 엡섬 소금으로 목욕을 한들 수직으로 호흡하면 상체 근육이 과로할 수밖에 없다.

우리가 수직 호흡 대신 택해야 하는 '수평 호흡horizontal breathing'은 복부를 바깥쪽으로 확장하는 호흡 동작이다. 수평 호흡을 하면 배가 마치 아기 외계인이 곧 튀어나올 것처럼 둥그렇게 부풀어 오른다.

수평 호흡은 공기를 더 많이 흡입하고, 산소를 혈류로 빠르게 이동시키고, 림프샘을 압박하고, 림프 압력을 최대로 끌어올리는 이상적인 방법이다.

나쁜 호흡 습관 4. 너무 빠르게 호흡하기

앞서 10장에서 나는 호흡수, 즉 평소처럼 호흡할 때 들숨-날숨 주기가 분당 몇 번이나 일어나는지 그 횟수를 측정해 보라고 이야기했다.

건강한 사람은 휴식기에 분당 12~20회씩 중간 깊이로 숨을 쉬어 한 번에 공기를 몇 리터씩 들이마신다. 이들은 보통 1~2초간 숨을 들이마시고 2~3초간 내쉬므로 통상적으로 한 주기가 3~5초가량 지속된다.

이러한 수치를 염두에 두고 자신의 호흡 속도를 인식하면 호흡을 의식적으로 늦추는 데 도움이 된다. 사람들이 빠르게 호흡하는 이유는 사실 그러고 싶어서가 아니라 호흡기 기능이 떨어지거나 빠르게 호흡하는 습관이 들었기 때문이다.

그러나 호흡기 문제는 치료하면 되고, 나쁜 습관은 교정하면 된다. 호흡 속도가 빨라지지 않도록 훈련하면 감정 조절과 스트레스 감소 효과를 얻을 수 있다.

성인의 경우 호흡수가 분당 20회를 넘기면 과호흡에 해당한다. 과호흡의 원인으로는 과도한 운동이나 분노, 공황 발작이 있다. 심지어 너무 심하게 울어도 과호흡이 올 수 있다.

문제는 호흡 속도 그 자체라기보다는 몇 리터 단위의 공기가 필요한 순간에 극소량의 공기만 흡입하는 데 있다. 산소를 너무 적게 흡입하고 이산화탄소를 지나치게 많이 배출하는 과호흡 패턴은 저산소 혈증(산소 부족)을 일으켜 어지럼증, 정신 착란, 근육 경련, 가슴 통증, 실신으로 이어질 수 있다.

호흡수가 분당 28회를 넘어가면 심각한 위험 신호이며, 즉시 병원을 찾아야 한다. 소파에 가만히 앉아 있는데도 숨이 가쁠 정도로 호흡이 빠르다면 만성폐쇄성폐질환, 천식, 폐렴, 폐색전증 같은 호흡기 질환이나 심장마비, 약물 과다 복용, 극심한 통증 때문일 수 있다.

나이에 따른 호흡수 변화

아기가 숨을 너무 빨리 쉬는 것처럼 보여도 당황하지 말자! 신생아가 고양이처럼 빠르게 호흡하는 것은 정상이다. 나이대별 정상 호흡수 범위는 다음과 같다.

- 신생아(생후 6주까지): 분당 30~40회
- 영아(생후 6주~1년): 분당 25~40회
- 유아(1~3세): 분당 20~30회
- 아동(3~10세): 분당 17~23회
- 청소년(10~18세): 분당 15~18회
- 젊은 성인: 분당 12~20회
- 중년 성인: 분당 18~25회

- 연소 노인: 분당 12~28회
- 80세 이상: 분당 10~30회[10]

호흡 바로 알기: 원칙적으로 입은 음식을 먹는 기관이고 코는 숨을 쉬는 기관이다.

나쁜 호흡 습관 5. 입으로 호흡하기

인간은 코와 입 모두를 사용해 호흡할 수 있도록 진화했다. 어느 한쪽으로 숨을 쉬지 못하는 순간에는 다른 쪽으로 호흡하여 생명을 유지할 수 있다. 감기에 걸려 코가 꽉 막혔을 때도 입으로는 여전히 호흡할 수 있다. 반대로 입으로 음식을 먹거나, 입을 맞추거나, 말하거나, 그 밖의 어떤 일을 할 때는 두 콧구멍으로 얼마든지 숨을 쉴 수 있다.

하지만 입으로 호흡하는 것이 코로 호흡하는 것보다 나쁜 이유는 무엇일까?

어릴 적부터 입으로 호흡해 온 사람들은 알레르기가 심하거나, 콧구멍이 좁거나, 구강에 구조적인 문제가 있거나, 비중격이 휘어졌거나, 연골 기형일 가능성이 크다.[11] 또 엄지손가락을 빠는 아이들은 입천장이 자주 눌려서 비강의 크기가 줄어드는 바람에 코로 호흡할 때 공기를 충분히 흡입하기가 어려워진다.

코막힘 문제나 엄지손가락을 빠는 문제를 해결하지 않으면 아이들은 입으로 호흡하는 습관이 들기 쉽다. 안타깝게도 이런 아이들은 성장하면서 턱이 뒤로 들어가고, 얼굴형이 길고 좁아지며, 눈이 처지고, 이마가 넓어지고, 코가 납작해지고, 머리가 어깨보다 앞쪽으로 튀어나오는 등 '구강 호흡자 얼굴형'으로 변형될 수 있다.

성인이 입으로 호흡하는 경우 습관 때문이거나 알레르기, 코막힘, 수면무호흡증이 있거나[12] 편도선이 붓고 아데노이드가 비대해져 기도가 일부 막혔을 수 있다. 수면 중에 입으로 호흡하는 일은 흔하게 발생하며 폐쇄성 장애로 인한 증상일 수 있다. 코를 골 때 옆에서 발로 차 줄 배우자가 있다면야 다행이지만, 그렇지 않다면 자기가 입을 벌리고 자는지 아닌지 확인하는 방법은 잠에서 깼을 때 입안이 건조하고, 입술이 갈라지고, 목구멍이 따끔거리고 머리가 멍한 증상이 있는지 살펴보는 것뿐이다.

입을 벌리고 잘 때 가장 위험한 부분은 입냄새나 구강 칸디다증이나 잇몸 질환이나 충치가 아니다(물론 이런 질환도 발생할 가능성이 있다). 입을 벌리고 자는 것은 비유하자면 파리가 날아다닐 때 "어서 옵쇼." 하며 입안에 파리를 들여보내는 것과 다를 바 없다. 입을 벌리고 자면 공중에 떠다니는 세균, 먼지 진드기, 환경 독소가 이때다 싶어 얼씨구나 하고 입과 목구멍으로 침투한다.

또 구강 호흡은 목구멍을 건조하게 하고 자극하므로 목구멍에 세균과 바이러스가 서식하기에 딱 알맞은 미세 파열을 발생시킬 수 있다.

팬데믹 기간에 과학계에서는 전염에 관한 수많은 연구가 쏟아져 나왔다. 그중 2021년에 발표된 한 연구에서는 입으로 호흡하는 사람이 바이러스에 감염되고 바이러스를 전파할 확률이 더 높다고 밝혔다.[13] 입으로 호흡하는 것은 사실상 자동차에 유연휘발유를 넣는 것이나 마찬가지다.

수면과 호흡을 줄줄이 무너뜨리는 폐쇄성 수면무호흡증

낮에는 과다호흡 때문에 탈이었던 사람이 오히려 밤에는 호흡 저하 문제를 겪을 수 있다. 폐쇄성 수면무호흡증이 있으면 과호흡이 180도 돌변해 저호흡이나 무호흡으로 바뀐다. 폐쇄성 수면무호흡증 환자는 가스 교환 속도가 느려져서 급기야 뇌에 산소가 부족해지는 지경에 이른다. 이들은 단지 숨을 쉬기 위해 하룻밤에도 몇 번씩 잠에서 깬다. 잠에서 깨는 시간이 아주 짧을 때는 환자들이 자기가 잠에서 깬다는 사실조차 인식하지 못하기도 한다. 폐쇄성 수면무호흡증이 있으나 진단받지 못해 치료받지 못한 사람들은 수면의 질이 떨어져서 만성피로에 시달린다.

본인이 폐쇄성 수면무호흡증으로 의심된다면 이비인후과나 수면 전문 병원에 찾아가 진찰을 받아 보자. 대표적인 증상으로는 코골이, 신경과

민, 집중력 저하, 몇 시간씩 잠을 자는데도 피로가 가시지 않는 것 등이 있다. 이러한 증상이 있다면 절대 그냥 넘어가서는 안 된다! 수면 중에 산소가 부족해지면 심장 질환, 뇌졸중, 치매, 사망에 이르기까지 생명을 위협받는 상황에 부닥칠 수 있다.

호흡 바로 알기 경고: '설마 수면무호흡증 때문에 죽기야 하겠어?'라고 생각한다면, 미안하지만 수면무호흡증으로도 사람이 얼마든지 죽을 수 있다는 사실을 일러 주고자 한다. 내 가장 절친한 친구이자 환자였던 사람이 바로 수면무호흡증으로 사망했다(이 책은 그 친구에게 바치는 책이기도 하다). 친구는 체구가 상당히 크고 수면무호흡증이 심해 폐 기능이 일부 손상된 상태였다. 병원에서는 그에게 지속형 기도 양압기를 사용하고 체중을 줄이라고 권고했고, 치료는 올바른 방향으로 순조롭게 나아갔다. 전직 법조인답게 그는 절제하고 집중하는 법을 잘 알고 있었다. 그렇게 열심히 노력해서 친구는 36킬로그램을 감량했고, 하루도 빼놓지 않고 매일 운동했으며, 이전보다 확연히 행복해진 모습을 보였다. 그러나 시간이 지나자 그의 오랜 습관이 슬슬 다시 고개를 들기 시작했다. 그는 다시 체중이 조금 늘어서 양압기의 압력을 높여야 했고, 그러자 불편함이 덜해졌다. 친구는 어쩌면 동맥이 막혔을 수도 있고, 애초에 125킬로그램에 달하는 체중을 지고 누워 있으면 숨 쉬기가 힘에 부치다 보니 산소 수치가 떨어졌을 수도 있다. 이러한 증상은 불과 하룻밤 사이에 심각한 상황으로 치달을 수 있다. 특히나 불편하다는 이유로 지속형 기도 양압기를 빼 버리면 몹시 위험하다. 내 친구도 그랬다. 어느 날 밤 친구는 수면무호흡증으로 인해 심각한 심장마비를 일으켰고, 결국 목숨을 잃고 말았다. 그는 내 가장 친한 친구였고, 나는 거의 날마다 그 친구가 보고 싶다. 자신의 호흡 건강을 전혀 돌보지 않으려는 사람이 있다면 여러분의 존재가 주변 사람의 인생에 미치는 영향력을 절대 과소평가하지 말라고 말해 주고 싶다.

나쁜 호흡 습관 6. 숨 참기

한 번쯤 "숨 좀 쉬고 살아."라는 말을 들은 적이 있을 것이다.

우리는 긴장했을 때 혹은 나쁜 소식이 들려오거나 무서운 감정이 들 것 같은 순간에 의도치 않게 숨을 참는다. 가장 최근에 내가 나도 모르게 숨을 참았던 순간은 기다리던 검사 결과가 담긴 주치의 이메일을 열어 보려던 참이었다. 사람들은 회의나 시험 등 압박감이 심한 상황에서 숨을 참을 때가 많다.

나도 이 책을 쓰면서 매우 집중했을 때 숨을 참곤 했다. 작가이자 애플과 마이크로소프트의 전 임원인 린다 스톤은 '이메일 무호흡증email apnea'과 '화면 무호흡증screen apnea'이라는 표현을 처음으로 만들어 냈다. 스톤이 자신의 블로그[14]에 기록했듯이 이 용어들은 '스크린 앞에서 일할 때(혹은 노는 동안에도!) 일시적으로 호흡을 멈추거나 숨을 얕게 쉬는 증상'을 지칭한다.

스톤은 이 증상을 연구하고자 대상자 200명을 모집하여 모니터 앞에서 일하게 하고 호흡수와 심박수의 변이를 관찰하여 이들이 숨을 참는지 확인했다. 관찰 결과 80퍼센트가 숨을 참은 것으로 드러났다. 숨을 참지 않은 20퍼센트는 운동선수, 무용수, 음악가 등 이전에 호흡법을 훈련받은 경험이 있는 사람들이었다.

사람들은 불안을 느끼거나 무언가에 골똘히 집중할 때 근육을 수축하는 경향이 있으며, 이때 호흡근도 함께 수축한다. 어두운 거리를 걷던 중 갑자기 어디선가 수상한 소리가 들린다고 상상해 보자. 이때 우리가 할 행동은 일단 가던 길을 멈추고 숨을 참는 것이다. 이것은 고양이가 먹잇감이나 장난감에 달려들기 직전 제자리에서 꼼짝하지 않고 얼어붙는 것과 마찬가지로 자연스러운 반사 작용이다. 스트레스 반응의 일부인 이 경직은 우리에게 적과 맞서 싸울지 아니면 멀리 도망갈지 결정할 찰나의 시간을 준다.

설상가상으로 집중하거나 불안해서 경직된 상태에서는 호흡하기가 생리적으로도 어려워진다. 의식이 있는 뇌는 바쁘게 돌아갈지 몰라도 횡격막은 일시적으로 움직이지 않는다. 이렇게 단 몇 초만 숨을 쉬지 않아도 산소와 이산화탄소의 균형이 깨질 수 있고, 그러면 몸은 산소를 충분히 공급받지 못한 탓에 기겁한다. 그 결과 교감신경계 반응이 일어나고 코르티솔 수치가 급등한다.

현대인은 하루에도 몇 시간씩 전자 기기 화면에 노출된다. 우리는 수없이 많은 이메일과 문자 메시지를 받으며, 그중에서도 특히 예상치 못했거나 불안감을 조성하는 이메일과 메시지를 받았을 때 자기도 모르게 호흡을 멈춘다. 이렇게 숨을 참는 패턴이 우리가 미처 알아차리지도 못하는 사이에 의도치 않게 습관으로 자리 잡으면 우리는 계속해서 스트레스를 받으며 염증이 끊이지 않는 지친 몸을 이끌고 소진증후군의 위험을 안은 채 살아가게 될 수도 있다.

호흡 바로 알기: 의도치 않게 자꾸만 숨을 참게 될 때 정말 효과적인 해결책이 무엇인지 아는가? 바로 자리에서 일어나 이리저리 돌아다니는 것이다. 가만히 자리에만 앉아 있으면 혈액 순환에 문제가 생기고, 심혈관계에 영향을 미치는 것은 자연히 호흡계에도 영향을 미친다. 심혈관계와 호흡계는 사랑스러운 한 쌍이며, 이들은 서로 이익을 주고받는 관계이다. 즉 한쪽에 유익한 것은 다른 쪽에도 유익하다. 앉아서 지내는 생활은 혈액 순환을 저해하는 주요 위험 인자다. 심장은 근육으로 이루어져 있어 사용하지 않으면 약해지기 때문이다. 숨을 헉헉거리게 하는 유산소운동은 혈액 순환을 원활하게 하여 가스 교환을 촉진한다.

다음 장에서는 장담하건대 여러분이 지금껏 단 한 번도 경험해 보지 못했을 놀라운 효과를 만끽하게 해 줄 호흡 비결을 다양하게 소개하려고 한다. 길게, 천천히, 깊게 숨을 쉬면 좋은 점이 아주 많다. 이 이야기를 얼른 여러분에게 들려주고 싶다.

핵심 정리

- 호흡에 관해 제대로 아는 것도 잠을 푹 자고 수분을 충분히 섭취하는 것만큼이나 중요한 건강의 기본 목표로 삼아야 한다. 건강의 다른 도미노와 마찬가지로 호흡을 올바르게 하면 건강이 몰라보게 좋아질 수 있다.
- 너무 얕은 호흡, 수직 호흡, 빠른 호흡, 잘못된 호흡 자세 등 나쁜 호흡 습관은 스트레스 반응을 촉발한다. 만성 스트레스는 염증을 일으키고, 염증은 끔찍한 질병을 유발할 수 있다. 그 외에도 나쁜 호흡 습관은 면역력을 떨어뜨려 신체를 바이러스와 세균에 취약해지게 하며, 목과 어깨와 허리에 통증을 일으킨다.
- 애초에 구강 호흡의 기역 자도 꺼내지 말자. 단점이 이만저만이 아니다. 입으로 호흡하면 바이러스와 세균에 감염되려고 손수 문을 활짝 열어 주는 꼴이나 다름없으며, 치아 건강에 이상이 생기고 체내 수분

을 빼앗기는 데다 폐로 공기를 끌어들이는 효율도 코로 호흡할 때보다 떨어진다.

- 고도로 집중하거나 겁을 먹거나 놀랐을 때 자기도 모르게 숨을 참는 행동은 신체를 즉각 투쟁-도피 상태에 돌입하게 하고 코르티솔 분비를 촉발한다. 코르티솔 수치가 너무 높아지면 호르몬 균형이 깨진다. 우리는 온몸의 균형, 즉 항상성을 목표로 하므로 스트레스 반응을 촉발하지 말고 제어해야 한다.

12장
호흡 최적화 전략

들숨에 건강과 안녕을 받아들이고, 날숨에 스트레스와 불안을 날려 보내자. 들숨에 감정을 조절하는 새로운 기법을 터득하고, 날숨에 면역력을 해치는 나쁜 습관을 내보내자.

호흡 도미노를 쓰러뜨리면 좋은 점	올바르게 호흡하는 비결 6가지
체중 감량	코로 숨쉬기
스트레스와 염증 감소	횡격막 강화하기
기력 강화	몸을 바르게 세우기
또렷한 정신	가래 제거하기
통증 완화	각 상황에 알맞은 호흡법 익히기
수명 연장	혈액 순환시키기

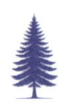

제일 좋은 것은 마지막 순간을 위해 아껴 두었다. 건강의 세 가지 도미노 중에는 어쩌면 호흡 방식 바꾸기가 가장 쉽다고 볼 수 있다. 잠잘 때는 침대가 있어야 하고 물을 마실 때는 스테인리스 물병이 필요한 것과 달리 숨을 쉴 때는 별다른 도구가 필요하지 않다.

호흡을 교정하려면 이미 하던 행동의 방식을 살짝 바꾸려는 의지와 약간의 노력만 있으면 된다. 이 조그마한 노력으로 얻는 보상을 생각하면 충분히 해 볼 만한 가치가 있다! 호흡을 변화시킬 때 우리가 얻는 이점은 다음과 같다.

체중 감량. 주목할 만한 연구 결과에 따르면 호흡 훈련과 낮은 체질량 지수 사이에 연관성이 있는 것으로 드러났다.[1] 최근 인도의 한 연구에서는 건강한 성인 참가자 82명을 대상으로 요가 호흡법인 브라마리 프라나야마Bhramari pranayama(벌처럼 윙윙거리는 소리를 내며 숨을 내쉬는 호흡법 - 옮긴이)와 옴 만트라가 폐 기능에 미치는 영향을 관찰했다. 실험 집단은 하루에 10분, 일주일에 엿새씩 총 2주간 호흡법을 연습했다. 참가자들은 최대 호기량이 훌쩍 늘고 다른 폐 기능이 크게 개선되었을 뿐 아니라 체중도 눈에 띄게 줄어들었다. 이것은 매일 만트라와 호흡법을 시행한 것만으로 이루어 낸 결과였다.

어떻게 이런 일이 가능할까? 실제로 특정 호흡 기법은 배고픔을 줄여 주는 효과가 있다.[2] 2017년에 발표된 한 연구에서 미국과 우크라이나 연구진은 피험자 60명을 실험 집단과 통제 집단으로 나누어 실험 집단에게는 공복에 기공氣功 체조를 하게 하고, 통제 집단에게는 심호흡 훈련을 하게 했다. 피험자들의 주관적인 공복감을 정확히 파악하기 위해 연구자들은 자기 보고 평가를 시행함과 더불어 피험자의 위 pH와 장내 압력까지 측정했다.

기공 호흡법을 시행한 집단은 위 pH가 증가하여 알칼리성에 가까워졌고, 이는 위산이 감소했기 때문으로 추정된다. 이들은 또 장내 압력이 감소하여 지금 바로 음식을 먹어야 한다는 급박한 욕구를 덜 느꼈다. 연구진은 식사 시간이 아닐 때나 단식하는 중에 기공 호흡법을 시행하는 것이 배고픔을 조절하는 유용한 방법이라고 결론지었다.

한편 호흡 훈련이 신진대사율을 높인다는 사실도 과학적으로 밝혀졌다. 2018년에 발표된 한국 연구에서 연구자들은 피험자 38명을 대상으로 횡격막 호흡 운동을 하기 전과 후에 최대 산소 흡입량(빨아들일 수 있는 공기의 양)과 휴식 대사율(다른 활동을 하지 않고 생명을 유지하는 것만으로 소모하는 에너지의 양)을 측정했다. 피험자가 잠시 깊은 복식호흡을 몇 차례 실시하자 산소 흡입량이 증가하고 신진대사 속도가 빨라졌다.[3] 가만히 앉아서 배에 공기를 채워 넣기만 해도 지방 연소를 촉진할 수 있다는 뜻이다.

올바르게 호흡하면 체중이 감량되는 마지막 이유는 호흡이 렙틴 분비를 증가시키기 때문이다. 렙틴은 포만감을 느끼게 하는 호르몬이다. 우리가 후무스랩을 넉넉히 먹으면 렙틴이 분비되어 뇌에 "이제 그만 먹어."라는 신호를 보낸다. 렙틴 호르몬이 없으면 사람들은 언제 숟가락을 내려놓아야 할지 영영 모를 수도 있다.

최근 한 연구에서는 과체중이거나 비만한 대상자 68명을 하루 90분 걷기 집단과 요가 집단으로 나누었다. 두 집단은 똑같이 건강한 식단을 지켰다. 그 결과 모든 참가자의 체질량 지수, 허리둘레, 엉덩이둘레가 감소하고 제지방량(체중에서 체지방량을 뺀 무게 - 옮긴이)이 증가했다. 하지만 혈중 렙틴 농도가 증가한 것은 심호흡을 포함한 요가 수행을 한 집단뿐이었다.[4]

다이어트와 폭식을 오랫동안 반복해 온 사람들에게 렙틴은 그다지 신뢰할 만한 신호가 아니다. 배고픔 호르몬과 포만감 호르몬이 보내는 메시지를 의식적으로 반복해서 무시하다 보면 어느 순간 그 메시지를 듣지 못하게 된다. 수년간 다이어트를 한 탓에 포만감 신호가 너무 미미해져서 들리지 않는 경우, 운동과 심호흡을 병행하면 신호의 소리가 커져서 "배불러."라는 메시지를 무시하기가 전보다 어려워질 것이다.

호흡 바로 알기: 알츠하이머병에 걸릴까 걱정되는 사람들은 호흡에 주목하자. 2023년 한 연구에 따르면 하루에 20분에서

40분간 천천히 호흡하는 연습을 하면 미주신경 경로가 자극되어 치매와 관련 있는 단백질인 아밀로이드 베타와 타우가 뇌에서 제거된다.[5]

스트레스와 염증 감소. 같은 말을 귀에 딱지가 앉도록 되풀이해서 미안하지만, 스트레스는 산화 스트레스를 유발하고, 산화 스트레스는 염증이 되고, 만성 염증은 우리 모두를 죽음으로 몰아간다. 나 역시 이 이야기를 하는 게 지긋지긋할 지경이다!

하지만 이 말을 대충 듣고 넘기면 안 된다. 우리는 개인적 차원에서나 사회적 차원에서나 스트레스와 불안을 조절하는 방법을 배움으로써 소진증후군, 심장 질환, 뇌졸중, 자가 면역 질환, 당뇨병, 관절염, 만성폐쇄성폐질환, 치매,[6] 기분 장애 등 유행병 수준으로 만연한 스트레스 및 염증 관련 질환을 예방해야 한다.

호흡만 제대로 해도 투쟁-도피 상태에서 벗어날 수 있으므로 우리는 사실상 자신의 의지에 따라 염증을 줄일 수 있다고 해도 과언이 아니다. 이와 관련된 연구는 천 가지도 제시할 수 있다. 수많은 연구 결과가 횡격막 호흡(배로 천천히 들이쉬는 호흡)을 하면 심박수가 낮아진다는 사실을 증명한다.[7] 이뿐만 아니라 코르티솔 수치가 낮아지는 효과도 있다.[8]

횡격막 호흡은 우리가 심호흡으로 자극을 주면 투쟁-도피 반응을 끄고 휴식과 소화를 위한 부교감신경계의 전원을 켜는 매우 중요한 역할을 하는 일명 '방랑자' 신경, 즉 미주신경을 강화한다.[9] 또 올바르게 호흡하면 감정을 조절하는 능력이 좋아진다. 스스로 감정을 조절할 줄 아는 것이 자신의 감정과 기분에 휩쓸리는 것보다는 백배 낫고 건강한 상태다.

기력 강화. 산스크리트어로 '프라나prana'는 호흡과 에너지를 의미한다. 요가를 개발한 고대 인도인들은 호흡이 몸에 연료를 공급하는 불과 같다고 여겼다(순수하게 생물학적인 관점에서 보면 이것은 사실이다. 앞에서 언급했듯이 산소는 포도당을 '태워서' 에너지로 전환하기 때문이다). 우리가 어떤 호흡 기법을 사용하느냐에 따라 호흡은 강력한 에너지(신체적 활력)를 빠르게 공급해 줄 수도 있고 각성도(정신적 활력)를 높여 줄 수도 있다. 규칙적으로 길고 깊게 호흡하면 산소 농도가 높아지고 혈액 순환이 원활해져 영양소가 근육과 뇌로 빠르게 전달된다. 산소 공급 증가는 치아가 마모되거나 뇌가 망가지는 부작용 없이도 코카인을 소량 투여하는 것과 비슷한 효과를 낸다.

나는 교감신경계(고도의 각성 상태)와 부교감신경계(안정적이고 평온한 상태)라는 두 가지 자율 신경계에 관해 자주 이야기한다. 숨을 헐떡이거나 빠르게 호흡하면 몸이 우리를 쫓아오는 호랑이(실제 호랑이, 상상 속 호랑이, 비유적인 의미의 호랑이)로부터 도망칠 태세를 갖추기 위해 고도의 각성 상태를 활성화하여 코르티솔이 분비되고, 심박수와 혈압이 상승하며, 팔다리로 가는 산소와 혈액량이 증가한다.

만성적인 스트레스 상태는 산화 스트레스와 염증 같은 심각한 문제를 유발하므로 피해야 하지만, 급성 스트레스 반응은 고된 하루를 보내는 동안 어려운 일을 해내는 데 필요한 에너지를 공급해 줄 수 있다. 우리는 스스로 신경계를 '조작'하여 에너지가 필요할 때는 연달아 숨을 급하게 들이쉬면서 빠르게 에너지를 얻고, 이후 진정해야 할 때는 다른 호흡법을 사용하여 투쟁-도피 상태를 종료하고 휴식-소화 상태로 진입할 수 있다.

호흡으로 스트레스 반응을 켜고 끄는 방법을 익혀 능숙해지면 이를 통해 에너지를 얻을 수 있다. 이제 더는 이리저리 날뛰는 감정에 휘둘리거나 부정적인 감정에 사로잡혀 기력을 빼앗기지 않아도 된다. 호흡을 통해 근육의 긴장을 풀어 주면 기력이 덜 소진되므로 이렇게 아낀 힘으로 더 재미나고 생산적인 일을 할 수 있다.

또렷한 정신. 심호흡이 정신에 미치는 긍정적인 영향으로는 혈중 산소 포화도가 증가하고 혈액 순환이 원활해져 더 많은 산소가 뇌에 더 빠르게 도달한다는 점을 꼽을 수 있다. 뇌에 산소가 원활하게 공급되면 어딘가에 집중하고, 문제를 해결하고, 결정을 내리고, 창의성을 발휘하는 능력, 즉 인지 능력이 향상된다.

2017년 발표된 중국의 한 연구에서는 대상자 40명 중 절반에게 8주에 걸쳐 강도 높은 호흡 훈련을 20회 받게 했다. 반면 통제 집단은 일과를 전혀 바꾸지 않고 평소와 똑같이 생활했다. 연구진은 이 8주 전후로 두 집단의 주의 집중 시간, 부정 정서(나쁜 기분), 타액 내 코르티솔 수치를 검사했다. 심호흡 훈련을 한 실험 집단은 주의력 지속 시간, 긍정 정서, 스트레스 수준이 8주 전보다 크게 개선되었으며 통제 집단과 비교

해도 훨씬 나은 결과를 보였다.[10]

갱년기 여성을 위한 호흡 바로 알기: 피부에 화끈화끈 열이 오르고, 식은땀이 나고, 신경이 예민해지고, 기분이 휙휙 바뀌는가? 연구에 따르면 하루에 15분씩 투자해서 호흡수를 분당 15~20회에서 5~7회까지 낮추면 그 순간의 열감을 가라앉히고 이후로도 증상을 예방할 수 있다.[11] 호흡을 차분하게 진정시키는 것이 부디 마트에서 낯선 사람을 죽이고 싶은 충동이 들지 않게 하는 데에도 도움이 되기를 바란다.

통증 완화. 미국 편두통 재단American Migraine Foundation에 따르면 느린 호흡 기법은 섬유 근육통,[12] 요통,[13] 두통 같은 만성 질환으로 고통받는 사람들의 통증 강도와 고통을 줄여 주는 것으로 나타났다.[14]

호흡처럼 간단한 행위만으로 대체 어떻게 통증에 대한 민감도를 낮출 수 있을까? 독일의 과학자들은 건강한 성인 피험자 16명이 깊고 느리게 호흡하는 동안 이들을 열기와 냉기 자극에 노출함으로써 그 질문에 대한 답을 찾아냈다. 교감신경계 반응을 통해 피험자의 통증 경험을 추적한 결과 연구자들은 피험자가 호흡 기법을 시행하는 동안 통증으로 인한 스트레스가 감소하고 기분이 개선되는 것을 확인했다.[15] 물론 통증은 통증이다. 있으면 있고 없으면 없는 것이다. 하지만 이러한 등식에 호흡이라는 요소를 더하면 불쾌한 감각에 반응하는 강도를 낮춤으로써 이전보다 통증에 덜 예민하게 반응할 수 있다.

수명 연장. 장수하는 사람은 치명적인 질병을 예방하고, 설령 질병에 걸리더라도 회복할 수 있는 사람들이다. 그리고 면역력 강화[16]와 혈압 강하[17]는 심호흡 훈련과 관련이 있다. 심호흡은 폐 기능을 개선하는 효과가 있으며, 심지어 일반적으로는 나쁜 생활 습관으로 인해 수명이 단축되었을 고령 흡연자에게도 효과가 있다.[18]

한편 유방암 생존자가 마음 챙김을 기반으로 한 회복 요법의 일환으로 호흡 훈련을 하면 텔로미어(시간이 흐름에 따라 점차 짧아지면서 수명이 줄어드는 것을 나타내는 DNA의 말단 부분)가 길어진다는 연구 결과도 있다.[19] 들숨에 건강을 받아들이고, 날숨에 질병을 내보내자. 호흡은 이처럼 단순하고도 아름답다.

절정은 산소와 함께 찾아온다

사람들은 일반적으로 오르가슴에 도달하는 과정에서 얕고 빠르게 호흡하며 숨을 헐떡이기도 한다. 또 절정에 다다르기 직전에는 숨을 참는 경우가 꽤 흔하다. 이를 가리켜 '성관계 무호흡증 sex apnea'이라고 하겠다. 몸이 한껏 달아올라 격정에 사로잡힌 순간에는 아마 호흡이고 뭐고 생각할 겨를이 없을 것이다. 그러나 잠시나마 하던 일에서 주의를 분산시켜 호흡에 집중하면 즐거움을 두 배로 느낄 수 있다.

섹스에 흥분하든, 무대 공포증을 느끼든, 호랑이에게 쫓기든지 간에 모든 종류의 각성은 동일한 생리적 반응을 일으킨다. 코르티솔 수치가 치솟고, 심박수와 호흡수와 혈압이 상승하며, 혈액이 근육으로 몰린다(그리하여 우리가 도망칠 수 있도록!).

그러나 성적으로 흥분했을 때 우리에게 진정으로 필요한 것은 몸의 다른 부위가 아니라 성기로 가는 혈액과 산소가 증가하는 것이다. 그렇지 않으면 음경과 음핵이 아예 발기하지 않거나 발기하더라도 강도가 약한 수준에 그치기 때문이다. 오르가슴이 임박한 순간에 숨을 참으면 몸은 이러한 호흡 패턴에 반응하여 산소가 풍부한 혈액을 몸통에서 팔다리로, 즉 우리가 원하는 방향과 도리어 반대 방향으로 보내 버린다.

그러니 성관계 중에 자신의 호흡 패턴을 주의 깊게 관찰하고, 절정에 이르기 직전에 숨을 참는 버릇이 있다면 그 습관을 버리고 새로운 습관을 들이자. 의도적으로 코를 통해 최대한 깊게 배로 숨을 들이쉬고, 속도를 조절하며 입으로 내쉰다. 한껏 들이마신 공기가 성기에 도달하여 성기를 강력한 산소 에너지로 가득 채우는 모습을 머릿속에 그려 보자.

먼저는 혼자 있을 때 이 호흡법에 익숙해지도록 연습한다. 처음에는 이 호흡법을 하다가 주의가 흐트러지는 바람에 끝까지 가지 못할 수도 있다. 하지만 일단 한번 익숙해지고 나면 혼자서든 파트너와 함께든 이 호흡법을 계속해서 연습하고 싶어질 것이다.

또 오르가슴을 느끼는 도중 숨을 참지 말고 쉬어야 오르가슴이 더 길고 강렬하게 느껴지며, 매우 강력한 수축이 일어난다는 사실을 알게 될 것이다.

이제 드디어 건강과 명석함과 행복을 들이마시고 스트레스와 멍함과 피로를 내뱉는 구체적인 호흡 기법을 배울 시간이다. 아래에서 여러분이 흡수해야 할 올바른 호흡 비결 여섯 가지를 소개한다.

올바르게 호흡하는 비결 1. 코로 숨쉬기

인간은 주로 코를 통해 숨을 쉬도록 설계되었다. 애초에 코로 호흡해야 더 효과적이고 효율적으로 산소를 흡수하고 이산화탄소를 배출할 수 있다. 또 코로 호흡하면 공기가 들어오는 과정에서 따뜻하게 데워지므로 폐에 부담이 덜하다.

비강은 구강보다 좁으므로 콧구멍으로 숨을 들이마시면 저항력이 50퍼센트 증가하여 부비강 내부에 풍동 효과가 발생한다. 공기는 기관으로 빨려 들어가면서 압력을 받아 산소 흡입량이 최대 20퍼센트까지 증가한다.[20] 또 코 호흡은 공기가 빠져나가는 구멍이 좁으므로 날숨의 길이가 길어져 부교감신경계가 활성화된 진정 상태를 유지할 수 있다는 장점이 있다.

코털이 코라는 기관에서 가장 매력적인 부분은 아닐지도 모른다. 그러나 코털은 세균이나 먼지처럼 우리가 들이마실 가능성이 있는 해로운 물질을 걸러 내는 역할을 훌륭하게 수행한다. 기도의 다른 부위에도 작은 털 같은 돌기로 병원균을 포착하는 섬모가 나 있는 것은 사실이다. 그러나 코털은 공기 속 유해 물질을 최일선에서 가장 잘 잡아내는 든든한 방어막이다. 그러니 코털을 다듬으면 그만큼 병원균에 노출되는 위험을 감수해야 한다.

한편 비강을 감싸고 있는 점액은 콧속을 촉촉하게 유지하고 병원균과 이물질을 아주 잘 걸러 낸다. 반면 구강은 비강만큼 방어 체계가 탄탄하지 않으므로 입으로 호흡하면 코로 호흡할 때보다 폐에 이물질이 훨씬 더 많이 쌓인다.

아낌없이 주는 기체, 산화질소

코의 안쪽, 정확히 말하면 부비강에서는 산화질소라는 기체가 생성된다. 코로 숨을 쉬면 산화질소가 몸속으로 들어간다. 그러나 입으로 숨을 쉬면 산화질소가 몸으로 유입되지 않는다. 산화질소는 건강을 가져다주는 마법 같은 기체다!

우선 산화질소는 혈관을 넓혀서 혈류를 원활하게 하고 산소가 더 빠르게 공급되게 하는 혈관 확장제다. 또 내분비 신호 전달 물질인 기체 신호 전달 물질gasotransmitter이기도 해서 인간 성장 호르몬과 인슐린 같은 호르몬의 메시지가 전달되도록 돕는다.[21] 산화질소는 세균, 바이러스[22](코로나바이러스 포함[23]), 곰팡이,[24] 유리기[25]를 제거하는 면역계의 저격수다. 코로 숨을 쉬면 공기가 기도를 통과하면서 산화질소와 섞여 병원균을 죽이고, 산소 흡입량을 늘리고, 혈관을 확장하여 폐 기능을 강화한다.[26]

산화질소 생성을 자연적으로 늘리는 하나의 방법은 질산염 함량이 높은 채소를 먹는 것이다(참고로 질산염은 초가공 식품에서 발견되는 발암물질인 질산나트륨과는 다른 물질이다). 질산염이 풍부한 식품은 수분도 풍부하여 체내 수분 보충에 도움이 되며, 항산화 물질도 풍부하여 염증을 줄여 준다. 이러한 식품으로는 셀러리, 상추, 시금치, 비트, 물냉이, 아루굴라(루콜라) 등이 있다.[27] 항산화 효과가 있는 비타민 C와 E, 필수 아미노산인 엘(L)-아르기닌 보충제도 체내 산화질소 수치를 높일 수 있다.[28]

낮은 산화질소 농도는 심장 질환의 위험 징후이거나 2형 당뇨병의 원인이 될 수 있으므로 체내 산화질소 수치를 확인해 보는 것이 좋다. 타액 검사지를 이용하면 정확한 수치를 얻을 수 있다. 타액 검사지는 약국이나 온라인에서 개당 고작 몇 센트의 가격으로 구매할 수 있다.

나는 개인적으로 버클리 라이프Berkeley Life에서 나온 타액 검사지를 이용해 산화질소 수치를 검사하고, 타지에 나가 있거나 해서 평상시보다 식단이 부실해 산화질소 농도가 낮게 나오면 버클리 라이프에서 나온 보충제를 복용한다(자세한 정보는 berkeleylife.com에서 확인할 수 있다).

반면 산화질소 농도가 높으면 천식의 징후일 수 있다. 호흡기 내과에 방문해서 집게로 연결한 관을 통해 코로 숨을 내쉬는 호흡 검사를 받으면 정확한 수치를 확인할 수 있다.

코막힘을 해결하는 방법

알레르기가 있거나, 감기나 독감에 걸리거나, 공기가 건조하면 부비강 막힘, 즉 코막힘이 발생한다. 코가 막히면 입으로 숨을 쉬는 것 말고는 달리 도리가 없다.

내게는 고양이 알레르기가 약간 있지만 랙돌 고양이 촌키를 너무나 사랑해서 고양이와 같이 사는 것만은 절대 포기하지 못하는 집사 친구가 한 명 있다. 그 친구에게 코막힘이란 그저 숨 쉬듯 당연한 일상의 일부였다. 친구는 집에 있을 때, 특히 밤이 되어 고양이와 함께 침대에서 잘 때면 입으로 숨을 쉬었다. 그러자 친구의 남편이 내게 찾아와 도움을 청했다.

"코 고는 소리를 도저히 견딜 수가 없어요. 게다가 아침에 입냄새가 어찌나 독한지 화분에 대고 숨을 내뿜었다가는 식물이 죽을 수도 있을 거예요."

나는 일단 낮이든 밤이든 고양이가 침실에 들어오지 못하게 하라고 조언했다(미안하구나, 촌키야). 그런 다음 알레르기 전문의에게 찾아가 일반

의약품을 쓸지 처방 약을 받을지 상담하기 전에, 먼저 자연적인 방법으로 기도를 열고 염증이 생긴 비강 조직을 진정시켜서 코막힘을 치료하도록 했다(코막힘이 만성적으로 발생한다면 부비강 감염, 비용종, 비중격 만곡증, 아데노이드 비대증일 수 있다. 이비인후과에 방문해서 이러한 질환이 없는지 확인해 보자).

이것은 코막힘이 있는 사람이라면 누구에게나 해당되는 이야기다.

- **코 세척하기.** 네티 팟neti pot(기다란 주둥이가 달린 작은 주전자 모양의 용기)이나 스퀴즈 보틀squeeze bottle을 이용해 식염수로 부비강을 씻어 내자. 이 코 세척법[29]은 미국 식품 의약국에서 안전하고 효과적인 방법으로 승인받았다. 먼저 코 세척 용기를 깨끗이 씻는다. 막힌 코를 뚫으려다 도리어 부비강에 세균이나 곰팡이를 주입하는 불상사는 반드시 막아야 한다. 용기 세척을 마쳤다면 끓이고 나서 식힌 물이나 증류수를 세척기에 넣는다. 그런 다음 세척기 사용 설명서에 쓰인 지시 사항에 따라 소금을 첨가한다. 개수대 위로 상체를 숙이고 고개를 45도 각도로 기울인다. 세척기 주둥이 끝을 위쪽 콧구멍에 대고 식염수를 붓는다. 그러면 식염수가 부비강을 씻어 낸 후 아래쪽 콧구멍으로 뿜어져 나오면서 이상한 느낌이 들 것이다. 소금은 염증 때문에 부어오른 조직을 빠르게 가라앉히고 기도를 깨끗하게 하여 코막힘 증상을 거의 바로 완화하는 효과가 있다.
- **증기 흡입하기.** 증기를 들이마시면 부비강의 압력이 낮아져서 콧물

이 흘러나온다. 샤워를 하거나, 사우나에 들어가거나, 개수대에서 뜨거운 물을 틀고 머리에 수건을 덮은 뒤 고개를 숙여서 뜨끈한 증기를 들이마시면 된다. 내가 가장 선호하는 방법은 파스타를 삶는 것이다. 면을 체에 받쳐 물을 걸러 낸 뒤 뜨끈한 김이 모락모락 올라오는 파스타면 위에 얼굴을 갖다 대고 증기를 흡입한다. 그러면 막힌 코도 시원하게 뚫고 저녁 식사도 준비할 수 있으니 일거양득이다.

- **물 마시기!** 수분 섭취는 막힌 코를 뚫는 데도 효과적이다. 물을 마신다고 해서 코가 곧바로 뻥 뚫리지는 않지만, 수분을 충분히 공급하면 콧물이 묽어지므로 네티 팟으로 코를 세척하거나 증기를 흡입하는 등 다른 방법으로 콧물을 제거하기가 쉬워진다.

- **생강 먹기.** 생강은 어떤 형태로 섭취하든 강력한 항염증 효과가 있다. 연구자들은 생강 추출물과 일반 의약품 항히스타민제를 비교하여 어느 쪽이 막힌 코를 뚫는 데 더 효과적인지 실험했다. 연구 결과 생강 추출물 500밀리리터는 졸음, 피로, 변비 등의 성가신 부작용이 없으면서도 항히스타민제만큼 효과적이었다.[30] 생강 추출물은 온라인 매장이나 건강식품점에서 구매할 수 있다. 그리고 생강 추출물을 한 스포이트 가득 물에 넣어서 마시면 된다(섭취량은 제품 라벨에 적힌 지시 사항에 따라 조절한다). 아니면 생강을 넣은 요리를 먹거나 생강차를 마시거나 생강즙을 내어 섭취해도 괜찮다.

- **비강 확장기 사용하기.** 비강 확장기는 코 위에 붙이는 외부형(비강 확장 밴드)과 콧구멍 속에 장착하는 조그마한 장치인 내부형으로 나

뉜다. 개인적으로 나는 잠잘 때와 운동할 때 내부형 비강 확장기(mutesnoring.com)를 사용하는데 효과가 아주 좋다. 한편 비강 확장 밴드의 경우 콧등보다 콧구멍에 더 가깝게 붙여야 효과를 극대화할 수 있다.

올바르게 호흡하는 비결 2. 횡격막 강화하기

횡격막은 폐 아래쪽에 있는 돔 모양의 커다란 근육으로 상체에서 흉부와 복부를 가르는 기준선이다. 횡격막은 온종일 우리가 숨을 들이마실 때면 수축해서(평평해져서) 흡입력을 생성해 폐에 산소를 채우고, 숨을 내쉴 때면 이완하여(위쪽으로 휘어져) 역압을 생성해 폐에서 이산화탄소를 비운다. 횡격막이 튼튼할수록 공기를 더 많이 마시고 내뱉을 수 있어 가스 교환을 무척 활발하게 할 수 있다. 흉곽에 있는 두 겹의 늑간 근육 역시 폐가 확장하고 수축할 수 있도록 함께 움직인다.

오페라 가수는 호흡근을 단련하여 음을 더 오랫동안 유지하며 더욱 풍부하고 풍성한 소리를 낸다. 내 친구는 살면서 도무지 운동이란 것을 해 본 적이 없는 프렌치호른 전문 연주자다. 하지만 내가 최대 호기량 측정기(플라스틱 공이 든 관에 공기를 불어 넣는 것)를 쥐어 주자 친구는 들숨에 5초, 날숨에 6초 동안 공을 띄워 유지했다. 그 대단한 광경을 보고 있자니 절로 고개가 숙여졌다.

횡격막과 갈비뼈 근육을 튼튼하게 단련하기 위해 이두근이나 대퇴사두근을 우락부락하게 키울 필요는 없다. 호흡근을 단련하기 위해 땀을 뻘뻘 흘리며 힘들게 운동할 필요도 없다.

호흡 훈련 기기. 에어로핏 프로처럼 최대 호기량과 폐활량을 측정하는 전자 마우스피스 장치는 숨을 들이쉬고 내쉬기 어렵게 하는 저항력을 이용해 폐를 단련한다. 이것은 마치 역기를 드는 것과 비슷하다. 다만 단련하고자 하는 근육이 호흡근일 뿐이다. 이러한 기기는 효과적이지만 가격이 비싸다는 단점이 있다.

심폐지구력 및 고도 훈련용 마스크는 코와 입에 꼭 맞게 착용하는 마스크다. 이 마스크를 착용하고 운동하면 마스크 때문에 폐로 가는 공기 흐름이 감소하여 자연히 호흡을 더 열심히 해야 하므로 호흡 근력이 강해진다. 30달러 안팎이면 고도 훈련용 마스크를 하나 사서 영화 〈다크 나이트 라이즈〉에 나오는 악당 베인처럼 멋져 보이고 싶은 꿈을 이룰 수 있다.

저렴한 **로우테크 장비**로는 플라스틱 관에 공이 든 장치가 있다. 이 장치는 저항을 가하는 방식으로 폐의 힘을 강화하지는 않는다. 이 경우 반복 훈련을 통해 호흡근이 강해진다. 나는 이 장치로 하루에 열 번씩 숨을 들이마시고 내쉬면서 호흡근을 단련하기 시작했다. 처음에는 공을 띄운 채로 2~3초간 버틸 수 있었다. 그렇게 매일매일 2주 동안 연습하자 한 번에 길게는 4초까지 유지할 수 있게 되었다. 엄청난 개선 효과를 보기까지 시간이나 노력이 그렇게 많이 들지도 않았다. 그저 관에 대고 공기를 불어 넣거나 들이마신 게 전부였다. 추측하건대 만일 이것보다 고급 기술이 들어간 장치를 썼더라면 아마 조금 더 빨리 발전할 수 있었을 것 같다.

늑간 유연성과 근력을 키우려면 빗장 자세gate pose를 해 보자. 호흡하는 힘을 기르기 위해 비싼 장치를 쓸 필요는 없다. 먼저 무릎을 꿇고 엉덩이 너비로 벌린 뒤 양손을 옆구리에 댄다. 왼쪽 다리를 옆으로 쭉 뻗되 골반은 수평으로 유지한다. 양팔을 머리 위로 들어 올려 하늘을 향해 뻗는다. 그런 다음 왼쪽 다리를 향해 상체를 옆으로 기울인다. 이때 몸은 틀어지지 않고 정면을 향하게 한다. 몇 초간 자세를 유지한 뒤 상체를 곧게 펴고 두 팔을 머리 위로 쭉 뻗는다. 뻗었던 왼쪽 다리를 접어 무릎을 꿇은 자세로 돌아오고 이번에는 오른쪽 다리를 뻗어 반대 방향으로도 똑같이 반복한다.

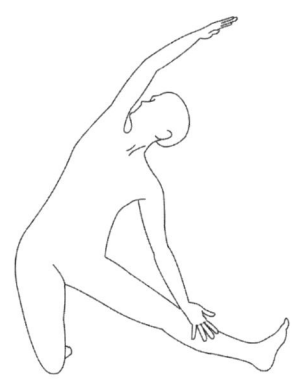

사이드 플랭크(바닥을 짚지 않은 팔을 공중으로 들어 올린 다음 상체를 틀면서 몸 아래로 넣었다가 원위치로 돌리는 동작을 반복)를 하면서 몸통을 비트는 것도 늑간 근육 운동에 효과적이다.

횡격막을 단련하려면 복식호흡을 해 보자. 배꼽 아랫부분에 손을 얹고 코로 천천히 숨을 들이마시면서 배가 부풀어 오르는 것을 느낀다. 그대로 숨을 참지 말고 천천히 내쉬면서 코어 근육에 힘을 주어 배꼽을 척추 쪽으로 끌어당긴다. 이때 늑간 근육이 움직이지 않도록 다른 쪽 손은 가슴에 얹는다. 이 손은 움직이지 않고 그대로 있어야 한다.

하루에 두세 번씩 10분간 복식호흡을 하면 폐활량이 빠른 속도로 늘어날 것이다. 이렇게 횡격막을 단련하면 덤으로 복근도 탄탄해진다는 이점이 있다.

올바르게 호흡하는 비결 3. 몸을 바르게 세우기

간단한 실험을 하나 해 보자.

- 의자에 앉아 척추를 구부려 상체를 앞으로 숙인다. 배에 손을 얹는다. 그런 다음 코를 통해 배로 숨을 들이마시면서 배에 얹은 손이 들리도록 한다.
- 두 발을 바닥에 대고 의자에 똑바로 앉는다. 배에 손을 얹고 코를

통해 배로 숨을 들이마시면서 배에 얹은 손이 위로 들리게끔 한다.

둘 중 언제 호흡을 더 깊고 수월하게 할 수 있었는가? 배에 얹은 손이 언제 더 많이 움직였는가? 보나 마나 자세를 바르게 하고 똑바로 앉았을 때 더 깊이, 더 오랫동안 숨을 들이마실 수 있었을 것이다. 간단한 원리다. 구부정한 자세를 취하면 폐를 비롯해 흉부와 복부에 있는 여러 장기가 압박을 받는다. 횡격막도 눌린다. 이런 상태에서는 애초에 공기가 들어찰 만한 공간이 얼마 나오지 않는다. 그러면 어쩔 수 없이 숨을 조금씩만 들이쉬고 내쉬게 되므로 산소 흡입량과 이산화탄소 배출량이 줄어든다. 이처럼 가스 교환 과정이 방해를 받으면 스트레스 반응이 촉발된다.

하지만 허리를 곧게 펴면 폐가 최대 용량까지 확장될 수 있다. 또 횡격막이 평평해질 공간이 생기므로 공기를 끌어당기는 진공 효과가 잘 발생한다. 그러면 산소를 더 많이 흡입하고 이산화탄소를 더 많이 배출하게 되면서 가스 교환 효율이 최대로 올라간다. 장기와 조직이 산소를 필요한 만큼 넉넉히 공급받으면 활력을 얻고 마음이 차분해진다.

입이 아니라 코로 숨을 들이마시고 내쉬어야 한다는 사실을 기억하는 것과 마찬가지로 자신의 자세를 늘 의식하며 바르게 유지하는 것은, 호흡의 질을 실질적으로 높여 궁극적으로는 몸과 마음의 건강을 개선하는 가장 쉬운 방법이다.

스스로 똑바로 앉아야겠다고 생각하는 것만으로 부족하다면 자세 교정기를 사용해 보자. 자세 교정기는 두 가지 유형으로 나뉜다. (1) 어깨를 뒤로 젖히고 가슴을 앞으로 내밀게 하는 자세 교정 밴드 및 하네스와 (2) 날개뼈 사이에 부착하는 것으로 우리가 몸을 구부리는 것을 감지하면 진동해서 자세를 고치라고 알려 주는 전자 알림 장치가 있다. 우리 딸은 자세 교정용 전자 알림 장치를 사용하는데, 아주 만족하며 잘 쓰고 있다.

올바르게 호흡하는 비결 4. 가래 제거하기

가래, 즉 점액이 생기는 것은 지극히 정상이다. 여러분도 이미 알다시피 미끈미끈한 점액이 있어야 감염을 일으킬 위험이 있는 세균을 잡아 없앨 수 있다. 그러나 흡연, 호흡기 질환, 앉아서 지내는 생활, 노화로 인해 가래가 과도하게 생성되면 우리에게 활력과 산소를 공급해 주는 심호흡을 하기가 어려워지고, 심지어 고통스러워지기까지 한다. 가래는 제거하지 않으면 시간이 지나면서 기도에 쌓여 폐 용량을 제한하고 가스 교환을 방해한다.

가래는 고인 채로 두기보다 뱉는 편이 낫다. 과도한 가래를 제거하려면 기침해서 뱉어 내면 된다. 기침은 가래와 이물질을 폐 바깥으로 배출하는 신체의 메커니즘이다. 기침은 감기에 걸렸을 때만 할 수 있는 게 아니다. 기침 기법을 쓰면 점액을 세기관지에서 제거해 기관지를 통해 밀어내고 마침내 기관 밖으로 배출할 수 있다.

- **조절 기침법**controlled coughing. 의자에 앉아 허리를 곧게 펴고 양발을 바닥에 댄다. 코를 통해 배로 깊게 숨을 들이마신다. 2~4초 동안 숨을 참는다. 허리를 살짝 앞으로 숙이고 숨을 내쉬면서 기침을 크게 두 번 한다. 1~2분가량 평소처럼 호흡한 뒤 이 과정을 몇 번 더 반복한다. 목구멍 뒤쪽에서 무언가가 올라오는 것이 느껴지면 효과가 있는 것이다.
- **헉헉대는 기침법**huff coughing. 이번에도 의자에 앉아 허리를 곧게 펴고 양발을 바닥에 댄다. 코를 통해 배로 천천히 숨을 들이마시고 2~3초간 참는다. 숨을 내쉴 때는 입술을 O자 모양으로 만들고 창문에 입김을 불어 뿌옇게 할 때처럼 헉헉대는 소리를 내면서 입으로 공기를 빠르게 세 번 내뿜는다.

기침 외에도 보충제를 사용해 볼 수 있다. 꽃식물인 우단담배풀mullein은 여러 세대에 걸쳐 민간요법으로 사용되었다. 연구에 따르면 우단담배풀은 효과적인 항염증제이자[31] 항균제이자[32] 거담제(가래를 묽게 하여 기침으로 뱉어 내기 쉽게 만드는 약)이다. 이것은 가격이 저렴하며 알려진 부작용도 없다.

나는 시험 삼아 우단담배풀 액상 추출물을 매일 스포이트 하나 분량(1밀리리터)씩 물에 넣어 마시고 조절 기침법을 해 봤다가 기도에서 엄청난 양의 점액이 나와서 깜짝 놀랐다. 언제나 그렇듯 복용량은 제품 라벨에 쓰인 지침에 따라 조절하고, 보충제를 복용하기 전에는 의사와 상의를 거쳐야 한다. 특히 임신 중이거나 처방 약을 복용하는 사람은 반드시 의사와 의논해야 한다.

올바르게 호흡하는 비결 5. 각 상황에 알맞은 호흡법 익히기

코로 호흡하는 습관을 들였고, 호흡기 근육의 근력과 유연성을 강화했으며, 자세를 바르게 했고, 끓어오른 가래도 제거했다. 이제 호흡 능력을 한 단계 더 끌어올릴 차례다. 아래에서는 우리가 살면서 겪는 갖가지 상황에 그때그때 알맞게 쓸 수 있도록 여러분이 배우고 익혀야 할 호흡 기법을 소개한다.

진정 호흡

압박감이 심하거나 불안할 때는 진정 호흡 기법을 활용해 보자. 다음의 호흡법을 각각 1분씩 하는 것부터 시작하여 최대 10분까지 늘려 가도록 한다.

- **4-7-8 호흡법.** 방법은 매우 간단하다. 4초 동안 배로 숨을 들이마신다. 7초 동안 숨을 가볍게 참는다. 그런 다음 8초에 걸쳐 배를 끌

어당기면서 천천히 숨을 내쉰다. 이렇게 한 차례 시행하면 주기당 19초가 걸리므로 호흡수가 분당 3회로 매우 낮아진다. 호흡이 느려짐에 따라 심박수와 혈압이 떨어지고, 스트레스 반응의 전원도 꺼진다.

- **4-4-4-4 호흡법, 일명 상자 호흡법**box breathing. 4초간 숨을 들이마시고 4초간 참았다가 4초간 숨을 내쉬고 4초간 참는다. 그러면 한 주기당 16초가 걸리므로 호흡수가 분당 약 4회로 맞춰진다. 마음을 빠르게 진정시키는 방법이라고 보장한다.

- **교대 호흡법, 일명 나디 쇼다나 프라나야마**nadi shodhana pranayama. 교대 호흡법은 스트레스와 불안을 경감하고, 심박수와 혈압을 낮추며, 기억력과 인지 기능을 높이는 효과가 있다.[33] 방법은 여러 가지다. (1) 한쪽 콧구멍을 막고 다른 쪽 콧구멍으로 들이마신 뒤 반대편 콧구멍으로 내쉰다. (2) 한쪽 콧구멍으로 숨을 들이마시고 내쉰 뒤 이번에는 반대쪽 콧구멍으로 숨을 들이마시고 내쉰다. (3) 한쪽 콧구멍으로 숨을 들이마시고 숨을 참았다가 반대편 콧구멍 혹은 같은 콧구멍으로 내쉰 뒤 방향을 바꾸어 시행한다.

- **주기적 혹은 생리적 한숨.** 2023년 스탠퍼드 의과대학 연구진은 주기적 한숨 기법이 긍정 정서를 일으키고(기쁨을 더 많이 느낌), 심박수를 낮추며, 신체를 진정 상태로 전환하는 효과가 있다는 연구 결과를 발표했다.[34] 주기적 한숨으로 얻을 수 있는 정서적, 생리학적 이점을 놓고 보면 이 방법은 놀라우리만치 간단하다. 먼저 코로 깊게

숨을 들이마신다. 그리고 더는 숨을 들이마실 수 없을 때까지 한 번 더 들이마신다. 그런 다음 숨을 참지 않고 공기가 완전히 빠져나갈 때까지 천천히 입으로 내쉰다. 스트레스를 받았을 때 주기적 한숨을 최대 3회까지 연속으로 수행하면 1분 안에 진정 효과가 나타난다. 매일 5분씩 실천할 수 있다면 더할 나위 없이 좋다! 기분이 좋아지고, 수면의 질과 집중력이 높아지고, 감정이 더 잘 조절되는 효과를 누릴 수 있을 것이다. 나는 개인적으로 이 방법이 매우 효과적이었다.

각성 호흡

다음은 교감신경계를 활성화하여 심박수를 높이고 산소가 풍부한 혈액을 뇌에 공급하여 정신을 또렷하게 하고 에너지를 빠르게 북돋우는 호흡법이다. 궁극적으로는 호르몬 균형(즉 코르티솔 수치가 낮은 상태)에 다다르는 것이 목표인 상황에 자신을 일부러 투쟁-도피 상태로 몰아넣는 것은 언뜻 앞뒤가 안 맞는 것처럼 보일 수 있다. 그러나 조절 과호흡법 controlled hyperventilation을 시행하면 스트레스 반응의 전원이 켜지는 기준선을 높여서 사소한 자극 하나하나에 민감하게 반응하지 않도록 할 수 있다. 꾸준히 훈련하면 곤란한 순간에 맞닥뜨리더라도 스트레스를 받지 않고 침착하고 여유롭게 대처하는 데 도움이 될 것이다.

- **주기적 과호흡법.** 스탠퍼드 연구팀은 심박수를 높이고 아드레날

린 분비를 유도하여 주의력과 집중력을 즉각적으로 높이기 위해 이 기법을 고안했다.[35] 먼저 1~2초간 코로 깊게 숨을 들이마신 뒤 곧바로 입을 통해 빠르게 숨을 내쉰다. 이 호흡법은 중간에 숨을 참거나 숫자를 세지 않고 바로바로 들이마시고 내쉬어야 한다. 이 과정을 25회 반복한다. 그런 다음 마지막으로 숨을 들이마신 뒤에는 더는 내보낼 공기가 없을 때까지 완전히 숨을 내쉰다. 그리고 나서 15초에서 30초 동안 숨을 참는다(스톱워치를 사용한다).

빠른 호흡, 즉 과호흡은 불안감을 유발할 수 있다. 주기적 과호흡법은 의도적으로 스트레스 반응을 촉발해 부신 호르몬을 빠르게 분비함으로써 신체가 고도의 경계 태세를 갖추게 하는 것이다. 이 호흡법을 하는 동안에는 어지럽거나 손발이 저릴 수 있으므로 일어서서 하면 안 된다. 1~2분이 지나면 이상한 감각이 사라지고 정신이 한층 예리해진 기분이 들 것이다. 다만 이 호흡법은 불안 장애가 있는 사람에게는 부적합하므로 주의해야 한다. 주기적 과호흡법을 시행할 때는 통제되고 안정적인 환경에서 해야 하며, 운전하거나 수영하는 중에 하면 절대 안 된다.

- **빔 호프 호흡법.** 빔 호프는 네덜란드 출신의 동기 부여 강사이자 익스트림 스포츠 선수로 얼음 목욕을 널리 알린 장본인이다. 빔 호프의 조절 과호흡법은 스탠퍼드 연구팀이 고안한 호흡법과 매우 유사하다. 먼저 코나 입을 통해 배로 깊게 숨을 들이마신 뒤 조금씩 내뱉는다. 이것을 30번 반복한다. 마지막으로 숨을 내쉰 후

에는 할 수 있는 만큼 최대한 오래 숨을 참는 '유지 단계'를 거치고, 뒤이어 한 번 더 배로 깊게 숨을 들이마시고 15초간 참았다가 전부 내뱉는 '회복 단계'를 거친다. 이 과정을 서너 차례 반복한다. 머리가 어지럽거나 손발이 저릿해지는 것은 정상이며, 이러한 증상은 금세 사라진다.[36] 빔 호프 호흡법과 냉기 요법(얼음물 목욕 등)을 병행하면 스트레스에 대한 민감도가 낮아진다.[37] 몇 년 전 빔 호프는 나와 우리 아들이 얼음 목욕을 하기에 앞서 자신이 고안한 호흡법을 가르쳐 주었다.

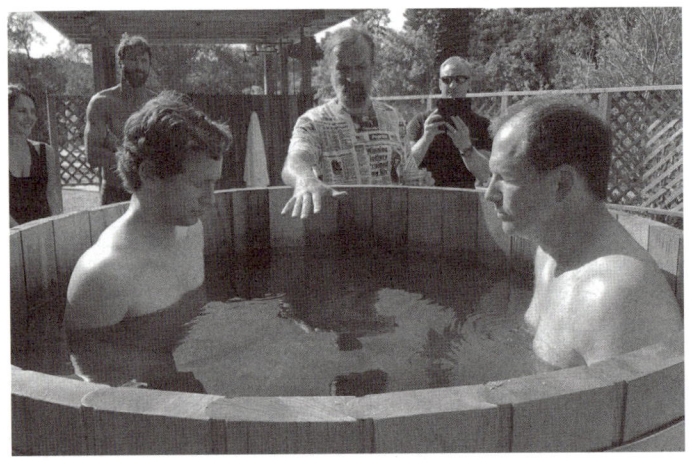

얼음물에 들어간 나와 쿠퍼를 빔 호프가 지켜보고 있다. 아직도 그때의 고통이 생생하게 떠오른다.

- **웃음 요가.** 지금 바로 활짝 미소를 지으면서 시트콤 〈팍스 앤 레크리에이션Parks and Recreation〉을 볼 때처럼 "호호호, 하하하." 하고 웃

어 보자. 진짜 즐거운지 아닌지보다는 소리 내어 웃으면서 빠르게 호흡하는 것이 더 중요하다. 우리 몸은 웃음이 진짜든 가짜든 개의치 않는다. 어쨌거나 웃기만 하면 산소 흡입량이 증가하고 세로토닌과 도파민 같은 행복 호르몬이 분비되어 활력이 돋는다. 팬데믹이 절정에 달했던 시기에 간호사 101명을 대상으로 한 튀르키예의 연구에서는 당시 스트레스를 심하게 받았던 간호사 집단이 소진 증후군에 걸리지 않고 삶의 만족도를 높이는 데 웃음 요가가 효과적이었다고 밝혔다.[38]

- **정뇌 호흡법**skull-shining breath, **일명 카팔바티**kapalbhati. 또 다른 조절과호흡법인 이 요가 호흡법은 들숨은 소극적으로 들이마시고, 날숨은 배를 안쪽으로 끌어당기면서 빠르고 강하게 내뱉는 동작을 결합한 것이다. 먼저 의자에 앉아 양손으로 허벅지를 짚고 등을 곧게 편다. 코로 숨을 들이마셨다가 복근을 수축하면서 코로 빠르게 숨을 내뱉는다. 1초당 한 번꼴의 빠른 속도로 복부를 안으로 밀어 넣으면서 숨을 강하게 내쉬면 들숨은 자연스럽게 이루어진다. 내가 수강한 요가 수업에서는 강사들이 이 호흡을 2분 내내 반복했다. 처음에는 30초 동안 시행하다가 익숙해지면 시간을 조금씩 늘려 나가자.

- **불 호흡법, 일명 아그니 프란**Agni Pran. 쿤달리니 요가에 속하는 불 호흡법은 빠르고 규칙적인 호흡법이다. 정뇌 호흡법과도 비슷하지만 불 호흡법은 코로 숨을 들이쉬고 내쉬는 대신 숨을 헐떡이는

소리를 내면서 입으로 숨을 내뱉는 방법이다. 먼저 허리를 곧게 펴고 앉는다. 배가 부풀어 오를 때까지 코로 숨을 들이마시고, "헤." 또는 헐떡이는 소리를 내며 배꼽을 잡아당겨 입으로 강하게 숨을 내뱉는다. 1초에 한 번씩 빠른 속도로 1분 동안 반복한다. 익숙해지면 시간을 조금씩 늘린다.

식욕 조절 호흡

식욕 조절 호흡은 식욕을 떨어뜨려서 식사를 거르기 위한 것이 아니다. 굶는 다이어트로는 체중을 감량하지도, 행복감을 높이지도 못하며 그 밖의 다른 어떤 것에도 효과를 보지 못한다. 그저 예견된 대로 다이어트에 실패하고 비참한 결과를 맞이할 뿐이다. 채식 위주의 저지방 단백질 식단 지키기, 매일 운동하기, 잠 잘 자기, 수분 충분히 섭취하기, 의식적으로 호흡하기가 훨씬 더 안전하고 효과적인 체중 감량 비법이다. 다만 식사 시간이 아닌데도 갑자기 배가 고프다면 식욕 조절 호흡법으로 허기를 가라앉혀 보자.

배고픔을 잠재우는 호흡법은 다음과 같다.

- **변형 기공 호흡법.** 발을 어깨너비로 벌리고 선다. 양손을 흉곽 바로 아래 두어 공기가 그 선을 넘어 아래로는 미치지 않게 한다. 어깨를 쫙 펴고 배를 끌어당긴 채 가슴으로 숨을 들이마신다. 복근을 꽉 조인 채로 숨을 참는다. 그런 다음 숨을 내쉬면서 상체를 이완

하되 복근은 조인 상태로 유지한다. 이 과정을 열 번 반복한다.

수면 유도 호흡

깊고 규칙적인 호흡은 몸과 뇌를 진정시켜 수면을 유도하는 긴장 완화 기법이다. 하지만 호흡과 수면은 이보다 더 긴밀하게 얽혀 있다. 횡격막 호흡이 수면 개시 불면증 치료에 효과적인 이유는 다음과 같다.

미주신경을 강화하고 몸을 휴식-소화 상태로 전환한다.

졸음 유발 호르몬인 멜라토닌의 생성을 촉진한다.[39]

심박수와 혈압을 낮추어 몸을 잠들게 한다.

돌고래 유형인 환자를 치료할 때면 나는 다음과 같은 호흡법을 추천한다.

- **공명 호흡법.** 공명 호흡법은 들숨보다 날숨을 길게 하는 진정 기법을 변형한 것이다. 우선 이 호흡은 침대에 누워 잠잘 준비를 다 마쳤을 때 해야 한다. 조명을 끄고 침대에 편안하게 눕는다. 그런 다음 4초 동안 코로 숨을 들이마시고 6초 동안 내쉰다. 이 과정을 10번 반복한다. 영국의 한 연구에서는 장기 코로나 환자들이 이와 같은 패턴으로 하루에 10분씩 공명 호흡을 하면 증상을 완화하고, 삶의 질을 높이고, 한결 쉽게 잠들 수 있었다고 밝혔다.[40] 온갖 만성 질환을 달고 사는 환자들에게도 효과가 있었다면 공명 호흡법은 누구나 시도해 볼 만한 가치가 있다고 볼 수 있다.

우리의 입술은 봉인되었다… 테이프로

미국 수면의학회American Academy of Sleep Medicine에 따르면 코로 호흡하는 능력은 '수면 생리학에서 중요한 역할을 한다.' 입을 벌리고 자는 사람에게는 입 벌림 방지 테이프 사용을 권장한다. 입 벌림 방지 테이프는 피부에 자극적이지 않은 재질의 테이프로 입술 위에 붙이면 잘 때 입이 벌어지지 않는다.

테이프라는 단순한 방어막만으로도 엄청난 효과를 볼 수 있다. 산화질소 농도 증가, 스트레스 감소, 산소 흡입량 증가 등 비강 호흡의 이점은 여러분도 이미 잘 알고 있을 것이다. 잠잘 때 입 벌림 방지 테이프를 사용하면 그러한 이점을 극대화할 뿐 아니라 치아 문제나 구취까지 예방할 수 있다.

한 2022년 연구에 따르면 입 벌림 방지 테이프는 경증 폐쇄성 수면무호흡증 치료에 효과적인 대체 치료법인 것으로 밝혀졌다.[41] (현재 지속형 기도 양압기를 사용하는 사람은 치료법을 조금이라도 바꾸기 전에 의사와 상의해야 한다.)

에릭이라는 한 중년 남성 환자는 불안으로 인한 불면증으로 고생하고 있었다. 그는 침대에 누웠다 하면 잠들지 못할까 봐 걱정하기 시작했고, 걱정의 소용돌이에 빨려 들어가서 끝내 스트레스 반응을 일으켰다. 스트레스를 받은 심장은 빠르게 뛰기 시작했고, 호흡은 얕고 빨라졌다. 그러한 생리적 상태에서는 잠이 들 만큼 몸을 진정시키려 해도 도무지 할 수가 없었다.

나는 유도 심상 기법guided imagery과 횡격막 호흡 같은 다양한 치료법을 시도하며 에릭을 아주 세심하게 관리했다. 그러나 아무것도 효과가 없었다. 그러던 어느 날 나는 거의 지나가는 말로 그에게 입 벌림 방지 테이프를 사용해 보라고 제안했다.

에릭에게 직접 테이프 사용 후기를 들어 보자.

"처음에는 입에 테이프를 붙이고 있기가 불편했습니다. 익숙해지는 데 시간이 좀 걸렸죠. 하지만 테이프 때문에 신경 쓰이는 게 제가 바로 잠들지 않았을 때 벌어질 온갖 일을 곱씹는 것보다는 나았습니다. 그러다 실제로 잠이 들었을 때는 일곱 시간 동안 한 번도 깨지 않고 푹 자서 깜짝 놀랐어요. 몇 년 내내 세 시간 연속으로 잠을 잔 날이 손에 꼽을 정도였거든요. 저는 입 벌림 방지 테이프를 매일 밤 사용하기 시작했고, 사용한 지 몇 달이 지나도록 여전히 놀라는 중입니다."

에릭은 침대에서 불안함을 느끼는 탓에 숨을 헐떡였고, 불규칙하고 툭툭 끊기는 조각 잠을 자다 보니 몸에서 스트레스 반응이 일어났다. 그리하여 에릭의 몸은 차분하게 진정되어야 할 시간에 도리어 깨어나고 말았다.

그러나 입 벌림 방지 테이프를 붙이고 코로 호흡하자 스트레스 반응이 가라앉고 부교감신경계가 활성화되어 그는 마침내 다디단 휴식을 취할 수 있었다.

올바르게 호흡하는 비결 6. 혈액 순환시키기

산소와 이산화탄소는 적혈구 속 단백질인 헤모글로빈이 운반한다. 헤모글로빈은 혈류, 즉 순환계를 통해 산소와 이산화탄소를 공급하고 제거한다. 혈액 순환이 원활하지 않으면 호흡이라는 활동 자체가 무의미해진다.

순환계에 이로운 행동은 곧바로 호흡에도 긍정적인 영향을 미친다. 혈액 순환과 호흡에 좋은 행동은 예를 들어 다음과 같다.

유산소운동 하기. 심장 강화 운동을 하면 휴식 중이거나 가볍게 운동할 때보다 산소를 더 빨리, 많이 흡입해야 하므로 심장 강화 운동은 한때 흔히 유산소운동이라고 불렸다. 심박수가 증가하되 대화를 나눌 수 있는 정도가 심폐기능을 단련하기에 가장 적당한 강도다.

점프하기. 시계가 우리에게 자리에서 일어설 시간을 알리면 실제로 자리에서 일어나자. 한 시간마다 일어서서 1분 동안 위아래로 뛴다. 통통 튀는 듯한 점프 동작은 심장 박동을 빠르게 하여 혈액 순환을 촉진한다. 또 판막에 의존해서 흐르는 림프액의 흐름도 원활하게 한다.

양질의 음식 먹기. 양질의 음식이라는 것이 무슨 음식을 가리키는지는 굳이 말하지 않아도 알 것이다. 과일, 채소, 통곡물, 저지방 단백질, 건강한 지방, 자연식품 등 이미 여러분이 다 아는 것들이다. 섬유질과 수분이 풍부한 음식은 수분 보충과 혈액 순환에 아주 좋다. 오늘 바로 채소를 먹어 보자.

물 마시기! 수분 섭취는 곧 혈액량 증가와 혈액 순환 촉진으로 이어진다. 하루 수분 섭취 목표량을 채워서 혈액 순환과 가스 교환을 원활하게 유지하자.

혈액 순환을 방해하는 행동을 끊거나 줄이기. 흡연은 폐에 타르를 비롯한 독성 화학물질을 유입시키고, 기도에 손상을 입히고, 호흡기를 가래로 막아 호흡기를 망가뜨린다. 또한 심장과 혈관에 손상을 입혀 순환계를 파괴한다. 알코올 역시 심혈관계에 백해무익하다. 알코올은 중추신경계를 억제하여 심장과 폐 기능에 영향을 미친다.

호흡 및 운동과 관련하여 자주 하는 질문

운동할 때도 코로 숨을 쉬어야 할까? 운동장이나 체육관에서 열심히 운동할 때는 입으로 호흡하는 것이 더 자연스럽게 느껴질 수 있다. 입은 코보다 크므로 공기를 더 많이 들이마실 수 있다. 하지만 흡입량이 전부는 아니다. 호흡 효율, 즉 한 번 숨을 쉴 때마다 산소를 체내에 얼마나 많이 흡수하느냐도 흡입량만큼 혹은 그보다 더 중요하다.

적정 강도의 운동을 할 때는 코로 숨을 쉬어야 호흡 효율이 높다. 또 마라톤처럼 장시간 지속적으로 운동하는 경우 코로 호흡해야 산소를 필요한 부위에 더 잘 공급하여 호흡 효과를 극대화할 수 있다.[42]

그러나 단거리 달리기처럼 단시간 동안 강도 높은 운동을 할 때는 산소를 최대한 많이 들이마셔야 한다. 이런 경우에는 구강 호흡이 더 효율적일 수 있다.

심박 변이도(HRV)는 무엇이며 호흡과 어떤 관련이 있을까? 심박 변이도는 심장 박동과 박동 사이의 시간을 측정한 것이다. 심박 변이도의 정상 범위는 나이, 성별, 체중, 체력 수준에 따라 달라진다. 성인의 정상 범위는 20~200밀리초다. 심박 변이도가 높다면, 즉 심장 박동의 간격이 길다면 신체의 회복력이 뛰어나고 스트레스에 빠르게 적응할 수 있다는 뜻이다. 반면 심박 변이도가 낮아 심장 박동의 간격이 상대적으로 좁다면 자율 신경계가 불균형한 상태이거나 몸이 만성적으로 스트레스를 받는 투쟁-도피 상태일 수 있다. 이는 또 질병, 탈수, 수면 부족, 건강 악화의 징후일 가능성도 있다.

살다 보면 교감신경계를 일부러 활성화하고 싶은 순간도 있다. 그중 하나는 스포츠를 할 때이다. 호흡 기법을 써서 심박 변이도를 능수능란하게 조절할 줄 알면 경쟁력을 확보할 수 있다. 앞에서 언급한 각성 호흡법 중 한 가지를 골라 시행하면 근육에 혈액이 공급되고, 심장이 힘차게 뛰어 아드레날린을 비롯한 스트레스 호르몬이 분비될 것이다.

심장과 폐에 좋은 성분

심장에 유익한 것은 폐에도 이롭다. 그러므로 (의사와 상의한 후) 아래에 나열한 심장에 좋은 식품과 보충제를 섭취하여 호흡기 건강을 개선하자.

- **오메가-3 지방산.** 연어, 고등어, 멸치, 정어리, 청어 등의 생선을 많이 먹거나 캡슐 형태의 오메가-3 보충제를 먹으면 항염증 효과를 얻고 심장 건강을 개선할 수 있다.
- **코엔자임 Q10(코큐텐).** 항산화제인 코엔자임 Q10은 혈액 순환을 촉진한다. 알약 형태로 섭취하거나 참치와 고등어처럼 지방이 많은 생선, 간 같은 내장육, 통곡물을 많이 먹자.
- **엘(L)-아르기닌.** 단백질이 풍부한 식품에 함유되어 있다. 이 아미노산은 체내에서 우리의 아군인 산화질소로 바뀐다. 다만 최근에 심장마비를 일으킨 사람에게는 권장하지 않는다.
- **마늘.** 흡혈귀에게는 해롭지만, 인간의 심장에는 이롭다. 마늘은 항염증 효과가 있으며 혈압을 낮춰 준다.
- **카옌 고추.** 매운 고추에서 발견되는 '매운맛' 화합물인 캡사이신은 항염증 효과가 있고 혈압을 낮추는 데 도움이 된다.
- **은행잎 추출물**ginkgo biloba**.** 역시 혈관을 확장해 혈액이 원활하게 흐르는 데 도움을 준다.
- **강황.** 강력한 항염증제다. 염증이 조금이라도 줄어들면 혈관이 깨끗해지고 혈액이 원활하게 흐르는 데 도움이 된다.
- **항산화제.** 비타민 C와 비타민 E. 유리기를 중화하여 산화 스트레스와 염증을 조절한다.
- **마그네슘.** 심장과 폐 모두에 유익하며 수면을 촉진하는 효과도 있다.
- **비타민 D.** 폐 기능을 강화한다.

- **엔(N)-아세틸 시스테인(NAC).** 아미노산 유도체인 엔-아세틸 시스테인은 과도하게 생성된 가래를 제거한다.

호흡 훈련

많은 사람이 호흡 훈련과 명상이 같다고 생각한다. 하지만 실상은 전혀 그렇지 않다. 명상은 평상시처럼 호흡하되 이를 의식하면서 가슴과 배의 오르내림에 집중하는 것으로 시작한다. 호흡이라는 한 가지에 집중함으로써 우리는 불필요한 생각을 지우고 원숭이처럼 날뛰는 마음을 잠재워 현재에 집중한다.

호흡 훈련을 할 때도 숨을 들이마시고 내쉬는 데 집중하는 것은 같지만, 여기서는 호흡 방식을 의도적으로 바꾸는 데 중점을 둔다. 우리는 산소를 흡입하고 이산화탄소를 배출하는 시점과 지속 시간을 조절함으로써 체내 작용을 바꿀 수 있다. 호흡 훈련은 정신 훈련이라기보다는 신체 훈련이다.

의식적인 호흡은 명상만큼, 혹은 그보다 더 빠르게 스트레스를 감소시킨다. 나는 개인적으로 먼저 호흡 훈련을 하고 그 다음에 명상하기를 선호한다. 호흡 훈련을 하면 '현존' 상태에 돌입하여 비로소 명상할 준비를 마친 느낌이다.

요즘은 수백 명이 모여 은은한 조명이 켜진 방에 요가 매트를 깔고 누워 크게 흘러나오는 리드미컬한 음악에 맞춰 호흡하는 것이 건강 유행인 모양이지만, 호흡을 조절함으로써 평온함과 감정적 해소, 영적 통찰을 불러일으키는 호흡 훈련은 새로운 것이 아니다. 요가 수행자들은 수천 년 전 인도에서 프라나야마 호흡법이 개발된 이래 우리 안의 생명력을 활성화하고 끌어내는 이 호흡법을 계속해서 가르쳐 왔다.

요가 수업에서 우짜이ujjayi(승리의 호흡, 목구멍 뒤쪽에서 쉭쉭 소리를 내거나 속삭이는 듯한 소리를 내는 호흡), 심하사나simhasana(사자 호흡, 혀를 내밀고 "하아아아!" 소리를 내며 숨을 내쉬는 호흡으로 기운을 북돋아 줌), 카팔바티kapalbhati(불 호흡, 들숨은 소극적으로 하고 날숨은 복부에 힘을 주면서 강하게 내쉬는 호흡)를 했다면 여러분도 호흡 훈련을 해 본 것이다.

소셜 미디어를 보면 사람들이 울고, 부들부들 떨고, 소리 지르는 모습이 담긴 인기 호흡 워크숍 광고가 나온다. 2~3시간에 걸쳐 진행되는 이런 워크숍에서는 호흡 훈련으로 트라우마를 치유할 수 있으며, 장시간 조절 호흡을 하면 몸에 쌓인 감정적 트라우마가 깨끗이 씻겨 나간다고 홍보한다.

호흡 훈련의 치유 효과는 과학적으로 입증되었다. 2023년 한 네덜란드 연구에서는 참가자들이 빠른 횡격막 호흡으로 '연결 호흡connected breathwork(숨을 들이쉬고 나서 멈추지 않고 바로 내쉬어서 들숨과 날숨을 연결하는 호흡법 - 옮긴이)'을 45분간 시행했다. 연구원들은 워크숍 전후의 뇌 영상을 분석한 결과 '정신 상태가 개선'된 것을 확인했다. 연구진은 호흡 훈련이 신경 심리학적 차원에서 치료 효과가 있다고 결론지었다.[43]

2024년 1월 체코 태생의 미국 정신과 의사이며 홀로트로픽holotropic(온전함을 향해 나아감) 호흡법을 개발한 스타니슬라브 그로프는 『뉴욕타임스

New York Times』 기사에서 호흡 훈련을 하면 환각제를 투여했을 때처럼 의식을 변화시킬 수 있다고 주장했다. 기사는 그로프의 주장을 인용하면서 호흡 훈련이 마음 상태를 변화시켜 사람들이 '고통의 근본적인 원인을 빠르게 찾도록 하므로 항우울제 같은 기존의 치료법보다 효과적'이라고 설명한다.⁴⁴

모든 상처를 말로 표현하거나 해결할 수는 없으므로 대화 요법에는 어쩔 수 없는 한계가 따른다. 그러나 호흡으로 의식 상태를 바꾸면 깊이 파묻혀 있던 트라우마에 접근하여 상처를 떨쳐 내는 것도 가능하게 된다.

여러 해 동안 일주일에 한 시간씩 상담 치료를 받아 온 사람들이 보기에는 겨우 몇 시간 동안 호흡 훈련을 해서 의식 상태를 개조할 수 있다는 말이 꿈처럼 들릴 것이다. 그렇다고 해서 정신과 상담 치료를 그만두거나 항우울제를 끊어야 한다는 말은 아니다. 호흡의 효과에 관한 과학 연구는 여전히 진행 중이다. 다만 호흡 훈련은 상처를 치유하고, 통찰력을 얻고, 마음의 평화를 찾고자 하는 사람들이 시도해 볼 만한 또 다른 대안이 될 수 있을 것으로 보인다(호흡 세미나나 워크숍은 훈련 강도가 높으므로 호흡기 질환자, 심장 질환자, 발작 환자, 임산부, 미성년자에게는 적합하거나 안전하지 않다).

호흡 바로 알기: 내가 속한 남성 모임에서는 매일 호흡 훈련을 하고 가끔 수련회를 가기도 한다. 수련회 중 두 번은 전문가의

지도하에 30분 동안 과호흡을 시행했다. 솔직히 말해서 이런 훈련을 20년만 일찍 했더라면 좋았으리라고 생각한다. 구체적으로 설명하기는 무척 어렵지만, 호흡 수련을 마치고 나서 나는 살면서 만났던 몇몇 사람을 용서했다. 초자연적인 부분에 관해서는 잘 모르지만 정말 그랬다. 임상 경력 초기에 이런 호흡 훈련에 관해 알았더라면 진작에 모든 사람에게 추천했을 것이다.

지난 열두 장에 걸쳐 우리는 수많은 정보를 살펴보았다. 실로 방대한 양이다. 모든 내용을 속속들이 기억하거나 모든 조언을 따라야 한다고 여기며 조바심 내지 않아도 된다.

이 책의 마지막 부분은 '수면 - 수분 섭취 - 호흡 계획'으로 3주에 걸쳐 수면, 수분 섭취, 호흡을 교정하는 최고의 지침을 한곳에 모아 명확하고 따라 하기 쉽게 소개한다. 독자 여러분은 건강의 도미노를 조금씩 건드려 움직이기 위해 하루에 세 번씩 그날그날의 지침을 따르기만 하면 된다.

그리하여 건강의 도미노를 전부 쓰러뜨리고 나면, 우리가 할 일은 그저 느긋하게 앉아서 건강 목표들이 하나하나 착착 이루어지는 모습을 지켜보는 것뿐이다.

하지만 그 전에 건강의 세 가지 도미노가 서로에게 어떻게 영향을 미치는지 마지막으로 한 번만 더 짚고 넘어가려고 한다.

핵심 정리

- 호흡 방식을 의식적으로 개선하면 염증을 완화하고, 활력을 얻고, 면역력을 강화하여 오래오래 건강하고 행복한 삶을 살 수 있다.
- 이게 다가 아니다! 호흡을 바꾸면 식욕을 조절하고, 곧바로 긴장을 완화하고, 감정을 조절하고, 혈액 순환과 해독 작용을 촉진하고, 더 짜릿한 오르가슴을 느낄 수 있다!
- 코털과 콧물은 보통 사랑받지 못하는 존재지만, 감염을 예방하여 건강한 비강 호흡을 가능케 하는 숨은 영웅이다.
- 입이 아니라 코로 호흡해야 공기를 더 많이 흡입하고 산화질소를 더 많이 생성하는 등 여러 가지 이점을 누릴 수 있다.
- 그때그때 필요에 따라 특정 호흡법을 활용하면 즉각적으로 몸과 마음을 진정시키거나 활력을 얻을 수 있다. 충분히 연습하면 이러한 호흡법을 자유자재로 구사할 수 있게 될 것이다. 긴장을 풀어야 하거나 정신을 바짝 차려야 하는 순간이 오면 각 상황에 알맞은 호흡법을 써 보자.
- 이제 하체 운동 하는 날과 팔운동 하는 날은 잊어버리고, 운동 계획표에 '횡격막 운동' 하는 날을 추가하자. 횡격막을 강화하면 공기를 수월하게 한가득 들이마실 수 있다. 깊은 복식호흡을 하거나 공기 저항 장치를 이용해서 횡격막을 단련하자.

- 호흡할 때는 자세를 바르게 하는 것이 매우 중요하다. 앉아 있거나 서 있을 때는 허리를 곧게 펴고 어깨를 뒤로 젖히고 가슴을 앞으로 내밀어서 숨을 더 깊게 들이마시고 강하게 내쉴 수 있도록 하자.
- 호흡 훈련은 폐활량을 늘릴 뿐 아니라 어쩌면 심리적인 트라우마를 치료하는 데도 도움이 될 수 있다. 일부 전문가들은 호흡 훈련이 대화 요법보다 정서적 치유 효과가 크다고 주장한다. 호흡이 긴장을 완화하고 신체적, 정신적 능력을 향상하는 데 유용한 기술이라는 사실만은 확실하다.

13장

수면 – 수분 섭취 – 호흡 결합하기

수면과 수분 섭취와 호흡은 모두 연결되어 있다.

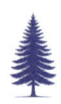

 건강의 기반을 구성하는 세 가지 도미노를 하나씩 쓰러뜨리면 건강 전반이 눈에 띄게 좋아진다. 우리는 지금까지 잠을 잘 자고, 수분을 넉넉히 섭취하고, 올바른 방식으로 호흡하면 체중을 감량하고, 염증을 줄이고, 면역력과 기력을 향상하는 등 여러 가지 혜택을 누릴 수 있다는 사실을 살펴보았다.

 여러 번 강조하지만 건강은 꼭 큰돈을 들이고 복잡한 과정을 거쳐야만 겨우 닿을까 말까 한 목표가 아니다. 생활 습관에 간단한 변화를 일으켜 가장 기본적인 신체 기능을 향상할 수 있는지가 건강을 좌우하는 열쇠다.

 여기서 잠시 뒤로 한 발짝 물러서서 건강의 도미노 하나를 쓰러뜨리는 것이 나머지 도미노 두 개와 서로 어떤 영향을 주고받는지 더 큰 그림을 보여 주고자 한다.

 우선 잠을 잘 자면 체내 수분이 잘 유지되고 호흡도 좋아진다. 또한 수분을 충분히 섭취하면 수면과 호흡의 질이 개선된다. 마지막으로 올바른 방식으로 호흡하면 잠을 더 잘 자고 체내 수분을 더욱 잘 유지할 수 있다.

수면, 수분 섭취, 호흡의 놀라울 정도로 긴밀한 상호 연관성을 보면, 인체의 가장 근본적인 생명 유지 체계들은 모든 요소가 항상성을 유지하는 상태를 달성하기 위해, 몸과 마음이 조화를 이루어 다 같이 움직이도록 진화한 것이 분명해 보인다.

우리 몸은 건강해지고 싶어 한다. 한 가지 생명 유지 체계가 개선되면 나머지 체계들도 덩달아 좋아진다. 당연하게도 이것은 반대 상황에서도 마찬가지다. 한 가지 체계가 고장 나면 나머지 체계에도 결함이 생긴다.

앞에서 나는 수면, 수분 섭취, 호흡이 서로를 어떻게 지탱하는지를 꾸준히 언급했다.

이제 이 모든 내용을 전체적으로 한 번 더 정리해서 건강의 도미노 이론이 얼마나 실질적이고 강력한지를 여러분의 마음에 확실히 새기고자 한다.

수면과 수분 섭취와 호흡의 관계를 이미 잘 이해한 독자도 있을 것이다. 그렇다면 바로 354쪽으로 넘어가서 '수면 - 수분 섭취 - 호흡 계획'을 시작해도 좋다!

수면과 수분 섭취 연결하기

수면이 수분 섭취에 미치는 영향

- **체액 손실.** 잠을 자면 땀과 날숨을 통해 체액이 손실되므로 자고 일어났을 때 갈증이 나는 것은 정상이다. '수면 - 수분 섭취 - 호흡 계획'의 지침에 따라 기상 후 물을 500밀리리터 마시면 소실된 수분을 완전히 보충할 수 있다.
- **호르몬 균형.** 수면과 신장 조절 호르몬은 서로 발맞추어 움직이면서 우리가 자다 말고 몇 시간마다 깨어 소변 보는 일을 방지한다. 그러나 잠을 설쳐서 수면 시간이 부족하면 신장 리듬이 깨져 탈수로 이어질 수 있다.
- **갈증 상실.** 수면이 결핍되면 그 부작용으로 갈증을 기민하게 알아차리지 못하게 된다. 그러면 자기가 지금 물을 마셔야 하는지 아닌지 모르므로 물을 챙겨 마실 확률이 자연히 낮아진다.
- **뇌 기능.** 3단계 수면과 렘수면 중에는 글림프 시스템이 뇌의 노폐물을 제거하고 해독 작용을 한다. 이때 갈증과 호흡 명령 중추 및 생체 시계가 있는 부위도 깨끗이 청소된다. 따라서 수면은 수분 섭취 욕구와 호흡 욕구는 물론 신체의 다른 모든 계통을 제어하는 크로노리듬까지 강화한다.

수분 섭취와 수면 연결하기

수분 섭취가 수면에 미치는 영향

- **체온 조절.** 잠을 잘 때는 체온이 낮아진다. 체온 저하는 멜라토닌 분비를 유도하는 신호다. 그러나 탈수 상태가 되면 체온 조절 기능에 문제가 생긴다. 체내 수분이 부족해지지 않도록 물을 충분히 마셔야 정상적으로 체온을 떨어뜨려 잠들 수 있다.
- **콧물이 묽어짐.** 수분을 충분히 섭취하면 기도에 있는 점액이 묽어져 수면을 방해하는 코막힘 증상이 나아진다. 반대로 수분이 부족해 점액이 끈끈해지면 코를 골게 되어 수면에 방해를 받을 뿐 아니라 같이 자는 사람에게 따가운 눈총을 받기 십상이다.
- **경련 감소.** 자려던 참에 종아리나 발에 쥐가 나거나, 자다가 쥐가 나서 잠에서 깬 적이 있는가? 경련이 일어나는 주요 원인은 탈수다. 일일 수분 섭취 목표량을 달성하면 경련을 예방할 수 있다.
- **호르몬 균형.** 탈수가 일어나면 신체는 스트레스를 받아 코르티솔을 분비한다. 반면 체내 수분량을 넉넉하게 유지하면 코르티솔이 정상적인 리듬으로 분비되어 밤에는 수치가 낮아지고 새벽에는 높아지므로 제때 잠들고 깨어날 수 있다.
- **불면증 완화.** 만성 불면증은 크로노타입(돌고래 유형) 때문에 발생하기도 하지만, 상황에 따른 급성 불면증은 스트레스로 인해 발생한다. 수분을 충분히 섭취하면 스트레스를 줄일 수 있다.

수면과 호흡 연결하기

수면이 호흡에 미치는 영향

- **호흡수.** 잠을 자는 동안에는 호흡수가 변화한다. 비렘수면(1, 2, 3단계 수면) 중에는 호흡이 깨어 있을 때보다 느려진다. 호흡이 느려지면 우리 몸은 평온한 상태를 유지하며 휴식을 취할 수 있다. 꿈을 꾸는 렘수면 단계에서는 호흡수가 깨어 있을 때와 거의 비슷한 수준으로 높아진다.
- **수면무호흡증.** 수면무호흡증은 수면과 호흡의 달갑지 않은 연결고리다. 수면무호흡증이 있으면 자는 동안 정상적으로 호흡하지 못하므로 각 수면 단계에서 적정 수면 시간을 확보하지 못해 수면 결핍에 빠진다.

호흡과 수면 연결하기

호흡이 수면에 미치는 영향

- **긴장 완화.** 들숨보다 날숨을 길게 하면서 깊게 복식호흡을 하면 몸과 마음을 차분하게 진정시켜 잠들 수 있다.
- **코르티솔 분비 중단.** 돌고래 유형은 코르티솔 리듬이 곰 유형, 사자 유형, 늑대 유형과 반대로 흘러간다. 스트레스 호르몬이 밤에도

계속 분비되는 경우 4-7-8 호흡법이나 상자 호흡법 같은 깊은 횡격막 호흡 기법을 활용해 코르티솔 리듬을 뒤집어서 몸과 마음의 긴장을 풀고 휴식할 수 있다.

수분 섭취와 호흡 연결하기

수분 섭취가 호흡에 미치는 영향

- **미끈미끈한 점액.** 수분을 섭취하면 호흡기의 점액층이 끈적끈적하고 미끄럽게 유지되므로 공기가 기도를 통과할 때 병원균과 오염 물질이 점액에 걸러져서 호흡기 감염이 일어나지 않는다.
- **기도 유연성.** 기관, 기관지, 세기관지, 허파꽈리는 단단한 나무로 만들어진 조직이 아니다. 호흡기는 부드러운 조직이다. 우리가 숨을 들이마시고 내쉼에 따라 호흡기는 팽창하고 수축해야 한다. 이때 수분을 충분히 섭취하면 기도가 유연하게 움직인다.
- **혈액량.** 산소와 이산화탄소는 적혈구와 결합한다. 그 많은 기체를 운반하고 교환하려면 혈액이 차고 넘쳐야 한다. 혈액량을 늘리려면 물을 마시자!
- **효율적인 산소 흡수.** 굶주린 세포는 수분이 충분해야 생명 유지에 필요한 산소를 빨아들여 에너지를 생산하고, 이후 부산물인 이산화탄소를 뱉어 낼 수 있다.

호흡과 수분 섭취 연결하기

호흡이 수분 섭취에 미치는 영향

- **촉촉함.** 수분을 충분히 섭취한 사람이 코로 들이마신 공기는 기관과 폐에 닿기 전에 촉촉해진다. 이렇게 하루에 2만 번 넘게 호흡하는 동안 여분의 수분이 조금씩 쌓이고 쌓이면 온몸의 탈수를 방지하는 효과가 있다. 한편 구강 호흡은 비강 호흡보다 수분 손실 효과가 42퍼센트 더 큰 것으로 나타났다.[1]
- **전반적으로 평온해짐.** 깊게 복식호흡을 하면 몸을 진정 및 이완 상태로 유지하여 숙면할 수 있으며, 그리하여 휴식을 잘 취하면 갈증 신호가 민감하게 작동한다.
- **전반적인 인식 수준 향상.** 온종일 바른 자세를 유지하고 심호흡하는 데 집중하면 자신의 신체 상태를 더 잘 인지하게 되므로 갈증 같은 몸의 신호를 더욱 예민하게 알아차릴 수 있다.

앞서 장장 열두 장에 걸쳐 과학적인 지식을 흡수했으니, 이제 '수면 - 수분 섭취 - 호흡 계획'을 실행하는 데 필요한 무기는 다 갖춘 셈이다. 마지막으로 한 마디만 덧붙이자면, 내가 이 책에서 비싸거나 부담이 큰 건강 루틴 및 도구에 관해 약간 안 좋게 이야기한 것은 사실이지만, 이는 단지 장기간 지속되는 건강 습관을 들이기 위해 휘황찬란한 도구가 꼭 필요하지는 않다고 강조하기 위함이었다.

나는 녹즙을 아주 좋아하고, 사람들이 운동복을 새로 장만하는 이유를 잘 알고 있으며, 비싼 요가 강좌와 호흡법 수련회에서 엄청난 변화를 경험했다. 일단 기본기를 다 익혔다면, 각자 도움이 될 만한 것들을 내 의견과 관계없이 얼마든지 보충하고 덧붙여도 무방하다!

나는 여러분이 이 책을 통해 진정한 건강에는 가격표가 붙어 있지 않고, 지금 당장 시작할 수 있는 간단한 행동 지침을 실천하기만 해도 충분히 건강에 도달할 수 있다는 사실을 깨달았기를 바란다. 이제 여기서부터 어디로 갈지 결정하는 것은 여러분의 몫이다.

이후에 등장하는 '수면 - 수분 섭취 - 호흡 계획'은 이 책에 나온 모든 정보를 적재적소에 활용하여 건강의 도미노를 쓰러뜨리는 데 도움이 될 것이다.

자, 시작하자!

실천편

수면 – 수분 섭취 – 호흡 계획

준비하기
첫째주
둘째주
셋째주

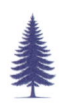

    나는 줄곧 앞서 나온 정보를 종합적으로 활용할 수 있는 단순한 계획을 알려 주겠다고 약속했다. 계획이 지나치게 복잡하면 아무도 이대로 실천할 엄두를 내지 못하며, 설령 계획을 지키더라도 오래가지 못한다. 하지만 '수면 - 수분 섭취 - 호흡 계획'은 지침을 따르고 생활에 접목하기가 무척 쉽다.

    여러분은 아마 내가 이 책 곳곳에 흩뿌려 둔 도미노 조각들을 발견했을 것이다. 이 도미노의 행렬은 건강의 세 가지 도미노(출발점에 있는 세 개의 조각)를 최적화함으로써 온몸의 균형(도착점에 있는 한 개의 조각)을 이룰 수 있음을 상징한다.

    여러분은 또 내가 숫자 3을 얼마나 좋아하는지도 눈치챘을 것이다.

    이러한 상징성은 '수면 - 수분 섭취 - 호흡 계획'에도 적용된다. 우리는 앞으로 3주 동안 하루에 한 시간 이내의 시간을 투자하고 최소한의 노력과 선택적인 비용만 들여서 건강의 도미노를 쓰러뜨리고 완전히 새로운 사람으로 탈바꿈할 것이다.

　이로써 건강의 기반을 탄탄히 다지고, 이전보다 단순한 관점으로 건강에 접근할 수 있을 것이다. 게다가 돈은 한 푼도 들이지 않아도 된다. 수면, 수분 섭취, 호흡이라는 세 가지 생체 행동을 개선하다 보면 다른 건강한 생활 습관이 자연히 따라오고, 건강 목표들도 하나둘 착착 이루어지기 시작할 것이다.

　'수면 - 수분 섭취 - 호흡 계획'은 일주일 단위로 짜여 있으므로 뒤에서 첫째 주, 둘째 주, 셋째 주에 각각 실천해야 할 구체적인 사항을 확인할 수 있다. 처음에는 조금씩, 서서히 생활에 변화를 주면서 시작할 것이다.

　첫째 주에는 한 번에 단 몇 가지만 바꾸면 된다. 그리고 나서 두어 가지 변화를 추가하고, 그다음에는 거기에 또 두어 가지를 더하는 식으로 진행해 보자.

　새로운 생활 방식에 적응하다 보면 곧바로 몸에 에너지가 돌며 기분이 나아지는 것이 느껴질 테고, 이처럼 변화를 체감하면 계속해서 꾸준히 나아갈 원동력이 생긴다.

　그렇다고 해서 계획대로 실천하기가 어렵거나 힘들다는 말은 아니다! 조금 이따 보면 알겠지만, 이 책에서 제안하는 변화는 모두 쉽고 즐겁게 실천할 수 있는 것들이다.

　이 계획을 실행하는 시간이 은근히 기다려질 것이고, 심지어 어쩌다가 한 번씩 빼먹는 날이면 어색하게 느껴질지도 모른다.

언제 하느냐가 관건이다

'수면 - 수분 섭취 - 호흡 계획'에는 숫자 3 외에도 중요한 숫자가 하나 더 있다. 바로 5다. 우리는 앞으로 하루에 다섯 번씩 건강의 도미노를 관리할 것이다. 이 다섯 시점은 다음과 같다.

- **기상 직후.** 하루의 시작이자 활기찬 하루를 보내기 위해 건강의 도미노를 쓰러뜨릴 첫 번째 기회다.
- **오전 중반.** 수면 관성이 잦아들고 하루가 본격적으로 시작되는 시간이다. 이때 건강의 도미노를 돌보면 활력과 집중력을 높이고 기분을 좋게 유지할 수 있다.
- **점심 식사 후.** 일반적으로 사람들은 점심을 먹고 한두 시간이 지나면 에너지가 떨어지는 식곤증을 겪는다. 하지만 도미노 쓰러뜨리기 작업이 활력을 되찾아 줄 것이다.
- **저녁 식사 전.** 이 시간에 도미노 쓰러뜨리기 계획을 실행하면 저녁에 외출해야 하는 사람은 다시금 활력을 얻고, 집에서 쉬는 사람은 고된 하루를 마무리하며 긴장을 풀 수 있다.
- **취침 전.** 포근한 밤을 보내기 위해 준비하는 시간이다. 잠자리에 들기 세 시간 전부터는 알코올, 카페인, 니코틴, 음식, 운동(늑대 유형은 예외)을 피해야 한다. 물 마시기는 잠자리에 들기 두 시간 전까지가 마지노선이다. 취침 한 시간 전은 '전원 종료 시간'이므로 전자

기기 사용을 중단하고 차차 긴장을 푼다.

도미노를 쓰러뜨리는 하루 다섯 번의 시간이 중요한 이유는 이 다섯 시점이 일주기 리듬의 흐름과 일치하기 때문이다. 각 크로노타입에는 고유의 크로노리듬이 존재한다. 각각의 시점에 구체적으로 무엇을 해야 하는지는 잠시 후에 이야기할 것이다. 일단 지금은 chronoquiz.com에 들어가서 자신의 크로노타입이 무엇인지부터 확인해 보자.

	곰 유형	사자 유형	늑대 유형	돌고래 유형
기상 직후	오전 7시	오전 6시	오전 8시	오전 6시 30분
오전 중반	오전 10시	오전 9시	오전 11시	오전 9시 30분
점심 식사 후	오후 2시	오후 1시	오후 3시	오후 3시
저녁 식사 전	오후 6시	오후 5시	오후 7시	오후 6시 30분
취침 전 카운트다운이 시작되는 시각	오후 8시	오후 7시	오후 9시	오후 9시

지금 바로 실천하기: 휴대전화나 스마트 워치에 자신의 크로노타입에 알맞게 알람을 다섯 개 설정한다. 애플이나 안드로이드 기기에서 알람을 설정하려면 시계 애플리케이션에 들어가서 알람 항목을 클릭하면 된다. 시간을 입력하고 나면 반복 주기를 설정하라는 메시지가 뜰 것이다. 그러면 '매일 반복하기'를 선택한다.

준비 작업도 매우 중요하다

'수면 - 수분 섭취 - 호흡 계획'을 실행하기에 앞서 해야 할 준비 작업은 딱 두 가지뿐이다.

침실 재단장하기

침실을 깨끗하고 아늑하게 꾸민다. 침대 시트가 너무 오래되었다면 새것으로 바꿀 때가 되었다. 또 베개와 매트리스가 낡아서 탄력이 떨어진 경우 새것으로 교체하여 숙면과 건강에 투자하자. 내 웹사이트 sleepdoctor.com에 올려 둔 150편 이상의 침구류 후기를 참고하면 새 제품을 고르는 데 도움이 될 것이다.

침실은 오로지 수면(그리고 성관계)을 위한 공간이다. 침실을 식사실, 거실, 놀이방으로 쓰면 안 된다. 그러니 한두 시간 정도 시간을 내어 침실의 물건을 재배치하자(책상, 업무 관련 물품, 아이들의 장난감, 더러운 접시 등은 침실 밖으로 치우는 것이 좋다). 침실을 정리할 때는 잡동사니를 치우고 방을 깔끔하게 정돈한다. 빨래 더미, 노트북, 청구서 뭉치 등 주의를 분산시키는 요소가 적을수록 잠이 솔솔 오는 아늑한 침실이 될 것이다.

어둡게, 시원하게, 조용하게, 촉촉하게. 깨어 있는 동안의 생활을 떠올리게 하는 물건과 방해 요소를 침실에서 모두 내보냈다면 이번에는 침실이 한층 더 편안한 수면 공간이 되도록 환경을 조성한다. 창문에 블라인드나 커튼이 달려 있는가? 만약 없다면 좋은 안대를 하나 구매해서 빛을 차단하자. 기온이 높은 지역에 산다면 에어컨도 장만하는 것이 좋다. 침실은 밤에 섭씨 18도에서 21도로 유지해야 한다. 소음이 있다면 귀마개나 백색 소음 기계를 사용하자. 건조한 지역에 거주한다면 가습기를 가동하여 습도를 수면에 적합한 수치인 30~50퍼센트로 조절한다.

기타 '수면 - 수분 섭취 - 호흡 계획' 준비물

'수면 - 수분 섭취 - 호흡 계획'의 장점은 이를 실천하기 위해 따로 사야 할 물건이 아무것도 없다는 것이다. 하지만 몇몇 품목은 꽤 유용하고 건강을 위해서 투자해 볼 만한 가치가 있다.

수면 용품. 앞서 나는 안대, 귀마개 등 가격이 저렴한 수면 보조 용품을 추천했다. 또 본인이나 배우자의 코골이가 문제라면 입 벌림 방지 테이프를 사서 효과를 시험해 보는 것도 좋다(수면무호흡증 검사를 받은 경우에 해당). 수면을 유도하는 멜라토닌과 마그네슘 보충제는 올바르게 사용하면 부작용이 없으며, 수면 개시 불면증과 수면 유지 불면증 개선에 도움이 된다(shop.sleepdoctor.com에서는 캡슐이나 젤리 형태의 품질 좋은 보충제를 판매한다).

수면 관련 용품 가운데 가장 비싼 품목은 손목이나 손가락이나 이마에 착용하는 전자 수면 추적기다. 나는 개인적으로 오우라 링을 사용한다. 반지 형태가 내게 잘 맞았고, 이렇게 본인이 착용하기 편안한 형태여야 더 정확한 데이터를 얻을 수 있다. 자신에게 맞는 제품이 무엇인지 직접 찾아보자. 그리고 만약 전자 수면 추적기를 사지 않기로 했더라도 아무런 문제가 없다! 꼭 전자 기기를 사용하지 않아도 수면 일지를 작성하면 수면 관련 자료를 수집할 수 있다.

수분 섭취 용품. 수분 섭취와 관련해서 구매할 만한 품목은 딱 두 가지, 스테인리스나 유리로 된 물병과 수돗물 필터가 전부다.

호흡 용품. 최대 호기량 측정기, 심폐지구력 훈련용 마스크, 에어로핏 프로의 호흡 트레이너 같은 호흡 훈련 장비를 구매할 필요는 전혀 없으나, 폐활량이 부족하거나 횡격막 근육이 약하다면 도움이 될 만한 용품이 있는지 한 번쯤 둘러볼 만하다. 자세 교정 밴드나 전자 알림 장치 같은 자세 교정기를 사용하면 바르게 앉거나 서는 데 도움이 된다. 입 벌림 방지 테이프는 우리가 자는 동안 입이 아닌 코로 호흡하게 해준다. 또 우단담배풀 보충제(액상 추출물이나 캡슐 형태)를 복용하면 기도에서 과도한 가래를 제거하는 데 도움이 된다.

딱 한 가지만 산다면: 질 좋은 수돗물 필터를 구매하자. 물맛이 몰라보게 달라질 것이고, 물맛이 좋으면 자연히 물을 더 많이 마시게 될 것이다. 또 내가 마시는 물이 깨끗하다고 인지하는 것만으로도 물을 계속 홀짝홀짝 들이켜게 되는 효과가 있다.

계획을 실행하기 전에 점검하기

계획을 실천하고 나서 건강이 얼마나 좋아졌는지 파악하려면 시작할

수면 일지

	월	화	수	목	금	토	일
누운 시각							
잠든 시각							
도중에 깬 횟수							
깨어난 시각							
'잠시 후 알람 다시 울림' 버튼을 누른 횟수							
침대에서 일어난 시각							
카페인 음료 섭취량							
알코올 음료 섭취량							
낮잠 시간							
운동한 시간							

때 상태가 어떠했는지를 알아야 한다. 그래서 나는 계획에 본격적으로 돌입하기 전에 가정에서 시행할 수 있는 자가 진단법으로 훗날 기준치가 되어 줄 시작 시점의 자료를 수집해 두기를 권장한다.

수면 평가. 전자 수면 추적기를 착용한다면 이미 수면 습관에 관련된 자료를 수집하고 있는 것이다. 계획대로 착실히 수행하다 보면 수면의 질이 개선되는 것이 느껴질 것이다. 하지만 수면 추적기를 사용하더라도 종이에 펜으로 손수 수면 일지를 작성하여 수면의 양과 질에 관한 자료를 수집하고, 알코올 섭취, 운동, 약물 복용이 수면에 미치는 영향을 추적해 보는 것이 좋다. 계획을 실행하는 3주 동안은 매일 수면 일지를 작성할 것이다.

수분 섭취 평가. 계획을 실행하는 동안에는 수분 섭취량을 일일이 계산하지 않아도 된다. 계획대로만 따라가면 하루에 2리터를 마시게 될 것이다. 이에 더해 식사 시간에도 최소 250밀리리터씩 마신다면 하루에 최소 2.75리터는 거뜬히 채울 것이다.

계획을 실행하는 3주 동안에는 하루 다섯 번 지정된 시간에 수분 섭취 일지를 작성할 것이다. 일지를 기록할 때는 두 가지 지표, 즉 소변 색상과 피부 팽압(168~170쪽에서 등장한 꼬집기 검사로)을 평가한다. 수분 섭취 일지를 작성하는 목적은 하루의 각 시점에 수분 섭취 목표량을 달성하고 있는지 확인하는 데 있다. 일지를 쓰면 다른 건 몰라도 물을 마셔야 한다는 사실만은 기억할 수 있을 것이다. 아래 양식을 활용하자.

	기상 직후	오전 중반	점심 식사 후	저녁 식사 전	취침 전
소변 색상	투명함				
피부 팽압 검사	1초 이내에 원래대로 돌아옴				

계획 실행 이전의 수분 섭취 상태를 파악하는 마지막 방법은 '비포before' 얼굴 사진을 찍는 것이다. 아침에 일어나자마자 보습제를 바르거나 화장하지 않은 채로 민낯 사진을 찍는다. 3주 후에도 똑같은 방식으로 민낯 사진을 찍고 계획 실행 전후로 얼굴이 어떻게 바뀌었는지 비교할 것이다.

호흡 평가. '수면-수분 섭취-호흡 계획'을 시작하기 전날에는 다음 세 가지 검사를 시행하고(자세한 검사 방법은 262~266쪽 참조) 결과를 기록한다. 3주 후에 같은 검사를 다시 시행할 것이다.

계획을 실행하기 전 호흡수: _____

계획을 실행하기 전 숨 가쁨 점수: _____

계획을 실행하기 전 숨을 참은 시간: _____

침실을 수면의 안식처로 꾸미고, 도미노 쓰러뜨리기 작업을 수월하게 해 줄 물건까지 구매했다면 이제 정말로 건강의 도미노를 무너뜨리는 일만 남았다.

그럼 시작해 보자.

> 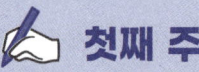 **첫째 주**
>
> ☑ 하루 다섯 번 간단한 실천으로 건강의 도미노 무너뜨리기
> ☑ 첫째 주에는 새로운 일과에 익숙해지는 데 집중한다.

기상 직후

하루의 첫 단추를 잘 끼운다.

곰 유형: 오전 7시

사자 유형: 오전 6시

늑대 유형: 오전 8시

돌고래 유형: 오전 6시 30분

수면 지침

- 알람이 울리면 자리에서 일어난다. '잠시 후 알람 다시 울림' 버튼을 누르지 않는다. 기상 시각을 일정하게 유지해야 한다! 이 부분

이 매우 중요하다.
- 해가 떠 있으면 밖으로 나가 15분 동안 햇볕을 쬔다. 우리가 햇빛을 받으면 생체 시계는 하루가 시작되었으며 이제 완전히 깨어날 때가 되었다고 인식한다. 겨울이라 아직 해가 뜨기 전이라면 해가 뜬 후에 가능한 한 빨리 시간을 내어 햇볕을 쬔다. 날씨가 흐려 햇빛을 보기 힘든 경우에는 풀 스펙트럼 전구나 라이트 박스를 구매해서 아침에 활력을 불어넣어 보자.
- 수면 일지에서 아침 시간에 기록할 수 있는 항목을 작성한다.

수분 섭취 지침

- 물 500밀리리터를 조금씩 나누어 마신다. 한 모금이 약 30밀리리터이므로 16~17모금 정도 마시면 된다.
- 아침 소변의 색상과 피부 팽압을 확인하고 수분 섭취 일지를 기록한다.

호흡 지침

심호흡을 15회 시행한다. 가장 간단한 방법은 4초 동안 배를 늘리면서 숨을 들이마시고, 4초 동안 배꼽을 척추 쪽으로 끌어당기면서 내쉬는 것이다. 숨을 들이마실 때는 폐 구석구석으로 공기를 보낸다고 상상한다. 반대로 숨을 내쉴 때는 폐 안의 공기를 완전히 비워 낸다고 생각한다.

오전 중반

계속해서 건강한 하루를 보낸다.

곰 유형: 오전 10시

사자 유형: 오전 9시

늑대 유형: 오전 11시

돌고래 유형: 오전 9시 30분

수면 지침

카페인이 함유된 커피나 차를 250밀리리터씩 한두 잔 마셔서 수면 욕구를 억제한다. 이때는 아침에 분비되던 코르티솔과 아드레날린이 잦아든 시점이므로 카페인의 아데노신 차단 효과를 활용해 오후가 되기 전까지 체력과 집중력을 유지할 수 있다.

수분 섭취 지침

- 커피나 차를 마셔도 수분이 보충된다. 커피나 차를 한 잔만 마시는 경우 추가로 맹물이나 탄산수를 250밀리리터 마셔서 총 수분 섭취량 500밀리리터를 채운다.
- 오전 중반의 소변 색상과 피부 팽압을 확인하고 수분 섭취 일지에 적어 넣는다.

호흡 지침

심호흡을 15회 진행한다. 이번 주에는 가장 기본적인 호흡법에 집중한다. 자리에 앉아서 4-4-4-4 상자 호흡법을 시행한다. 4초 동안 숨을 들이마셨다가 4초 동안 참고, 4초 동안 숨을 내쉬었다가 4초 동안 참는다. 이렇게 14번 더 반복한다.

점심 식사 후

식곤증을 물리친다.

곰 유형: 오후 2시

사자 유형: 오후 1시

늑대 유형: 오후 3시

돌고래 유형: 오후 3시

수면 지침

- 다시 야외로 나가 15분간 햇볕을 쬐면서 생체 시계에 여전히 낮이라는 신호를 보낸다.
- 몸을 약간 움직여 준다. 주변을 한 바퀴 가볍게 산책하면서 혈액 순환을 촉진한다(그러면 수분 유지와 호흡에도 유익하다). 낮에 몸을 움직

이면 밤에 수면의 질이 높아진다. 단 5분이나 10분만 활동해도 효과가 있다.

수분 섭취 지침

- 맹물이나 허브차나 탄산수 500밀리리터를 조금씩 나누어 마신다.
- 소변 색상과 피부 팽압 검사 결과를 수분 섭취 일지에 기록한다.

호흡 지침

- 기력이 떨어지면 각성 호흡 기법인 주기적 과호흡법을 시행한다. 먼저 1~2초간 코로 깊게 숨을 들이마신 다음 곧바로 입으로 빠르게 숨을 내쉰다. 이 호흡법을 할 때는 중간에 숨을 참거나 숫자를 세지 않고, 들이마시고 내쉬는 두 단계를 빠르게 시행한다. 이렇게 25회 반복하고 나서 마지막으로 숨을 들이쉰 후에는 더는 숨을 내쉬지 못할 때까지 남은 숨을 완전히 내뱉는다. 그런 다음 15~30초 동안 숨을 참는다(스톱워치를 사용하라).
- 왠지 모르게 배가 고프다면(건강한 식단으로 점심 식사를 마쳤는데도 빠르게 에너지를 올리는 간식이 당기는 경우) 식욕을 조절해 주는 호흡법인 변형 기공 호흡법을 시행한다. 어깨를 펴고 배를 안쪽으로 끌어당긴 채 가슴으로 숨을 들이마신다. 복근을 꽉 조이면서 숨을 참는다. 그런 다음 상체는 이완하되 복근은 계속 조이면서 숨을 내쉰다. 이렇게 열 번 반복한다.

저녁 식사 전

밤은 이제 시작이고 우리는 팔팔하다.

곰 유형: 오후 6시

사자 유형: 오후 5시

늑대 유형: 오후 7시

돌고래 유형: 오후 6시 30분

수면 지침

- 수분 함량이 높은 채소와 과일을 최소 2인분 이상 포함한 식사를 준비한다.
- 잠자리에 들기 최소 4시간 전에 저녁 식사를 마쳐서 생체 시계를 강화한다.

수분 섭취 지침

- 식사하기 30분 전에 상온의 물 500밀리리터를 조금씩 홀짝홀짝 마신다. 이렇게 하면 열 발생을 촉진해 저녁 식사량을 줄이고 지방을 더 많이 태울 수 있다.
- 소변 색상과 피부 팽압을 검사하고 수분 섭취 일지를 작성한다.

호흡 지침

- 오늘 밤에는 별다른 일정 없이 집에 머무를 계획인가? 그렇다면 주의력과 집중력을 최소한으로 유지하면서 긴장을 풀기 위해 진정 호흡법을 15회 시행한다. 첫째 주이므로 간단하게 상자 호흡법으로 진행한다.
- 아니면 앞으로 몇 시간 동안 잔업을 마무리하거나 밖으로 나가 친구들을 만날 계획인가? 그렇다면 각성도를 높여야 하므로 주기적 과호흡법을 한 차례 시행한다.

취침 전

포근한 밤을 보낼 준비를 한다.

아래 시각에서부터 되짚어 계산한다.

곰 유형: 오후 11시

사자 유형: 오후 10시

늑대 유형: 자정

돌고래 유형: 자정

취침 세 시간 전

이 시점에는 크로노타입에 관계없이 알코올 섭취, 카페인 섭취, 흡연, 식사를 중단해야 한다. 늑대 유형은 이 시간에 운동해도 괜찮지만, 나머지 세 유형은 격렬한 운동을 피해야 한다.

취침 두 시간 전

자기 전 마지막으로 물을 마시는 시간이다. 맹물이나 허브차 500밀리터를 조금씩 나누어 마신다.

취침 한 시간 전: 전원 종료 시간

수면 지침

- 전자 기기를 끈다. 전자 기기 화면에서 나오는 불빛에 노출되지 말라는 뜻이다. 집 안 조명을 어둡게 한다. 어둠은 일주기 리듬을 강화하며 생체 시계에 이제 잘 시간이 되었다고 알리는 역할을 한다.
- 정신을 자극하는 활동을 하지 않는다. 그러니 책을 읽더라도 흥미진진하고 중독성이 강한 책은 피해야 한다. 자기 전 독서에는 약간 딱딱하고 지루한 책이 제격이다. 자기 전에 일기를 쓰는 것도 아주 좋다. 일기를 쓰다가 오히려 정신이 깨어나서 취침에 방해되지만 않는다면 추천한다.
- 뜨끈한 물로 목욕이나 샤워를 하고 가벼운 스트레칭으로 몸을 노

곤하게 진정시킨다.
- 수면 일지에서 밤에 기록하는 항목을 작성한다.

수분 섭취 지침

- 다음 날 아침에 일어났을 때 바로 물을 마실 수 있도록 미리 병에 물을 따라서 침대맡에 준비해 둔다.
- 오늘의 마지막 수분 섭취 일지를 작성한다.

호흡 지침

몸을 진정시키고 졸음을 유도하는 심호흡을 15회 시행한다. 이번 주에는 4-7-8 호흡법으로 신경계를 진정시켜 눈이 스르륵 감기게 할 것이다. 먼저 4초 동안 배로 숨을 들이마신다. 7초 동안 가볍게 숨을 참는다. 그런 다음 8초 동안 배를 안으로 집어넣으면서 천천히 숨을 내쉰다.

둘째 주

- ☑ 계속해서 하루 다섯 번 간단한 실천으로 건강의 도미노 무너뜨리기
- ☑ 둘째 주에는 새로운 전략을 몇 가지 도입한다.

기상 직후

하루의 첫 단추를 잘 끼운다.

곰 유형: 오전 7시

사자 유형: 오전 6시

늑대 유형: 오전 8시

돌고래 유형: 오전 6시 30분

수면 지침

- 알람이 울리면 침대에서 일어난다. '잠시 후 알람 다시 울림' 버튼을 누르지 않는다. 아직 피곤하더라도 침대에서 빠져나와야 한다.

- 15분 동안 햇볕을 쬐어 생체 시계에 '지금은 낮이야.'라는 신호를 보낸다.
- 수면 일지 중 아침에 기록하는 항목을 작성한다.
- **둘째 주에 새로이 추가할 사항:** 아침에 운동하는 사람은 가능하면 야외에서 운동하여 햇볕을 쬐는 시간을 늘림으로써 일주기 리듬을 강화한다. 몸을 움직이면 혈액 순환이 촉진되고 밤에 숙면하는 데 도움이 된다.

수분 섭취 지침

- 물 500밀리리터를 조금씩 나누어 마신다.
- 소변 색상과 피부 팽압을 확인하고 수분 섭취 일지에 기록한다.
- **둘째 주에 새로이 추가할 사항:** 아침에 운동하는 경우 30분 운동할 때마다 추가로 물을 375밀리리터씩 마신다.

호흡 지침

- 4초 동안 배로 숨을 들이마신 다음 숨을 참지 않고 곧바로 4초 동안 내쉬는 심호흡을 15번 시행한다.
- **둘째 주에 새로이 추가할 사항:** 조절 기침법을 한 차례 시행하여 폐를 깨우고 가래를 제거한다. 등을 곧게 펴고 양발을 바닥에 댄 채 의자에 앉는다. 코를 통해 배로 깊게 숨을 들이마신다. 2~4초간 숨을 참는다. 허리를 살짝 앞으로 숙이고 숨을 내쉬면서 기침

을 크게 두 번 한다.

오전 중반

계속해서 건강한 하루를 보낸다.

곰 유형: 오전 10시

사자 유형: 오전 9시

늑대 유형: 오전 11시

돌고래 유형: 오전 9시 30분

수면 지침

카페인이 함유된 커피나 차를 250밀리리터씩 한두 잔 마셔서 수면 욕구를 억제한다.

수분 섭취 지침

- 커피나 차를 한 잔만 마시는 경우 추가로 맹물이나 탄산수를 250밀리리터 마셔서 총 수분 섭취량 500밀리리터를 채운다.
- 오전 중반의 소변 색상과 피부 팽압 정보를 수분 섭취 일지에 기록한다.

호흡 지침

상자 호흡법은 지난주에 완벽하게 익혔으니, 둘째 주에는 주기적 한숨이라는 새로운 호흡법을 시도하여 기분을 끌어올리고, 정신을 또렷하게 하고, 스트레스를 진정시킨다. 먼저 코로 숨을 깊게 들이마신다. 그리고 더는 공기를 들이마실 수 없을 때까지 숨을 한 번 더 들이마신다. 숨을 참지 않고, 공기가 전부 빠져나갈 때까지 입으로 천천히 숨을 내쉰다. 이렇게 몇 차례 반복한다.

점심 식사 후

식곤증을 물리친다.

곰 유형: 오후 2시

사자 유형: 오후 1시

늑대 유형: 오후 3시

돌고래 유형: 오후 3시

수면 지침

- 10~15분 동안 햇볕을 쬔다.
- 몸을 약간 움직여서 체액 순환을 촉진한다. 다시 한번 말하지만

무리할 필요 없다. 짧은 산책, 가볍게 춤추기, 요가의 태양 경배 자세 Surya Namaskar 정도면 충분하다.

수분 섭취 지침

- 맹물이나 허브차나 탄산수 500밀리리터를 조금씩 나누어 마신다.
- 수분 섭취 일지를 작성한다.
- **둘째 주에 새로이 추가할 사항:** 습관은 우리가 어떤 행동을 즐겁게 할 때 형성된다. 오후 수분 섭취와 연결할 만한 즐거운 활동을 두 가지 생각해 내자. 예를 들면 친구와 수다를 떨거나 십자말풀이를 하면서 차를 마실 수 있다.

호흡 지침

- 주기적 과호흡법이나 정뇌 호흡법 같은 각성 호흡 기법을 시행한다. 의자에 앉아 손바닥을 허벅지 위에 올리고 등을 곧게 편다. 코로 숨을 들이마신 뒤 복근을 빠르게 수축하면서 코로 세게 숨을 내쉰다. 1초에 한 번씩 호흡한다. 이것을 1분 동안 지속한다.
- 이상하게 배가 고프다면 변형 기공 호흡법으로 식욕을 조절한다.
- **둘째 주에 새로이 추가할 사항:** 자기가 현재 어떤 자세를 취하고 있는지 인식한다. 등을 구부정하게 굽히고 있지는 않은가? 그렇다면 의식적으로 등을 곧게 펴자. 머리에 달린 줄이 머리를 천장 쪽으로 끌어당긴다고 상상하며 자세를 바르게 한다.

저녁 식사 전

밤은 이제 시작이고 우리는 팔팔하다.

곰 유형: 오후 6시

사자 유형: 오후 5시

늑대 유형: 오후 7시

돌고래 유형: 오후 6시 30분

수면 지침

- 수분이 풍부한 채소와 과일을 최소 2인분 이상 곁들인 식사를 준비한다.
- 생체 시계를 강화하기 위해 잠자리에 들기 최소 4시간 전에는 저녁 식사를 마무리한다.
- **둘째 주에 새로이 추가할 사항:** 각자의 사정에 따라 아침에 운동하지 못하는 사람도 있을 것이다. 이 때문에 저녁에 운동하는 사람은 취침 3~4시간 전에는 운동을 반드시 끝마치도록 한다. 이상적으로는 마지막 식사를 하기 전에 운동하는 것이 좋다. 배부른 상태로 운동하면 소화에 지장이 생겨 이후 수면에 악영향을 미칠 수 있다.

수분 섭취 지침

- 열 발생을 촉진하기 위해 식사하기 30분 전에 상온의 물 500밀리리터를 조금씩 나누어 마신다.
- 소변 색상과 피부 팽압을 검사하고 수분 섭취 일지를 작성한다.
- **둘째 주에 새로이 추가할 사항:** 저녁 식사 전에 운동했다면 30분 운동할 때마다 추가로 물을 375밀리리터씩 챙겨 마시는 것을 잊지 말자.

호흡 지침

- 편안한 밤을 보내기 위해 이번 주에는 새로운 진정 호흡법인 교대 호흡법을 시행한다. 한쪽 콧구멍을 막고 다른 쪽 콧구멍으로 숨을 들이마신 뒤, 반대편 콧구멍으로 숨을 내쉰다. 또는 한쪽 콧구멍으로만 숨을 들이쉬고 내쉰 다음 방향을 바꿔서 똑같이 시행한다. 아니면 한쪽 콧구멍으로 숨을 들이마시고 잠시 참았다가 반대편 혹은 같은 편 콧구멍으로 숨을 내쉬고, 방향을 바꾸어 똑같이 시행한다.
- 업무를 보기 위해 머리를 맑게 해야 하거나 약속이 있어 에너지를 충전해야 한다면 주기적 과호흡법이나 정뇌 호흡법을 시행한다.
- **둘째 주에 새로이 추가할 사항:** 저녁 시간에 내 자세가 어떤지 점검한다! 허리는 잘 펴고 있는가? 소파에 앉아서 텔레비전을 볼 때도 어깨를 뒤로 젖혀서 폐가 늘어날 공간을 확보하자.

취침 전

포근한 밤을 보낼 준비를 한다.

아래 시각에서부터 되짚어 계산한다.

곰 유형: 오후 11시

사자 유형: 오후 10시

늑대 유형: 자정

돌고래 유형: 자정

취침 세 시간 전

이때는 크로노타입에 관계없이 알코올 섭취, 카페인 섭취, 흡연, 식사를 중단한다. 늑대 유형은 이 시간에 운동해도 괜찮으나 나머지 세 유형은 강도 높은 운동을 피해야 한다.

취침 두 시간 전

- 자기 전 마지막으로 물을 마실 시간이다. 맹물이나 허브차 500밀리리터를 조금씩 나누어 섭취한다.

- **둘째 주에 새로이 추가할 사항:** 자기 전 마지막으로 수분을 섭취할 때 이에 곁들일 만한 즐거운 활동 두 가지를 생각해 낸다. 예를 들어 텔레비전을 시청하면서 차를 마신다거나 스트레칭을 하면

서 간간이 물을 마실 수 있다.

취침 한 시간 전: 전원 종료 시간

수면 지침

- 텔레비전, 휴대전화, 노트북, 태블릿을 끈다. 설령 밝기를 최소한으로 낮춰서 사용하더라도 전자 기기에서 나오는 빛은 여전히 생체 시계를 교란할 가능성이 있다.
- 수면 일지에서 밤에 기록하는 항목을 작성한다.
- 뜨거운 물로 목욕이나 샤워를 하고 가벼운 스트레칭을 한다.
- 뇌가 핑글핑글 돌아가게 하는 활동을 하지 않는다. 진지하고 심각한 대화는 삼간다. 잠자리에 들기 직전에 책상 앞에 앉아 머리를 싸매고 재정 상태를 점검하지는 말아야 한다. 이 시간은 "우리 얘기 좀 하자."라며 배우자나 자녀를 불러내 무거운 대화를 시작하기에 적절한 순간이 아니다. 폭발 장면이 나오는 영화나 용이 등장하는 책은 금물이다. 명상 애플리케이션으로 가이드 음성을 듣거나 잔잔하면서 약간 따분한 내용의 오디오북을 듣자.
- **둘째 주에 새로이 추가할 사항:** 혹여 잠이 바로 오지 않더라도 이를 받아들이는 연습을 한다. 우리는 잘 자는 법을 배우는 동시에 불면을 수용하는 법도 배워야 한다.

수분 섭취 지침

- 다음 날 아침에 일어났을 때 바로 물을 마실 수 있도록 미리 물을 따라서 침대맡에 준비해 둔다.
- 하루의 마지막 수분 섭취 일지를 작성한다.

호흡 지침

- 이번에는 새로운 수면 유도 호흡 기법인 공명 호흡법을 시행한다. 이 호흡법은 전원 종료 시간 끄트머리에, 잠자리에 들 준비가 되었을 때 시작한다. 4초 동안 코로 숨을 들이마시고, 6초 동안 코로 숨을 내쉰다. 이 과정을 10번 반복한다.
- **둘째 주에 새로이 추가할 사항:** 자는 동안 입으로 호흡하지 않도록 입 벌림 방지 테이프를 사용한다.

>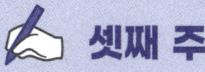
>
> ☑ 하루 다섯 번 간단한 실천으로 건강의 도미노 무너뜨리기
>
> ☑ 셋째 주에는 몇 가지 심화 기법을 시도한다.

기상 직후

하루의 첫 단추를 잘 끼운다.

곰 유형: 오전 7시

사자 유형: 오전 6시

늑대 유형: 오전 8시

돌고래 유형: 오전 6시 30분

수면 지침

- 알람이 울리면 자리에서 일어난다. 지금쯤이면 굳이 알람이 필요하지 않을 수도 있다.

- 15분 동안 햇볕을 쮜다.
- 수면 일지에서 아침에 기록하는 항목을 작성한다.
- 아침에 운동하는 사람은 될 수 있으면 야외에서 운동한다.
- **셋째 주에 새로이 추가할 사항:** 샤워 마지막 단계에 찬물을 틀고 찬물을 맞으며 최대한 오랫동안 버틴다. 이렇게 하면 수면 관성이 씻겨 내려가고 혈액 순환이 촉진된다.

수분 섭취 지침

- 물 500밀리리터를 조금씩 나누어 마신다.
- 소변 색상과 피부 팽압을 점검하고 수분 섭취 일지에 기록한다.
- 아침에 운동했다면 운동 30분당 추가로 물을 375밀리리터씩 챙겨 마신다.
- **셋째 주에 새로이 추가할 사항:** 셋째 주 마지막 날에는 아침에 보습제를 바르거나 화장하지 않은 채로 얼굴 사진을 찍는다. 이것이 여러분의 '애프터after' 사진이다.

호흡 지침

- 심호흡을 15회 시행한다. 4초 동안 배로 숨을 들이마시고, 숨을 참지 말고 바로 이어서 4초 동안 내쉰다.
- 조절 기침법을 한 차례 시행한다.
- **셋째 주에 새로이 추가할 사항:** 늑간 근육을 강화하기 위해 사이

드 플랭크나 빗장 자세를 세 차례 시행한다. 빗장 자세를 하려면 무릎을 꿇고 엉덩이 너비로 벌린 뒤 양손을 옆구리에 댄다. 오른쪽 다리를 오른편으로 쭉 뻗되 골반은 수평으로 반듯하게 유지한다. 양팔을 머리 위로 들고 하늘을 향해 뻗는다. 그런 다음 상체를 오른쪽으로 기울이되 몸은 틀어지지 않고 정면을 향하게 한다. 몇 초간 자세를 유지한 뒤 상체를 일으키고 양팔을 머리 위로 쭉 뻗는다. 오른쪽 다리를 접어 다시 무릎을 꿇은 자세로 돌아오고, 방향을 바꾸어서 동일하게 진행한다.

오전 중반

계속해서 건강한 하루를 보낸다.

곰 유형: 오전 10시

사자 유형: 오전 9시

늑대 유형: 오전 11시

돌고래 유형: 오전 9시 30분

수면 지침

- 카페인이 함유된 커피나 차를 250밀리리터씩 한두 잔 마셔서 수

면 욕구를 억제한다.
- **셋째 주에 새로이 추가할 사항:** 햇볕을 한 번 더 받는다. 창문 밖으로 고개만 내미는 정도라도 괜찮다. 몸을 살짝 움직여 준다. 이 시간에 몇 발자국만 더 걸어도 밤에 잠을 잘 자는 데 도움이 된다.

수분 섭취 지침

- 커피나 차를 한 잔만 마신다면 추가로 맹물이나 탄산수를 250밀리리터 마신다.
- 소변 색상과 피부 팽압을 점검하고 수분 섭취 일지를 기록한다.

호흡 지침

- 지금쯤이면 상자 호흡법, 주기적 과호흡법, 주기적 한숨, 정뇌 호흡법의 달인이 되었을 것이다. 이 중 가장 마음에 드는 호흡법을 선택하여 시행하거나 웃음 요가를 시도해 보자. 함박웃음을 지으면서 진짜로 웃을 때처럼 "호호호, 하하하." 하는 소리를 낸다. 일부러 웃으려니 괜스레 머쓱한 기분이 들 수도 있지만, 몸은 어차피 우리가 가짜로 웃고 있다는 사실을 인식하지 못한다. 이렇게 웃으면 산소 흡입량과 세로토닌 수치가 증가한다.
- **셋째 주에 새로이 추가할 사항:** 화면 무호흡증이 있지 않은지 점검한다. 컴퓨터 앞에서 일하는 동안 중간중간 멈춰서 자신이 숨을 참고 있지는 않은지 확인한다. 만약 숨을 참고 있다면 자리에

서 일어나 몸을 움직임으로써 그간 숨을 참아서 줄어들었을 산소 흡입량을 보충한다.
- **셋째 주에 새로이 추가할 사항:** 코로 호흡하고 있는지 점검한다. 오전 중반을 맞이해 수분을 보충하고 호흡법을 시행하라는 알람이 울릴 때, 자신이 입을 벌리고 있지 않은지도 확인하자.

점심 식사 후

식곤증을 물리친다.

곰 유형: 오후 2시

사자 유형: 오후 1시

늑대 유형: 오후 3시

돌고래 유형: 오후 3시

수면 지침

- 10~15분간 햇볕을 쬔다.
- 체액 순환을 촉진하기 위해 몸을 약간 움직인다. 이번에도 역시 무리하지는 말자. 가벼운 산책이나 춤, 태양 경배 자세 정도면 충분하다.

- **셋째 주에 새로이 추가할 사항:** 곰 유형과 사자 유형은 시험 삼아 낮잠을 자 보자. 최대 30분간 머리를 대고 잘 수 있는 안전하고 조용한 장소를 물색한다. 낮잠을 자고 일어났을 때 수면 관성이 생기는 것을 방지하기 위해 '낮잠 라테'를 마신다. 낮잠을 자기 직전에 커피를 한 잔 마시라는 뜻이다. 그러면 우리가 낮잠을 자고 일어나려는 바로 그 시점, 곧 커피를 마신 지 20~30분 후에 카페인이 효과를 발휘해 몽롱한 기운을 흔적도 없이 지워 줄 것이다. 이렇게 짧고 굵게 낮잠을 자고 일어나면 기력이 회복되고, 머리가 맑아지고, 다시 힘내서 활동할 준비가 될 것이다.

수분 섭취 지침

- 즐거운 활동을 하면서 물 500밀리리터를 조금씩 들이켠다.
- 수분 섭취 일지를 기록한다.
- **셋째 주에 새로이 추가할 사항:** 광천수를 브랜드별로 시음해 본다. 지금까지는 맹물, 허브차, 탄산수를 마셨다. 이외에도 하루에 한두 번씩 광천수를 마시면 소화가 잘되고 체내 전해질이 증가한다. 시음해 보고 가장 마음에 드는 브랜드를 고르거나 직접 만들어 마셔도 된다(광천수 만드는 법은 230쪽에 나와 있다).

호흡 지침

- 체력이 떨어져서 힘들면 주기적 과호흡법이나 정뇌 호흡법 같은

각성 호흡 기법을 시행한다.
- 식사를 든든하게 마쳤는데도 배가 고프다면 변형 기공 호흡법을 시행하여 식욕을 잠재운다.
- 자세가 바른지 점검한다.
- 화면 무호흡증이 있지 않은지 점검한다.
- 입이 아닌 코로 호흡하고 있는지 점검한다.

저녁 식사 전

밤은 이제 시작이고 우리는 팔팔하다.

곰 유형: 오후 6시

사자 유형: 오후 5시

늑대 유형: 오후 7시

돌고래 유형: 오후 6시 30분

수면 지침

- 수분 함량이 높은 채소와 과일이 최소 2인분 이상 들어간 식사를 준비한다.
- 잠자리에 들기 최소 4시간 전에는 저녁 식사를 마침으로써 생체

시계를 강화한다.
- 저녁 운동을 한다. 취침 4시간 전에는 마무리해야 한다. 그리고 항상 그렇듯 식사 전에 운동해서 나중에 잘 때 지장이 생기지 않도록 해야 한다.

수분 섭취 지침

- 식사하기 30분 전에 상온의 물 500밀리리터를 조금씩 나누어 마신다.
- 소변 색상과 피부 팽압을 점검하고 수분 섭취 일지를 작성한다.
- 저녁 식사 전에 운동했다면 30분 운동할 때마다 추가로 물을 375밀리리터씩 마신다.

호흡 지침

- 편안한 밤을 보내기 위해 교대 호흡법을 한 차례 시행한다.
- 업무 때문에 뇌를 깨워야 하거나 밤 약속이 있어 기력을 충전해야 한다면 주기적 과호흡법이나 정뇌 호흡법을 시행한다.
- 저녁 시간에 자세를 바르게 하고 있는지 점검한다!
- **셋째 주에 새로이 추가할 사항:** 열기를 활용해 본다. 최대 10분간 사우나를 하거나 적외선 사우나 담요를 덮어서 혈액 순환과 가스 교환과 해독 작용을 촉진한다. 사우나는 매일 하면 안 된다. 일주일에 두세 번만 해야 하며, 마친 뒤에는 수분을 보충해야 한다.

취침 전

포근한 밤을 보낼 준비를 한다.

아래 시각에서부터 되짚어 계산한다.

곰 유형: 오후 11시

사자 유형: 오후 10시

늑대 유형: 자정

돌고래 유형: 자정

취침 세 시간 전

이 시점에는 크로노타입에 관계없이 음주, 카페인 섭취, 흡연, 식사를 멈춘다. 늑대 유형은 예외적으로 이 시간에 운동해도 되지만, 나머지 세 유형은 격렬한 운동을 피해야 한다.

취침 두 시간 전

하루 중 마지막으로 물을 마시는 시간이다. 즐거운 활동을 하면서 맹물이나 허브차 500밀리리터를 조금씩 나누어 음용한다.

취침 한 시간 전: 전원 종료 시간

수면 지침

- 전자 기기의 전원을 끈다.
- 수면 일지에서 밤에 기록하는 항목을 작성한다.
- 따끈한 물로 목욕이나 샤워를 하고 가벼운 스트레칭을 한다.
- 갈등이나 긴장 상황을 피한다.
- 자신의 수면 상태를 수용한다. 무슨 일이 일어나든 그러려니 하고 받아들인다. 지금 당장 잘 자지 못해도 괜찮다.

수분 섭취 지침

- 다음 날 아침에 일어나서 마실 물을 미리 따라서 침대맡에 둔다.
- 오늘의 마지막 수분 섭취 일지를 작성한다.

호흡 지침

- 4-7-8 호흡법, 공명 호흡법, 상자 호흡법 중 원하는 진정 호흡법을 골라 시행한다.
- 입 벌림 방지 테이프를 붙인다.

∞

이렇게 3주가 지나고 나면…

바지가 헐렁해질 것이다.

대변 상태가 아주 좋아질 것이다.

스트레스를 받는 상황에서도 감정을 더 잘 제어할 수 있을 것이다.

염증으로 인한 통증과 두통, 관절통 등이 줄어들 것이다.

이전보다 기분이 안정적으로 변하고, 삶 전반에 대해 한층 긍정적인 정서를 느껴 낙관적인 시각을 갖게 될 것이다.

효과만 보면 꼭 마법 같지만, '수면 - 수분 섭취 - 호흡 계획'을 실천한 결과는 순전히 과학적 원리에 근거한 것이다. 단순히 수면, 수분 섭취, 호흡을 우선시하고 최적화하는 것만으로도 우리는 건강 상태를 근본적으로 개선할 수 있다.

얼마나 건강해졌을까?

'수면 - 수분 섭취 - 호흡 계획'을 실행하기 전과 후의 수면 데이터를 비교해 보자. 도중에 깨는 횟수가 줄어들면서 수면의 질이 높아졌음을 확인하고 알코올 섭취량과 운동량의 변화에도 주목한다. 계획에 따르면 하루 중 마지막으로 술을 마실 수 있는 시간이 정해져 있고 운동을 권장하는 내용도 있으므로 3주 동안은 전보다 술을 적게 마시고 운동을 많이 했을 것이다.

하루 동안 걸은 걸음 수의 변화를 확인한다. 하루에 두세 번씩 꼬박꼬박 밖에 나가 햇볕을 쬐고 운동했으니 아마 걸음 수가 상당히 늘어났을 것이다.

피부 상태를 점검한다. 계획을 실행하기 전과 후에 찍은 민낯 사진을 비교한다. 그간 꾸준히 해 온 운동, 한껏 들이켰던 신선한 공기, 넉넉하게 섭취한 수분 덕택에 얼굴이 전보다 환하게 빛나고 생기가 흐를 것이다. 표정은 어떻게 변했는가? 한층 쾌활해졌는가? 더 행복해 보이는가? 얼굴이 더 갸름해졌는가? 장담하건대 분명 그렇게 변했을 것이다.

호흡 상태를 평가한다. 아래의 측정 가능한 수치 외에도 3주간 시행한 호흡법의 효과를 보여 주는 다른 징후들이 존재한다. 의식적으로 자세를 교정한 후로 허리, 목, 어깨 통증이 줄어들었는가? 입 벌림 방지 테이프를 사용하니 잠에서 깼을 때 목구멍이 덜 건조하고 통증이 덜한가? 아마 아침에 나던 입냄새도 한결 나아졌을 것이다.

계획을 실행한 후 호흡수: _____

계획을 실행한 후 숨 가쁨 점수: _____

계획을 실행한 후 숨을 참은 시간: _____

어쩌면 여러 변화 중에서도 가장 좋은 변화는 단순히 전보다 건강해진 기분이 든다는 점일 것이다. 건강 도미노는 우리가 계획을 실천하며 건강을 능동적이고 적극적으로 돌보는 과정에서 하나둘 쓰러져, 건강으로 이어지는 연쇄 반응을 줄줄이 일으킨다.

감사의 글

발레리 프랭클에게: 정말 값진 경험이었습니다. 제 머릿속에 파고들어서 건강의 단순함을 끄집어낼 수 있도록 도와주셔서 감사합니다. 제 인생에서 당신을 만난 건 행운이라고 생각해요. 고맙습니다.

트레이시 베하르에게: 어느새 세 번째 프로젝트를 함께하기까지 저를 믿어 주셔서 얼마나 고마운지 모릅니다. 지금은 새로운 곳으로 이직하셨지만, 그간 늘 제게 더 나은 책을 쓰고 싶다는 마음을 심어 주셔서 여전히 감사할 따름입니다. 고마워요, 트레이시!

스파크 홍보팀에게: 언제 또 제스앤줄스 와인이나 한잔해야죠? 이번에는 분명히 조금 더 재미있을 겁니다!!!

알렉스 글래스에게: 알렉스, 당신은 그야말로 최고예요. 다른 사람들에게 그쪽 대리인은 어떠냐고 물으면 온갖 무시무시한 이야기가 들려오던데, 당신하고는 단 한 번도 그런 일이 없었죠. 성실하고, 똑똑하고, 끈기 있게 임해 주셔서 진심으로 감사합니다. 그리고 간간이 제게 조언해 주신 것도 확실히 도움이 되었어요!

매기 로젠버그에게: 일러스트를 아주 멋지게 그려 주셔서 정말 고맙습니다.

리틀 브라운 출판사의 모든 분에게: 저를 믿고 일을 맡겨 주셔서 감사합니다. 이 책임을 가벼이 여기지 않고 최선을 다하겠습니다. 제가 할 수 있는 한 최대한 많은 사람이 이 책을 접할 수 있게 돕는 것으로 감사한 마음을 전하겠습니다.

베키 존스턴에게: 또 한 건 하셨네요. 예나 지금이나 당신을 만난 사람들은 다들 입을 모아 당신을 칭찬하기 바쁘더군요. 그리고 사실 그 사람들 말이 맞죠. 당신의 도움이 없었다면 제가 지금처럼 많은 사람을 돕지는 못했을 겁니다. 함께해 주셔서 고맙습니다.

그레이엄 퍼디 변호사에게: 그레이엄, 당신은 최고예요. 저는 솔직히 변호사님을 단순히 제 변호사라기보다는 법조계의 친구라고 생각합니다. 유머러스하고, 친절하고, 성실하고, 세세한 부분까지 꼼꼼히 신경 써 주시는 모습을 보면 감탄이 절로 나와요. 제가 한창 힘든 시기를 지날 때 선뜻 도움의 손길을 내밀어 주셔서 얼마나 감사한지 모릅니다.

미키 바이어 클라우센에게: 저는 여전히 우리가 형제나 다름없다고 굳게 믿습니다. 어떤 사람 말로는 나와 가장 가까운 친구 다섯 명의 평균이 곧 나라고 하던데, 당신은 확실히 그 상위 다섯 명 중 한 사람이에요. 고마워요, 전부 다.

조 폴리쉬에게: 당신이 준 영감으로 이 책이 탄생했다고 해도 과언이 아닙니다. 제게 도미노 이론을 가르쳐 주셔서 감사하고, 계속해서 제

삶의 일부가 되어 주서서 고맙습니다.

　수면, 수분 섭취, 호흡의 과학적 원리를 밝히는 데 이바지한 모든 훌륭한 과학자들에게: 여러분이 없었다면 이 책은 절대 쓰이지 못했을 것입니다. 여러분이 연구한 내용을 대중에게 전하고 많은 이들을 도울 수 있게 되어 기쁩니다. 여러분의 연구 자료는 '참고 문헌'에 기재하였으며, 이 책이 세상에 나올 수 있도록 애써 주신 한 분 한 분의 노고에 감사의 인사를 전하고 싶습니다.

　여러 방면으로 도움을 주신 비즈니스 파트너 여러분께 감사합니다.

　원케어의 패트릭, 빌, 키스, 래프, 제프, 제프, 홀랜드, 데이비드, 콜린, 샘에게: 가끔은 디즈니랜드에서 '토드 경의 와일드 라이드'를 탈 때처럼 우여곡절도 있었지만, 이런저런 역경을 뚫고 제 꿈을 실현해 준 한 분 한 분께 감사의 말씀을 전하고 싶습니다.

　휴머나트의 폴과 팀원들에게: 앞으로의 미래가 정말 기대돼요!

　스티브 아오키에게: 추수감사절에 한번 만나서 같이 포켓몬 게임도 하고 어머님이 해 주신 음식도 먹고 싶네요. 올해에는 카슨이 지붕에서 뛰어내리고 싶답니다!

참고 문헌

머리말

1. National Sleep Foundation. National Sleep Foundation's 2023 Sleep in America Poll. 2023 March 9. https://www.thensf.org/wp-content/uploads/2023/03/NSF-2023-Sleep-in-America-Poll-Report.pdf.
2. Taylor K, Jones EB. Adult Dehydration. StatPearls. Treasure Island (FL): StatPearls Publishing; 2022 Oct. https://www.ncbi.nlm.nih.gov/books/NBK555956.
3. Thomas ET, Guppy M, Straus SE, et al. Rate of normal lung function decline in ageing adults: a systematic review of prospective cohort studies BMJ Open 2019;9:e028150. doi:10.1136/bmjopen-2018-028150.

1장. 수면에 관한 진실

1. Garland SN, Rowe H, Repa LM, Fowler K, Zhou ES, Grandner MA. A decade's difference: 10-year change in insomnia symptom prevalence in Canada depends on sociodemographics and health status. Sleep Health. 2018 Apr;4(2):160-65. doi:10.1016/j.sleh.2018.01.003. Epub 2018 Feb 19. PMID: 29555129; PMCID: PMC6203592.
2. Moreno CRC, Conway SG, Assis M, Genta PR, Pachito DV, Tavares A Jr, Sguillar DA, Moreira G, Drager LF, Bacelar A. COVID-19 pandemic is associated with increased sleep disturbances and mental health symptoms but not help-seeking: a cross-sectional nation-wide study. Sleep Science 2022 Jan-Mar; 15(1):1-7. doi:10.5935/1984-0063.20220027. PMID: 35662970; PMCID: PMC9153976.
3. Brinkman JE, Reddy V, Sharma S. Physiology of Sleep. 2023 Apr 3. StatPearls. Treasure Island (FL): StatPearls Publishing; April 2023. PMID: 29494118.
4. Brinkman JE, Reddy V, Sharma S. Physiology of Sleep. 2023 Apr 3. StatPearls.

Treasure Island (FL): StatPearls Publishing; April 2023. PMID: 29494118.

5. Jung CM, Melanson EL, Frydendall EJ, Perreault L, Eckel RH, Wright KP. Energy expenditure during sleep, sleep deprivation and sleep following sleep deprivation in adult humans. J Physiol. 2011 Jan 1;589(Pt 1):235-4. doi:10.1113/jphysiol.2010.197517. Epub 2010 Nov 8. PMID: 21059762; PMCID: PMC3039272.

6. Takahashi Y, Kipnis DM, Daughaday WH. Growth hormone secretion during sleep. J Clin Invest. 1968 Sep;47(9):2079-90. doi:10.1172/JCI105893. PMID: 5675428; PMCID: PMC297368.

7. Longo UG, Candela V, De Salvatore S, Piergentili I, Panattoni N, Casciani E, Faldetta A, Marchetti A, De Marinis MG, Denaro V. Arthroscopic Rotator Cuff Repair Improves Sleep Disturbance and Quality of Life: A Prospective Study. Int J Environ Res Public Health. 2021 Apr 6;18(7):3797. doi:10.3390/ijerph18073797. PMID: 33917277; PMCID: PMC8038746.

8. McAlpine CS, Kiss MG, Zuraikat FM, Cheek D, Schiroli G, Amatullah H, Huynh P, Bhatti MZ, Wong LP, Yates AG, Poller WC, Mindur JE, Chan CT, Janssen H, Downey J, Singh S, Sadreyev RI, Nahrendorf M, Jeffrey KL, Scadden DT, Naxerova K, St-Onge MP, Swirski FK. Sleep exerts lasting effects on hematopoietic stem cell function and diversity. J Exp Med. 2022 Nov 7; 219(11):e20220081. doi:10.1084/jem.20220081. Epub 2022 Sep 21. PMID: 36129517; PMCID: PMC9499822.

9. Seibt J, Frank MG. Primed to Sleep: The Dynamics of Synaptic Plasticity Across Brain States. Front Syst Neurosci. 2019 Feb 1;13:2. doi:10.3389/fnsys.2019.00002. PMID: 30774586; PMCID: PMC6367653.

10. Siegel JM. The neurotransmitters of sleep. J Clin Psychiatry. 2004;65(Suppl16):4-7. PMID: 15575797; PMCID: PMC8761080.

11. Lipinska G, Thomas KGF. The Interaction of REM Fragmentation and Night-Time Arousal Modulates Sleep-Dependent Emotional Memory Consolidation. Front Psychol. 2019 Aug 2;10:1766. doi:10.3389/fpsyg.2019.01766. PMID: 31428021; PMCID: PMC6688536.

12. Li W, Ma L, Yang G, Gan WB. REM sleep selectively prunes and maintains new

synapses in development and learning. Nat Neurosci. 2017 Mar;20(3):427-37. doi:10.1038/nn.4479. Epub 2017 Jan 16. PMID: 28092659; PMCID: PMC5535798.
13. Walker M P, van der Helm E. Overnight therapy? The role of sleep in emotional brain processing. Psychological Bulletin. 2009;135(5):731-48. doi:10.1037/a0016570.
14. Ramireddy A, Chugh HS, Reinier K, Uy-Evanado A, Stecker EC, Jui J, Chugh SS. Sudden cardiac death during nighttime hours. Heart Rhythm. 2021 May;18(5):778-84. doi:10.1016/j.hrthm.2020.12.035. Epub 2021 Jan 20. PMID: 33482388; PMCID: PMC8096654.
15. Mackey J, Kleindorfer D, Sucharew H, Moomaw CJ, Kissela BM, Alwell K, Flaherty ML, Woo D, Khatri P, Adeoye O, Ferioli S, Khoury JC, Hornung R, Broderick JP. Population-based study of wake-up strokes. Neurology. 2011 May 10;76(19):1662-67. doi:10.1212/WNL.0b013e318219fb30. PMID: 21555734; PMCID: PMC3100086.
16. Young T, Finn L, Peppard PE, Szklo-Coxe M, Austin D, Nieto FJ, Stubbs R, Hla KM. Sleep disordered breathing and mortality: eighteen-year follow-up of the Wisconsin sleep cohort. Sleep. 2008 Aug;31(8):1071-78. PMID: 18714778; PMCID: PMC2542952.
17. Milewski MD, Skaggs DL, Bishop GA, Pace JL, Ibrahim DA, Wren TA, Barzdukas A. Chronic lack of sleep is associated with increased sports injuries in adolescent athletes. J Pediatr Orthop. 2014 Mar;34(2):129-33. doi:10.1097/BPO.0000000000000151. PMID: 25028798.
18. Spiegel K, Tasali E, Penev P, Van Cauter E. Brief communication: Sleep curtailment in healthy young men is associated with decreased leptin levels, elevated ghrelin levels, and increased hunger and appetite. Ann Intern Med. 2004 Dec 7;141(11):846-50. doi:10.7326/0003-4819-141-11-200412070-00008. PMID: 15583226.
19. Saghir Z, Syeda JN, Muhammad AS, Balla Abdalla TH. The Amygdala, Sleep Debt, Sleep Deprivation, and the Emotion of Anger: A Possible Connection? Cureus. 2018 Jul 2;10(7):e2912. doi:10.7759/cureus.2912. PMID: 30186717; PMCID: PMC6122651.
20. Tomaso CC, Johnson AB, Nelson TD. The effect of sleep deprivation and restriction on mood, emotion, and emotion regulation: three meta-analyses in one. Sleep. 2021 Jun 11;44(6):zsaa289. doi:10.1093/sleep/zsaa289. PMID: 33367799; PMCID:

PMC8193556.

21. Khan MA, Al-Jahdali H. The consequences of sleep deprivation on cognitive performance. Neurosciences (Riyadh). 2023 Apr;28(2):91-99. doi:10.17712/nsj.2023.2.20220108. PMID: 37045455; PMCID: PMC10155483.

22. LeBlanc ES, Smith NX, Nichols GA, et al. Insomnia is associated with an increased risk of type 2 diabetes in the clinical setting. BMJ Open Diabetes Research and Care 2018;6:e000604. doi:10.1136/bmjdrc-2018-000604.

23. Evbayekha EO, Aiwuyo HO, Dilibe A, Nriagu BN, Idowu AB, Eletta RY, Ohikhuai EE. Sleep Deprivation Is Associated With Increased Risk for Hypertensive Heart Disease: A Nationwide Population-Based Cohort Study. Cureus. 2022 Dec 27;14(12):e33005. doi:10.7759/cureus.33005. PMID: 36712752; PMCID: PMC9879308.

24. Everson CA, Bergmann BM, Rechtschaffen A. Sleep deprivation in the rat: III. Total sleep deprivation. Sleep. 1989 Feb;12(1):13-21. doi:10.1093/sleep/12.1.13. PMID: 2928622.

25. David Richter, Michael D Krämer, Nicole K Y Tang, Hawley E Montgomery-Downs, Sakari Lemola, Long-term effects of pregnancy and childbirth on sleep satisfaction and duration of first-time and experienced mothers and fathers, Sleep, 42(4), April 2019, zsz015, doi:10.1093/sleep/zsz015.

26. Ross, J. J. (1965). Neurological findings after prolonged sleep deprivation. Archives of Neurology, 12(4), 399. doi:10.1001/archneur.1965.00460280069006.

27. Louca M, Short MA. The effect of one night's sleep deprivation on adolescent neurobehavioral performance. Sleep. 2014 Nov 1;37(11):1799-807. doi:10.5665/sleep.4174. PMID: 25364075; PMCID: PMC4196063.

28. Caccese JB, Iverson GL, Hunzinger KJ, Asken BM, Clugston JR, Cameron KL, Houston MN, Svoboda SJ, Jackson JC, McGinty GT, Estevez CA, Susmarski AJ, Enrique A, Bryk KN, Broglio SP, McAllister TW, McCrea M, Pasquina PF, Buckley TA; CARE Consortium Investigators. Factors Associated with Symptom Reporting in U.S. Service Academy Cadets and NCAA Student Athletes without Concussion: Findings from the CARE Consortium. Sports Med. 2021 May;51(5):1087-1105. doi:10.1007/s40279-020-01415-

4. Epub 2021 Jan 11. PMID: 33428120.
29. National Highway Traffic Safety Administration. Drowsy Driving. https://www.nhtsa.gov/risky-driving/drowsy-driving.
30. Schmid SM, Hallschmid M, Jauch-Chara K, Born J, Schultes B. A single night of sleep deprivation increases ghrelin levels and feelings of hunger in normal-weight healthy men. J Sleep Res. 2008 Sep;17(3):331-34. doi:10.1111/j.1365-2869.2008.00662.x. Epub 2008 Jun 28. PMID: 18564298.
31. Waters F, Chiu V, Atkinson A, Blom JD. Severe Sleep Deprivation Causes Hallucinations and a Gradual Progression Toward Psychosis with Increasing Time Awake. Front Psychiatry. 2018 Jul 10;9:303. doi:10.3389/fpsyt.2018.00303. PMID: 30042701; PMCID: PMC6048360.
32. Periasamy S, Hsu DZ, Fu YH, Liu MY. Sleep deprivation-induced multi-organ injury: role of oxidative stress and inflammation. EXCLI J. 2015 May 18;14:672-83. doi:10.17179/excli2015-245. PMID: 26648820; PMCID: PMC4669910.

2장. 수면 평가 도구

1. Hirshkowitz M, Whiton K, Albert SM, Alessi C, Bruni O, DonCarlos L, Hazen N, Herman J, Katz ES, Kheirandish-Gozal L, Neubauer DN, O'Donnell AE, Ohayon M, Peever J, Rawding R, Sachdeva RC, Setters B, Vitiello MV, Ware JC, Adams Hillard PJ. National Sleep Foundation's sleep time duration recommendations: methodology and results summary. Sleep Health. 2015 Mar;1(1):40-43. doi:10.1016/j.sleh.2014.12.010. Epub 2015 Jan 8. PMID: 29073412.
2. Barbato G. REM Sleep: An Unknown Indicator of Sleep Quality. Int J Environ Res Public Health. 2021 Dec 9;18(24):12976. doi:10.3390/ijerph182412976. PMID: 34948586; PMCID: PMC8702162.
3. Buysse DJ, Reynolds CF 3rd, Monk TH, Berman SR, Kupfer DJ. The Pittsburgh Sleep Quality Index: a new instrument for psychiatric practice and research. Psychiatry Res. 1989 May;28(2):193-213. doi:10.1016/0165-1781(89)90047-4. PMID: 2748771.
4. Trotti LM. Waking up is the hardest thing I do all day: Sleep inertia and sleep

drunkenness. Sleep Med Rev. 2017 Oct;35:76-84. doi:10.1016/j.smrv.2016.08.005. Epub 2016 Sep 4. PMID: 27692973; PMCID: PMC5337178.
5. Lee JM, Byun W, Keill A, Dinkel D, Seo Y. Comparison of Wearable Trackers' Ability to Estimate Sleep. Int J Environ Res Public Health. 2018 Jun 15;15(6):1265. doi:10.3390/ijerph15061265. PMID: 29914050; PMCID: PMC6025478.

3장. 수면 문제 분석하고 해결하기

1. Cohen S, Doyle WJ, Alper CM, Janicki-Deverts D, Turner RB. Sleep habits and susceptibility to the common cold. Arch Intern Med. 2009 Jan 12;169(1):62-67. doi:10.1001/archinternmed.2008.505. PMID: 19139325; PMCID: PMC2629403.
2. Irwin M, Mascovich A, Gillin JC, Willoughby R, Pike J, Smith TL. Partial sleep deprivation reduces natural killer cell activity in humans. Psychosom Med. 1994 Nov-Dec;56(6):493-98. doi:10.1097/00006842-199411000-00004. PMID: 7871104.
3. Shan Z, Ma H, Xie M, et al. Sleep duration and risk of type 2 diabetes: A meta-analysis of prospective studies. Diabetes Care, 2015;38(3):529-37. doi:10.2337/dc14-2073.
4. Cappuccio FP, Cooper D, D'Elia L, Strazzullo P, Miller MA. Sleep duration predicts cardiovascular outcomes: A systematic review and meta-analysis of prospective studies. European Heart Journal. 2011;32(12):1484-92. doi:10.1093/eurheartj/ehr007.
5. Dzierzewski JM, Donovan EK, Kay DB, Sannes TS, Bradbrook KE. Sleep Inconsistency and Markers of Inflammation. Front Neurol. 2020 Sep 16;11:1042. doi:10.3389/fneur.2020.01042. PMID: 33041983; PMCID: PMC7525126.
6. Bak LK, Walls AB, Schousboe A, Waagepetersen HS. Astrocytic glycogen metabolism in the healthy and diseased brain. J Biol Chem. 2018 May 11;293(19):7108-16. doi:10.1074/jbc.R117.803239. Epub 2018 Mar 23. PMID: 29572349; PMCID: PMC5950001.
7. Herring MP, Monroe DC, Kline CE, O'Connor PJ, MacDonncha C. Sleep quality moderates the association between physical activity frequency and feelings of energy and fatigue in adolescents. Eur Child Adolesc Psychiatry. 2018 Nov;27(11):1425-32. doi:10.1007/s00787-018-1134-z. Epub 2018 Mar 5. PMID: 29508054; PMCID:

PMC6410735.

8. Bailey BW, Allen MD, LeCheminant JD, Tucker LA, Errico WK, Christensen WF, Hill MD. Objectively measured sleep patterns in young adult women and the relationship to adiposity. Am J Health Promot. 2014 Sep;29(1):46-54. doi:10.4278/ajhp.121012-QUAN-500. Epub 2013 Nov 7. PMID: 24200246.

9. Hasler G, Buysse DJ, Klaghofer R, Gamma A, Ajdacic V, Eich D, Rössler W, Angst J. The association between short sleep duration and obesity in young adults: a 13-year prospective study. Sleep. 2004 Jun 15;27(4):661-66. doi:10.1093/sleep/27.4.661. PMID: 15283000.

10. Spiegel K, Tasali E, Penev P, Van Cauter E. Brief communication: Sleep curtailment in healthy young men is associated with decreased leptin levels, elevated ghrelin levels, and increased hunger and appetite. Ann Intern Med. 2004 Dec 7;141(11):846-50. doi:10.7326/0003-4819-141-11-200412070-00008. PMID: 15583226.

11. National Heart, Lung, and Blood Institute. Your Guide to Healthy Sleep. 2011 Aug https://www.nhlbi.nih.gov/resources/your-guide-healthy-sleep.

12. Division of Sleep Medicine at Harvard Medical School. Sleep and disease risk. Why Sleep Matters: Consequences of Sleep Deficiency 2021 Oct. https://sleep.hms.harvard.edu/education-training/public-education/sleep-and-health-education-program/sleep-health-education-45.

13. Li SH, Corkish B, Richardson C, Christensen H, Werner-Seidler A. The role of rumination in the relationship between symptoms of insomnia and depression in adolescents. J Sleep Res. 2023 May 17:e13932. doi:10.1111/jsr.13932. Epub ahead of print. PMID: 37198139.

14. Vandekerckhove M, Wang YL. Emotion, emotion regulation and sleep: An intimate relationship. AIMS Neurosci. 2017 Dec 1;5(1):1-17. doi:10.3934/Neuroscience.2018.1.1. PMID: 32341948; PMCID: PMC7181893.

15. Yap Y, Slavish DC, Taylor DJ, Bei B, Wiley JF. Bi-directional relations between stress and self-reported and actigraphy-assessed sleep: a daily intensive longitudinal study. Sleep. 2020 Mar 12;43(3):zsz250. doi:10.1093/sleep/zsz250. PMID: 31608395;

PMCID: PMC7066487.

16. Leary EB, Watson KT, Ancoli-Israel S, Redline S, Yaffe K, Ravelo LA, Peppard PE, Zou J, Goodman SN, Mignot E, Stone KL. Association of Rapid Eye Movement Sleep with Mortality in Middle-aged and Older Adults. JAMA Neurol. 2020 Oct 1;77(10):1241-51. doi:10.1001/jamaneurol.2020.2108. Erratum in: JAMA Neurol. 2020 Oct 1;77(10):1322. PMID: 32628261; PMCID: PMC7550971.

17. Mazzoccoli G, Sothern R, Francavilla M, De Petris M, Giuliani F. Comparison of whole body circadian phase evaluated from melatonin and cortisol secretion profiles in healthy humans. Biomedicine & Aging Pathology. 2011;1(2). doi:10.1016/j.biomag.2011.06.006.

18. Jike M, Itani O, Watanabe N, Buysse DJ, Kaneita Y. Long sleep duration and health outcomes: A systematic review, meta-analysis and meta-regression. Sleep Med Rev. 2018 Jun;39:25-36. doi:10.1016/j.smrv.2017.06.011. Epub 2017 Jul 5. PMID: 28890167.

19. Nutt D, Wilson S, Paterson L. Sleep disorders as core symptoms of depression. Dialogues Clin Neurosci. 2008;10(3):329-36. doi:10.31887/DCNS.2008.10.3/dnutt. PMID: 18979946; PMCID: PMC3181883.

20. Geoffroy PA, Hoertel N, Etain B, Bellivier F, Delorme R, Limosin F, Peyre H. Insomnia and hypersomnia in major depressive episode: Prevalence, sociodemographic characteristics and psychiatric comorbidity in a population-based study. J Affect Disord. 2018 Jan 15;226:132-41. doi:10.1016/j.jad.2017.09.032. Epub 2017 Sep 25. PMID: 28972930.

21. Roehrs T, Roth T. Sleep, sleepiness, and alcohol use. Alcohol Res Health. 2001;25(2):101-09. PMID: 11584549; PMCID: PMC6707127.

22. Wetter DW, Young TB. The relation between cigarette smoking and sleep disturbance. Prev Med. 1994 May;23(3):328-34. doi:10.1006/pmed.1994.1046. PMID: 8078854.

23. Vaillancourt R, Gallagher S, Cameron JD, Dhalla R. Cannabis use in patients with insomnia and sleep disorders: Retrospective chart review. Can Pharm J (Ott). 2022 Apr 15;155(3):175-80. doi:10.1177/17151635221089617. PMID: 35519083; PMCID:

PMC9067069.

24. Grotenhermen F. Pharmacokinetics and pharmacodynamics of cannabinoids. Clin Pharmacokinet. 2003;42(4):327-60. doi:10.2165/00003088-200342040-00003. PMID: 12648025.
25. Betts TA, Alford C. Beta-blockers and sleep: a controlled trial. Eur J Clin Pharmacol. 1985;28 Suppl:65-68. doi:10.1007/BF00543712. PMID: 2865152.
26. Yang CC, Chien WC, Chung CH, Lai CY, Tzeng NS. The Usage of Histamine Type 1 Receptor Antagonist and Risk of Dementia in the Elderly: A Nationwide Cohort Study. Front Aging Neurosci. 2022 Mar 18;14:811494. doi:10.3389/fnagi.2022.811494. PMID: 35370616; PMCID: PMC8972197.
27. Morin CM, Jarrin DC. Epidemiology of Insomnia: Prevalence, Course, Risk Factors, and Public Health Burden. Sleep Med Clin. 2022 Jun;17(2):173-91. doi:10.1016/j.jsmc.2022.03.003. Epub 2022 Apr 23. PMID: 35659072.

4장. 수면 최적화 전략

1. Besedovsky L, Lange T, Born J. Sleep and immune function. Pflugers Arch. 2012 Jan;463(1):121-37. doi:10.1007/s00424-011-1044-0. Epub 2011 Nov 10. PMID: 22071480; PMCID: PMC3256323.
2. Schmitz NCM, van der Werf YD, Lammers-van der Holst HM. The Importance of Sleep and Circadian Rhythms for Vaccination Success and Susceptibility to Viral Infections. Clocks Sleep. 2022 Feb 16;4(1):66-79. doi:10.3390/clockssleep4010008. PMID: 35225954; PMCID: PMC8884008.
3. McAlpine CS, Kiss MG, Zuraikat FM, et al. Sleep exerts lasting effects on hematopoietic stem cell function and diversity. J Exp Med. 2022 Nov 7;219(11):e20220081. doi:10.1084/jem.20220081. Epub 2022 Sep 21. PMID: 36129517; PMCID: PMC9499822.
4. Kline CE. The bidirectional relationship between exercise and sleep: Implications for exercise adherence and sleep improvement. Am J Lifestyle Med. 2014 Nov-Dec;8(6):375-79. doi:10.1177/1559827614544437. PMID: 25729341; PMCID:

PMC4341978.

5. Nedeltcheva AV, Kilkus JM, Imperial J, Schoeller DA, Penev PD. Insufficient sleep undermines dietary efforts to reduce adiposity. Ann Intern Med. 2010 Oct 5;153(7):435-41. doi:10.7326/0003-4819-153-7-201010050-00006. PMID: 20921542; PMCID: PMC2951287.

6. Frank S, Gonzalez K, Lee-Ang L, Young MC, Tamez M, Mattei J. Diet and Sleep Physiology: Public Health and Clinical Implications. Front Neurol. 2017 Aug 11;8:393. doi:10.3389/fneur.2017.00393. PMID: 28848491; PMCID: PMC5554513.

7. Cai DJ, Mednick SA, Harrison EM, Kanady JC, Mednick SC. REM, not incubation, improves creativity by priming associative networks. Proc Natl Acad Sci. 2009 Jun 23;106(25):10130-34. doi:10.1073/pnas.0900271106. Epub 2009 Jun 8. PMID: 19506253; PMCID: PMC2700890.

8. Horowitz AH, Esfahany K, Gálvez TV, Maes P, Stickgold R. Targeted dream incubation at sleep onset increases post-sleep creative performance. Sci Rep. 2023 May 15;13(1):7319. doi:10.1038/s41598-023-31361-w. PMID: 37188795; PMCID: PMC10185495.

9. Windred DP, Burns AC, Lane JM, Saxena R, Rutter MK, Cain SW, Phillips AJK. Sleep regularity is a stronger predictor of mortality risk than sleep duration: A prospective cohort study. Sleep. 2023 Sep 21:zsad253. doi:10.1093/sleep/zsad253. Epub ahead of print. PMID: 37738616.

10. Briken P, Matthiesen S, Pietras L, Wiessner C, Klein V, Reed GM, Dekker A. Estimating the Prevalence of Sexual Dysfunction Using the New ICD-11 Guidelines. Dtsch Arztebl Int. 2020 Sep 25;117(39):653-658. doi:10.3238/arztebl.2020.0653. PMID: 33357346; PMCID: PMC7829447.

11. Kalmbach DA, Arnedt JT, Pillai V, Ciesla JA. The impact of sleep on female sexual response and behavior: a pilot study. J Sex Med. 2015 May;12(5):1221-32. doi:10.1111/jsm.12858. Epub 2015 Mar 16. PMID: 25772315.

12. Wilson SJ, Jaremka LM, Fagundes CP, Andridge R, Peng J, Malarkey WB, Habash D, Belury MA, Kiecolt-Glaser JK. Shortened sleep fuels inflammatory responses to marital

conflict: Emotion regulation matters. Psychoneuroendocrinology. 2017 May;79:74-83. doi:10.1016/j.psyneuen.2017.02.015. Epub 2017 Feb 16. PMID: 28262602; PMCID: PMC5419294.

13. Chen KF, Liang SJ, Lin CL, Liao WC, Kao CH. Sleep disorders increase risk of subsequent erectile dysfunction in individuals without sleep apnea: a nationwide population-base cohort study. Sleep Med. 2016 Jan;17:64-68. doi:10.1016/j.sleep.2015.05.018. Epub 2015 Jun 29. PMID: 26847976.

14. Wilson SJ, Jaremka LM, Fagundes CP, Andridge R, Peng J, Malarkey WB, Habash D, Belury MA, Kiecolt-Glaser JK. Shortened sleep fuels inflammatory responses to marital conflict: Emotion regulation matters. Psychoneuroendocrinology. 2017 May;79:74-83. doi:10.1016/j.psyneuen.2017.02.015. Epub 2017 Feb 16. PMID: 28262602; PMCID: PMC5419294.

15. Backhaus J, Junghanns K, Hohagen F. Sleep disturbances are correlated with decreased morning awakening salivary cortisol. Psychoneuroendocrinology. 2004 Oct;29(9):1184-91. doi:10.1016/j.psyneuen.2004.01.010. PMID: 15219642.

16. Wehrens SMT, Christou S, Isherwood C, Middleton B, Gibbs MA, Archer SN, Skene DJ, Johnston JD. Meal Timing Regulates the Human Circadian System. Curr Biol. 2017 Jun 19;27(12):1768-75.e3. doi:10.1016/j.cub.2017.04.059. Epub 2017 Jun 1. PMID: 28578930; PMCID: PMC5483233.

17. Costello HM, Johnston JG, Juffre A, Crislip GR, Gumz ML. Circadian clocks of the kidney: function, mechanism, and regulation. Physiol Rev. 2022 Oct 1;102(4):1669-1701. doi:10.1152/physrev.00045.2021. Epub 2022 May 16. PMID: 35575250; PMCID: PMC9273266.

18. Saidi O, Peyrel P, Del Sordo G, Gabriel B, Maso F, Doré É, Duché P. Is it wiser to train in the afternoon or the early evening to sleep better? The role of chronotype in young adolescent athletes. Sleep. 2023 Jul 11;46(7):zsad099. doi:10.1093/sleep/zsad099. PMID: 37018755.

19. Riedy SM, Smith MG, Rocha S, Basner M. Noise as a sleep aid: A systematic review. Sleep Med Rev. 2021 Feb;55:101385. doi:10.1016/j.smrv.2020.101385. Epub 2020

Sep 9. PMID: 33007706.
20. Raj A, Ruder M, Rus HM, Gahan L, O'Mullane B, Danoff-Burg S, Raymann R, 1214 Higher Bedroom Temperature Associated With Poorer Sleep: Data From Over 3.75 Million Nights, Sleep 43 Supplement 1, 2020 April;A464. doi:10.1093/sleep/zsaa056.1208.
21. https://www.epa.gov/indoor-air-quality-iaq/care-your-air-guide-indoor-air-quality.
22. Faraut B, Nakib S, Drogou C, Elbaz M, Sauvet F, De Bandt JP, Léger D. Napping reverses the salivary interleukin-6 and urinary norepinephrine changes induced by sleep restriction. J Clin Endocrinol Metab. 2015 Mar;100(3):E416-26. doi:10.1210/jc.2014-2566. Epub 2015 Feb 10. PMID: 25668196.
23. Souabni M, Hammouda O, Romdhani M, Trabelsi K, Ammar A, Driss T. Benefits of Daytime Napping Opportunity on Physical and Cognitive Performances in Physically Active Participants: A Systematic Review. Sports Med. 2021 Oct;51(10):2115-46. doi:10.1007/s40279-021-01482-1. Epub 2021 May 27. PMID: 34043185.
24. Yang Y, Liu W, Ji X, Ma C, Wang X, Li K, Li J. Extended afternoon naps are associated with hypertension in women but not in men. Heart Lung. 2020 Jan-Feb;49(1):2-9. doi:10.1016/j.hrtlng.2019.09.002. Epub 2019 Sep 11. PMID: 31521340; PMCID: PMC6961342.
25. Lam KB, Jiang CQ, Thomas GN, Arora T, Zhang WS, Taheri S, Adab P, Lam TH, Cheng KK. Napping is associated with increased risk of type 2 diabetes: the Guangzhou Biobank Cohort Study. Sleep. 2010 Mar;33(3):402-07. doi:10.1093/sleep/33.3.402. PMID: 20337199; PMCID: PMC2831435.
26. Zhang H, Zhang L, Chen C, Zhong X. Association between daytime napping and cognitive impairment among Chinese older population: a cross-sectional study. Environ Health Prev Med. 2023;28:72. doi:10.1265/ehpm.23-00031. PMID: 37989282; PMCID: PMC10685077.
27. Meaklim H, Le F, Drummond SPA, Bains SK, Varma P, Junge MF, Jackson ML. Insomnia is more likely to persist than remit after a time of stress and uncertainty: A longitudinal cohort study examining trajectories and predictors of insomnia symptoms.

Sleep. 2024 Feb 3:zsae028. doi:10.1093/sleep/zsae028. Epub ahead of print. PMID: 38308584.

5장. 수분 섭취에 관한 진실

1. Bouby N, Fernandes S. Mild dehydration, vasopressin and the kidney: animal and human studies. Eur J Clin Nutr. 2003 Dec;57 Suppl 2:S39-46. doi:10.1038/sj.ejcn.1601900. PMID: 14681712.
2. Brooks CJ, Gortmaker SL, Long MW, Cradock AL, Kenney EL. Racial/Ethnic and Socioeconomic Disparities in Hydration Status Among US Adults and the Role of Tap Water and Other Beverage Intake. Am J Public Health. 2017 Sep;107(9):1387-94. doi:10.2105/AJPH.2017.303923. Epub 2017 Jul 20. PMID: 28727528; PMCID: PMC5551608.
3. Taylor K, Jones EB. Adult Dehydration. StatPearls. Treasure Island (FL): StatPearls Publishing; 2022 Oct. https://www.ncbi.nlm.nih.gov/books/NBK555956.
4. Augustine V, Ebisu H, Zhao Y, Lee S, Ho B, Mizuno GO, Tian L, Oka Y. Temporally and Spatially Distinct Thirst Satiation Signals. Neuron. 2019 Jul 17;103(2):242-49.e4. doi:10.1016/j.neuron.2019.04.039. Epub 2019 May 29. PMID: 31153646; PMCID: PMC7335596.
5. Augustine V, Gokce S, Lee S, et al. Hierarchical neural architecture underlying thirst regulation. Nature 2018;555, 204-09. https://doi.org/10.1038/nature25488.
6. Millard-Stafford M, Wendland DM, O'Dea NK, Norman TL. Thirst and hydration status in everyday life. Nutr Rev. 2012 Nov;70 Suppl 2:S147-51.

6장. 수분 섭취 평가 도구

1. Goehring MT, Farran J, Ingles-Laughlin C, Benedista-Seelman S, Williams B. Measures of Skin Turgor in Humans: A Systematic Review of the Literature. Wound Manag Prev. 2022 Apr;68(4):14-24. doi:10.25270/wmp.2022.4.1424. PMID: 35544778.
2. Çiftçi B, Yıldız GN, Avşar G, Köse S, Aydın E, Doğan S, Çelik Ş. Development of the Thirst Discomfort Scale: A Validity and Reliability Study. Am J Crit Care. 2023 May

1;32(3):176-83. doi:10.4037/ajcc2023954. PMID: 37121897.
3. Wyman JF, Cain CH, Epperson CN, Fitzgerald CM, Gahagan S, Newman DK, Rudser K, Smith AL, Vaughan CP, Sutcliffe S; Prevention of Lower Urinary Tract Symptoms (PLUS) Research Consortium. Urination Frequency Ranges in Healthy Women. Nurs Res. 2022 Sep-Oct;71(5):341-52. doi:10.1097/NNR.0000000000000595. Epub 2022 Mar 22. PMID: 35319538; PMCID: PMC9420750.
4. Eggleton MG. The diuretic action of alcohol in man. J Physiol. 1942 Aug 18;101(2):172-91. doi:10.1113/jphysiol.1942.sp003973. PMID: 16991552; PMCID: PMC1393383.
5. Maughan R, Griffin J. Caffeine ingestion and fluid balance: A review. Journal of human nutrition and dietetics: the official journal of the British Dietetic Association. 2003;16. 411-20. doi:10.1046/j.1365-277X.2003.00477.x.
6. The National Academy of Sciences. Dietary References Intakes for Water, Potassium, Sodium, Chloride, and Sulfate. National Academies Press, 2005. https://www.nap.edu/read/10925/chapter/6#102.
7. Yang P, Pham J, Choo J, Hu D. Duration of urination does not change with body size. Proceedings of the National Academy of Sciences. 2014 Aug 19;111(33):11932-37. doi:10.1073/pnas.1402289111.

7장. 수분 섭취 문제 분석하고 해결하기

1. Taylor K, Jones EB. Adult Dehydration. StatPearls. Treasure Island (FL): StatPearls Publishing; 2022 Oct. https://www.ncbi.nlm.nih.gov/books/NBK555956.
2. Ayotte D Jr, Corcoran MP. Individualized hydration plans improve performance outcomes for collegiate athletes engaging in in-season training. J Int Soc Sports Nutr. 2018 Jun 4;15(1):27. doi:10.1186/s12970-018-0230-2. PMID: 29866199; PMCID: PMC5987390.
3. Barley OR, Chapman DW, Blazevich AJ, Abbiss CR. Acute Dehydration Impairs Endurance Without Modulating Neuromuscular Function. Front Physiol. 2018 Nov 2;9:1562. doi:10.3389/fphys.2018.01562. PMID: 30450056; PMCID: PMC6224374.

4. Ganio MS, Armstrong LE, Casa DJ, McDermott BP, Lee EC, Yamamoto LM, Marzano S, Lopez RM, Jimenez L, Le Bellego L, Chevillotte E, Lieberman HR. Mild dehydration impairs cognitive performance and mood of men. Br J Nutr. 2011 Nov;106(10):1535-43. doi:10.1017/S0007114511002005. Epub 2011 Jun 7. PMID: 21736786.
5. Stachenfeld NS, Leone CA, Mitchell ES, Freese E, Harkness L. Water intake reverses dehydration associated impaired executive function in healthy young women. Physiol Behav. 2018 Mar 1;185:103-11. doi:10.1016/j.physbeh.2017.12.028. Epub 2017 Dec 23. PMID: 29277553.
6. Zhang N, Du SM, Zhang JF, Ma GS. Effects of Dehydration and Rehydration on Cognitive Performance and Mood among Male College Students in Cangzhou, China: A Self-Controlled Trial. Int J Environ Res Public Health. 2019 May 29;16(11):1891. doi:10.3390/ijerph16111891. PMID: 31146326; PMCID: PMC6603652.
7. Spigt M, Weerkamp N, Troost J, van Schayck CP, Knottnerus JA. A randomized trial on the effects of regular water intake in patients with recurrent headaches. Fam Pract. 2012 Aug;29(4):370-75. doi:10.1093/fampra/cmr112. Epub 2011 Nov 23. PMID: 22113647.
8. Hamrick I, Norton D, Birstler J, Chen G, Cruz L, Hanrahan L. Association Between Dehydration and Falls. Mayo Clin Proc Innov Qual Outcomes. 2020 Jun 5;4(3):259-65. doi:10.1016/j.mayocpiqo.2020.01.003. PMID: 32542217; PMCID: PMC7283563.
9. Schuster BG, Kosar L, Kamrul R. Constipation in older adults: stepwise approach to keep things moving. Can Fam Physician. 2015 Feb;61(2):152-58. PMID: 25676646; PMCID: PMC4325863.
10. Arnaoutis G, Kavouras SA, Stratakis N, et al. The effect of hypohydration on endothelial function in young healthy adults. Eur J Nutr 2017;56:1211-17. doi:10.1007/s00394-016-1170-8.
11. Tannenbaum E. Brooke Shields Recently Experienced a "Full-Blown" Seizure—and Bradley Cooper Came Running. Glamour. November 1, 2023.
12. Rosinger AY, Chang A-M, Buxton OM, Li J, Wu S, Gao X. Short sleep duration is associated with inadequate hydration: cross-cultural evidence from US and Chinese

adults. Sleep. 2019 Feb;42(2). doi:10.1093/sleep/zsy210.

13. Retallick-Brown H, Blampied N, Rucklidge JJ. A Pilot Randomized Treatment-Controlled Trial Comparing Vitamin B6 with Broad-Spectrum Micronutrients for Premenstrual Syndrome. J Altern Complement Med. 2020 Feb;26(2):88-97. doi:10.1089/acm.2019.0305. Epub 2020 Jan 10. PMID: 31928364.

14. Maughan RJ, Griffin J. Caffeine ingestion and fluid balance: a review. J Hum Nutr Diet. 2003 Dec;16(6):411-20. doi:10.1046/j.1365-277x.2003.00477.x. PMID: 19774754.

15. Wei J, Zhao M, Meng K, Xia G, Pan Y, Li C, Zhang W. The Diuretic Effects of Coconut Water by Suppressing Aquaporin and Renin-Angiotensin-Aldosterone System in Saline-Loaded Rats. Front Nutr. 2022 Jun 23;9:930506. doi:10.3389/fnut.2022.930506. PMID: 35811978; PMCID: PMC9262403.

16. El-Tawil AM. Colorectal cancers and chlorinated water. World J Gastrointest Oncol. 2016 Apr 15;8(4):402-09. doi:10.4251/wjgo.v8.i4.402. PMID: 27096035; PMCID: PMC4824718.

17. University of Hawaii at Manoa. Petroleum, chlorine mix could yield harmful byproducts. ScienceDaily. 2024 May 14. https://www.sciencedaily.com/releases/2024/05/240514183448.htm.

18. Gonsioroski A, Mourikes VE, Flaws JA. Endocrine Disruptors in Water and Their Effects on the Reproductive System. Int J Mol Sci. 2020 Mar 12;21(6):1929. doi:10.3390/ijms21061929. PMID: 32178293; PMCID: PMC7139484.

19. Qian N, Gao X, Lang X, Deng H, Bratu TM, Chen Q, Stapleton P, Yan B, Min W. Rapid single-particle chemical imaging of nanoplastics by SRS microscopy. Proc Natl Acad Sci. 2024 Jan 16;121(3):e2300582121. doi:10.1073/pnas.2300582121. Epub 2024 Jan 8. PMID: 38190543; PMCID: PMC10801917.

8장. 수분 섭취 최적화 전략

1. Bergstrom K, Shan X, Casero D, Batushansky A, Lagishetty V, Jacobs JP, Hoover C, Kondo Y, Shao B, Gao L, Zandberg W, Noyovitz B, McDaniel JM, Gibson DL, Pakpour

S, Kazemian N, McGee S, Houchen CW, Rao CV, Griffin TM, Sonnenburg JL, McEver RP, Braun J, Xia L. Proximal colon-derived O-glycosylated mucus encapsulates and modulates the microbiota. Science. 2020 Oct 23;370(6515):467-72. doi:10.1126/science.aay7367. PMID: 33093110; PMCID: PMC8132455.

2. Hansson GC. Role of mucus layers in gut infection and inflammation. Curr Opin Microbiol. 2012 Feb;15(1):57-62. doi:10.1016/j.mib.2011.11.002. Epub 2011 Dec 14. PMID: 22177113; PMCID: PMC3716454.

3. Suriano F, Nyström EEL, Sergi D, Gustafsson JK. Diet, microbiota, and the mucus layer: The guardians of our health. Front Immunol. 2022 Sep 13;13:953196. doi:10.3389/fimmu.2022.953196. PMID: 36177011; PMCID: PMC9513540.

4. Bothe G, Coh A, Auinger A. Efficacy and safety of a natural mineral water rich in magnesium and sulphate for bowel function: a double-blind, randomized, placebo-controlled study. Eur J Nutr. 2017 Mar;56(2):491-99. doi:10.1007/s00394-015-1094-8. Epub 2015 Nov 18. PMID: 26582579; PMCID: PMC5334415.

5. Zhou HL, Wei MH, Cui Y, Di DS, Song WJ, Zhang RY, Liu JA, Wang Q. Association Between Water Intake and Mortality Risk-Evidence From a National Prospective Study. Front Nutr. 2022 Apr 12;9:822119. doi:10.3389/fnut.2022.822119. PMID: 35495952; PMCID: PMC9039539.

6. Dmitrieva NI, Gagarin A, Liu D, Wu CO, Boehm M. Middle-age high normal serum sodium as a risk factor for accelerated biological aging, chronic diseases, and premature mortality. EBioMedicine. 2023 Jan;87:104404. doi:10.1016/j.ebiom.2022.104404. Epub 2023 Jan 2. PMID: 36599719; PMCID: PMC9873684.

7. Dmitrieva NI, Gagarin A, Liu D, Wu CO, Boehm M. Middle-age high normal serum sodium as a risk factor for accelerated biological aging, chronic diseases, and premature mortality. EBioMedicine. 2023 Jan;87:104404. doi:10.1016/j.ebiom.2022.104404. Epub 2023 Jan 2. PMID: 36599719; PMCID: PMC9873684.

8. Davy BM, Dennis EA, Dengo AL, Wilson KL, Davy KP. Water consumption reduces energy intake at a breakfast meal in obese older adults. J Am Diet Assoc. 2008 Jul;108(7):1236-39. doi:10.1016/j.jada.2008.04.013. PMID: 18589036; PMCID:

PMC2743119.

9. Vij VA, Joshi AS. Effect of "water induced thermogenesis" on body weight, body mass index and body composition of overweight subjects. J Clin Diagn Res. 2013 Sep;7(9):1894-96. doi:10.7860/JCDR/2013/5862.3344. Epub 2013 Sep 10. PMID: 24179891; PMCID: PMC3809630.

10. Boschmann M, Steiniger J, Hille U, Tank J, Adams F, Sharma AM, Klaus S, Luft FC, Jordan J. Water-induced thermogenesis. J Clin Endocrinol Metab. 2003 Dec;88(12):6015-19. doi:10.1210/jc.2003-030780. PMID: 14671205.

11. Paik IY, Jeong MH, Jin HE, Kim YI, Suh AR, Cho SY, Roh HT, Jin CH, Suh SH. Fluid replacement following dehydration reduces oxidative stress during recovery. Biochem Biophys Res Commun. 2009 May 22;383(1):103-07. doi:10.1016/j.bbrc.2009.03.135. Epub 2009 Apr 1. PMID: 19344695.

12. Pawson C, Gardner M, Doherty S, Martin L, Soares R, Edmonds CJ. Drink availability is associated with enhanced examination performance in adults. Psychology Teaching Review. 2013;19(1):57-66.

13. Arca KN, Halker Singh RB. Dehydration and Headache. Curr Pain Headache Rep. 2021 Jul 15;25(8):56. doi:10.1007/s11916-021-00966-z. PMID: 34268642; PMCID: PMC8280611.

14. Sawka MN, Cheuvront SN, Carter R. Human Water Needs, Nutrition Reviews, 2005 June:63(Suppl 1): S30-S39. doi:10.1111/j.1753-4887.2005.tb00152.x.

15. Yamada Y, Zhang X, et al. Variation in human water turnover associated with environmental and lifestyle factors. Science. 2022 Nov 25;378(6622):909915. doi:10.1126/science.abm8668. Epub 2022 Nov 24. PMID: 36423296; PMCID: PMC9764345.

16. Papies E, Rodger A, Almudena Claassen M, Lomann M. Recent Findings on the Psychology of Hydration Habits. Ann Nutr Metab 28 December 2021;77(Suppl. 4):15-16. doi:10.1159/000520781.

17. Hooper L, Abdelhamid A, Attreed NJ, Campbell WW, Channell AM, et al. Clinical symptoms, signs and tests for identification of impending and current

water-loss dehydration in older people. Cochrane Database Syst Rev. 2015 Apr 30;(4):CD009647.

18. US Food and Drug Administration. Food Facts: Sodium in Your Diet. 2021 June. https://www.fda.gov/food/nutrition-education-resources-materials/sodium-your-diet.

19. Choi D, Cho J, Koo J, Kim T. Effects of Electrolyte Supplements on Body Water Homeostasis and Exercise Performance during Exhaustive Exercise. Applied Sciences. 2021;11. 9093. doi:10.3390/app11199093.

20. Nieman DC, Gillitt ND, Sha W, Esposito D, Ramamoorthy S. Metabolic recovery from heavy exertion following banana compared to sugar beverage or water only ingestion: A randomized, crossover trial. PLoS One. 2018 Mar 22;13(3):e0194843. doi:10.1371/journal.pone.0194843. PMID: 29566095; PMCID: PMC5864065.

21. Crous-Bou M, Molinuevo JL, Sala-Vila A. Plant-Rich Dietary Patterns, Plant Foods and Nutrients, and Telomere Length. Adv Nutr. 2019 Nov 1;10(Suppl_4):S296-S303. doi:10.1093/advances/nmz026. PMID: 31728493; PMCID: PMC6855941.

22. Popkin BM, D'Anci KE, Rosenberg IH. Water, hydration, and health. Nutr Rev. 2010 Aug;68(8):439-58. doi:10.1111/j.1753-4887.2010.00304.x. PMID: 20646222; PMCID: PMC2908954.

23. US Food and Drug Administration. CFR—Code of Federal Regulations, Title 21, Part 165, Beverages. 2023 Dec 22. https://www.accessdata.fda.gov/scripts/cdrh/cfdocs/cfcfr/CFRSearch.cfm?CFRPart=165.

24. Song G, Li M, Sang H, Zhang L, Li X, Yao S, Yu Y, Zong C, Xue Y, Qin S. Hydrogen-rich water decreases serum LDL-cholesterol levels and improves HDL function in patients with potential metabolic syndrome. J Lipid Res. 2013 Jul;54(7):1884-93. doi:10.1194/jlr.M036640. Epub 2013 Apr 22. PMID: 23610159; PMCID: PMC3679390.

25. Mizuno K, Sasaki AT, Ebisu K, Tajima K, Kajimoto O, Nojima J, Kuratsune H, Hori H, Watanabe Y. Hydrogen-rich water for improvements of mood, anxiety, and autonomic nerve function in daily life. Med Gas Res. 2018 Jan 22;7(4):247-55. doi:10.4103/2045-9912.222448. PMID: 29497485; PMCID: PMC5806445.

26. Timón R, Olcina G, González-Custodio A, Camacho-Cardenosa M, Camacho-Cardenosa A, Martínez Guardado I. Effects of 7-day intake of hydrogen-rich water on physical performance of trained and untrained subjects. Biol Sport. 2021 Jun;38(2):269-75. doi:10.5114/biolsport.2020.98625. Epub 2020 Oct 22. PMID: 34079172; PMCID: PMC8139351.

9장. 호흡에 관한 진실

1. Garcia AJ, Ramirez JM. Keeping carbon dioxide in check. Elife. 2017 May 17;6:e27563. doi:10.7554/eLife.27563. PMID: 28513432; PMCID: PMC5435460.
2. Patel S, Miao JH, Yetiskul E, Anokhin A, Majmundar SH. Physiology, Carbon Dioxide Retention. 2022 Dec 26. StatPearls. Treasure Island (FL): StatPearls Publishing; 2024. PMID: 29494063.
3. Encyclopedia Britannica, "How Much Air Do You Breathe in a Lifetime?" https://www.britannica.com/video/253596/How-much-air-do-people-breathe-in-a-lifetime.
4. Ivanov KP. New data on the process of circulation and blood oxygenation in the lungs under physiological conditions. Bull Exp Biol Med. 2013 Feb;154(4):411-14. English, Russian. doi:10.1007/s10517-013-1963-1. PMID: 23486567.
5. Lefrançais E, Ortiz-Muñoz G, Caudrillier A, Mallavia B, Liu F, Sayah DM, Thornton EE, Headley MB, David T, Coughlin SR, Krummel MF, Leavitt AD, Passegué E, Looney MR. The lung is a site of platelet biogenesis and a reservoir for haematopoietic progenitors. Nature. 2017 Apr 6;544(7648):105-09. doi:10.1038/nature21706. Epub 2017 Mar 22. PMID: 28329764; PMCID: PMC5663284.
6. CDC. QuickStats: Percentage of Injury Deaths That Occurred in the Decedent's Home for the Five Most Common Causes of Injury Death—United States, 2016. Weekly. 2018 July 6;67(26):750. https://www.cdc.gov/mmwr/volumes/67/wr/mm6726a6.htm.
7. Milroy CM. Deaths from Environmental Hypoxia and Raised Carbon Dioxide. Acad Forensic Pathol. 2018 Mar;8(1):2-7. doi:10.23907/2018.001. Epub 2018 Mar 7. PMID: 31240022; PMCID: PMC6474450.

8. Li D, Mabrouk OS, Liu T, Tian F, Xu G, Rengifo S, Choi SJ, Mathur A, Crooks CP, Kennedy RT, Wang MM, Ghanbari H, Borjigin J. Asphyxia-activated corticocardiac signaling accelerates onset of cardiac arrest. Proc Natl Acad Sci. 2015 Apr 21;112(16):E2073-82. doi:10.1073/pnas.1423936112. Epub 2015 Apr 6. PMID: 25848007; PMCID: PMC4413312.
9. Giordano FJ. Oxygen, oxidative stress, hypoxia, and heart failure. J Clin Invest. 2005 Mar;115(3):500-08. doi:10.1172/JCI24408. PMID: 15765131; PMCID: PMC1052012.

10장. 호흡 평가 도구

1. Szpilman D, Orlowski JP. Sports related to drowning. Eur Respir Rev. 2016 Sep;25(141):348-59. doi:10.1183/16000617.0038-2016. PMID: 27581833; PMCID: PMC9487220.
2. CO2 Tolerance Assessment. Shift. https://shiftadapt.com/breath-calculator.

11장. 호흡 문제 분석하고 해결하기

1. Jung JY, Kang CK. Investigation on the Effect of Oral Breathing on Cognitive Activity Using Functional Brain Imaging. Healthcare (Basel). 2021 May 29;9(6):645. doi:10.3390/healthcare9060645. PMID: 34072444; PMCID: PMC8228257.
2. Maydych V. The Interplay Between Stress, Inflammation, and Emotional Attention: Relevance for Depression. Front Neurosci. 2019 Apr 24;13:384. doi:10.3389/fnins.2019.00384. PMID: 31068783; PMCID: PMC6491771.
3. Russo MA, Santarelli DM, O'Rourke D. The physiological effects of slow breathing in the healthy human. Breathe (Sheff). 2017 Dec;13(4):298-309. doi:10.1183/20734735.009817. PMID: 29209423; PMCID: PMC5709795.
4. Roman MA, Rossiter HB, Casaburi R. Exercise, ageing and the lung. European Respiratory Journal. 2016 Nov;48(5)1471-86; doi:10.1183/13993003.00347-2016.
5. Davies GA, Bolton CE. Age-related changes in the respiratory system. Fillit HM, Rockwood K, Young J, eds. Brocklehurst's Textbook of Geriatric Medicine and Gerontology. 8th ed. Philadelphia, PA: Elsevier; 2017:chap 17.

6. Vidotto LS, Carvalho CRF, Harvey A, Jones M. Dysfunctional breathing: what do we know? J Bras Pneumol. 2019 Feb 11;45(1):e20170347. doi:10.1590/1806-3713/e20170347. PMID: 30758427; PMCID: PMC6534396.
7. Yackle K, Schwarz LA, Kam K, Sorokin JM, Huguenard JR, Feldman JL, Luo L, Krasnow MA. Breathing control center neurons that promote arousal in mice. Science. 2017 Mar 31;355(6332):1411-15. doi:10.1126/science.aai7984. Epub 2017 Mar 30. PMID: 28360327; PMCID: PMC5505554.
8. Moon SW, Leem AY, Kim YS, Lee JH, Kim TH, Oh YM, Shin H, Chang J, Jung JY; KOLD Study Group. Low serum lymphocyte level is associated with poor exercise capacity and quality of life in chronic obstructive pulmonary disease. Sci Rep. 2020 Jul 16;10(1):11700. doi:10.1038/s41598-020-68670-3. PMID: 32678181; PMCID: PMC7366616.
9. Bradley H, Esformes J. Breathing pattern disorders and functional movement. Int J Sports Phys Ther. 2014 Feb;9(1):28-39. PMID: 24567853; PMCID: PMC3924606.
10. Rodríguez-Molinero A, Narvaiza L, Ruiz J, Gálvez-Barrón C. Normal Respiratory Rate and Peripheral Blood Oxygen Saturation in the Elderly Population. Journal of the American Geriatrics Society. 2013;61:238-40. doi:10.1111/jgs.12580.
11. Shetty SR, Al Bayatti SW, Al-Rawi NH, Kamath V, Reddy S, Narasimhan S, Al Kawas S, Madi M, Achalli S, Bhat S. The effect of concha bullosa and nasal septal deviation on palatal dimensions: a cone beam computed tomography study. BMC Oral Health. 2021 Nov 23;21(1):607. doi:10.1186/s12903-021-01974-6. PMID: 34814910; PMCID: PMC8609805.
12. Yi-Fong Su V, Chou KT, Tseng CH, Kuo CY, Su KC, Perng DW, Chen YM, Chang SC. Mouth opening/breathing is common in sleep apnea and linked to more nocturnal water loss. Biomed J. 2023 Jun;46(3):100536. doi:10.1016/j.bj.2022.05.001. Epub 2022 May 10. PMID: 35552020; PMCID: PMC10209680.
13. Balasubramanian S, Vinayachandran D. Bioaerosols from mouth-breathing: Under-recognized transmissible mode in COVID-19? Can Commun Dis Rep. 2021 Jun 9;47(56):276-78. doi:10.14745/ccdr.v47i56a05. PMID: 34220352; PMCID:

PMC8219058.

14. Stone, L. Are You Breathing? Do You Have Email Apnea? Linda Stone Blog 2008 Feb. https://lindastone.net/2014/11/24/are-you-breathing-do-you-have-email-apnea.

12장. 호흡 최적화 전략

1. Mooventhan A, Khode V. Effect of Bhramari pranayama and OM chanting on pulmonary function in healthy individuals: A prospective randomized control trial. Int J Yoga. 2014 Jul;7(2):104-10. doi:10.4103/0973-6131.133875. PMID: 25035619; PMCID: PMC4097894.
2. Voroshilov AP, Volinsky AA, Wang Z, Marchenko EV. Modified Qigong Breathing Exercise for Reducing the Sense of Hunger on an Empty Stomach. J Evid Based Complementary Altern Med. 2017 Oct;22(4):687-95. doi:10.1177/2156587217707143. Epub 2017 May 12. PMID: 28497701; PMCID: PMC5871281.
3. Yong MS, Lee YS, Lee HY. Effects of breathing exercises on resting metabolic rate and maximal oxygen uptake. J Phys Ther Sci. 2018 Sep;30(9):1173-75. doi:10.1589/jpts.30.1173. Epub 2018 Sep 4. PMID: 30214120; PMCID: PMC6127488.
4. Telles S, Sharma SK, Yadav A, Singh N, Balkrishna A. A comparative controlled trial comparing the effects of yoga and walking for overweight and obese adults. Med Sci Monit. 2014 May 31;20:894-904. doi:10.12659/MSM.889805. PMID: 24878827; PMCID: PMC4051462.
5. Min J, Rouanet J, Martini AC, et al. Modulating heart rate oscillation affects plasma amyloid beta and tau levels in younger and older adults. Sci Rep 2023;13, 3967. doi:10.1038/s41598-023-30167-0.
6. Ahmad MA, Kareem O, Khushtar M, Akbar M, Haque MR, Iqubal A, Haider MF, Pottoo FH, Abdulla FS, Al-Haidar MB, Alhajri N. Neuroinflammation: A Potential Risk for Dementia. Int J Mol Sci. 2022 Jan 6;23(2):616. doi:10.3390/ijms23020616. PMID: 35054805; PMCID: PMC8775769.
7. Chen YF, Huang XY, Chien CH, Cheng JF. The Effectiveness of Diaphragmatic Breathing Relaxation Training for Reducing Anxiety. Perspect Psychiatr Care. 2017

Oct;53(4):329-36. doi:10.1111/ppc.12184. Epub 2016 Aug 23. PMID: 27553981.

8. Ma X, Yue ZQ, Gong ZQ, Zhang H, Duan NY, Shi YT, Wei GX, Li YF. The Effect of Diaphragmatic Breathing on Attention, Negative Affect and Stress in Healthy Adults. Front Psychol. 2017 Jun 6;8:874. doi:10.3389/fpsyg.2017.00874. PMID: 28626434; PMCID: PMC5455070.

9. Brown RP, Gerbarg PL. Sudarshan Kriya yogic breathing in the treatment of stress, anxiety, and depression: part I-neurophysiologic model. J Altern Complement Med. 2005 Feb;11(1):189-201. doi:10.1089/acm.2005.11.189. Erratum in: J Altern Complement Med. 2005 Apr;11(2):383-84. PMID: 15750381.

10. Ma X, Yue ZQ, Gong ZQ, Zhang H, Duan NY, Shi YT, Wei GX, Li YF. The Effect of Diaphragmatic Breathing on Attention, Negative Affect and Stress in Healthy Adults. Front Psychol. 2017 Jun 6;8:874. doi:10.3389/fpsyg.2017.00874. PMID: 28626434; PMCID: PMC5455070.

11. Sood R, Sood A, Wolf SL, Linquist BM, Liu H, Sloan JA, Satele DV, Loprinzi CL, Barton DL. Paced breathing compared with usual breathing for hot flashes. Menopause. 2013 Feb;20(2):179-84. doi:10.1097/gme.0b013e31826934b6. PMID: 22990758.

12. Zautra AJ, Fasman R, Davis MC, Craig ADB. The effects of slow breathing on affective responses to pain stimuli: an experimental study. Pain. 2010 Apr;149(1):12-18. doi:10.1016/j.pain.2009.10.001. Epub 2010 Jan 15. PMID: 20079569.

13. Mehling WE, Hamel KA, Acree M, Byl N, Hecht FM. Randomized, controlled trial of breath therapy for patients with chronic low-back pain. Altern Ther Health Med. 2005 Jul-Aug;11(4):44-52. PMID: 16053121.

14. American Migraine Foundation. Relaxation and Paced Breathing Exercises for Migraine. 2023 Sept 6. https://americanmigrainefoundation.org/resource-library/breathing-exercises-for-migraine.

15. Busch V, Magerl W, Kern U, Haas J, Hajak G, Eichhammer P. The effect of deep and slow breathing on pain perception, autonomic activity, and mood processing—an experimental study. Pain Med. 2012 Feb;13(2):215-28. doi:10.1111/j.1526-4637.2011.01243.x. Epub 2011 Sep 21. PMID: 21939499.

16. Fang FC. Perspectives series: host/pathogen interactions. Mechanisms of nitric oxide-related antimicrobial activity. J Clin Invest. 1997 Jun 15;99(12):2818-25. doi:10.1172/JCI119473. PMID: 9185502; PMCID: PMC508130.

17. Mori H, Yamamoto H, Kuwashima M, Saito S, Ukai H, Hirao K, Yamauchi M, Umemura S. How does deep breathing affect office blood pressure and pulse rate? Hypertens Res. 2005 Jun;28(6):499-504. doi:10.1291/hypres.28.499. PMID: 16231755.

18. Jun HJ, Kim KJ, Nam KW, Kim CH. Effects of breathing exercises on lung capacity and muscle activities of elderly smokers. J Phys Ther Sci. 2016 Jun;28(6):1681-85. doi:10.1589/jpts.28.1681. Epub 2016 Jun 28. PMID: 27390394; PMCID: PMC4932035.

19. Carlson LE, Beattie TL, Giese-Davis J, Faris P, Tamagawa R, Fick LJ, Degelman ES, Speca M. Mindfulness-based cancer recovery and supportive-expressive therapy maintain telomere length relative to controls in distressed breast cancer survivors. Cancer. 2015;121:476-84. doi:10.1002/cncr.29063.

20. Allen, Ruth M. "The health benefits of nose breathing." Nursing in general practice. 2015:40-42. http://hdl.handle.net/10147/559021.

21. Bahadoran Z, Carlström M, Mirmiran P, Ghasemi A. Nitric oxide: To be or not to be an endocrine hormone? Acta Physiol (Oxf). 2020 May;229(1):e13443. doi:10.1111/apha.13443. Epub 2020 Jan 26. PMID: 31944587.

22. Saura M, Zaragoza C, McMillan A, Quick RA, Hohenadl C, Lowenstein JM, Lowenstein CJ. An antiviral mechanism of nitric oxide: inhibition of a viral protease. Immunity. 1999 Jan;10(1):21-28. doi:10.1016/s1074-7613(00)80003-5. PMID: 10023767; PMCID: PMC7129050.

23. Akerström S, Mousavi-Jazi M, Klingström J, Leijon M, Lundkvist A, Mirazimi A. Nitric oxide inhibits the replication cycle of severe acute respiratory syndrome coronavirus. J Virol. 2005 Feb;79(3):1966-69. doi:10.1128/JVI.79.3.1966-1969.2005. PMID: 15650225; PMCID: PMC544093.

24. Lazar EE, Wills RB, Ho BT, Harris AM, Spohr LJ. Antifungal effect of gaseous nitric oxide on mycelium growth, sporulation and spore germination of the postharvest

horticulture pathogens, Aspergillus niger, Monilinia fructicola and Penicillium italicum. Lett Appl Microbiol. 2008 Jun;46(6):688-92. doi:10.1111/j.1472-765X.2008.02373.x. Epub 2008 Apr 28. PMID: 18444976.

25. Schairer DO, Chouake JS, Nosanchuk JD, Friedman AJ. The potential of nitric oxide releasing therapies as antimicrobial agents. Virulence. 2012 May 1;3(3):271-79. doi:10.4161/viru.20328. Epub 2012 May 1. PMID: 22546899; PMCID: PMC3442839.

26. Lundberg JO, Settergren G, Gelinder S, Lundberg JM, Alving K, Weitzberg E. Inhalation of nasally derived nitric oxide modulates pulmonary function in humans. Acta Physiol Scand. 1996 Dec;158(4):343-47. doi:10.1046/j.1365-201X.1996.557321000.x. PMID: 8971255.

27. Hord NG, Tang Y, Bryan NS. Food sources of nitrates and nitrites: the physiologic context for potential health benefits. Am J Clin Nutr. 2009 Jul;90(1):1-10. doi:10.3945/ajcn.2008.27131. Epub 2009 May 13. PMID: 19439460.

28. Kiani AK, Bonetti G, Medori MC, Caruso P, Manganotti P, Fioretti F, Nodari S, Connelly ST, Bertelli M. Dietary supplements for improving nitric-oxide synthesis. J Prev Med Hyg. 2022 Oct 17;63(2 Suppl 3):E239-E245. doi:10.15167/2421-4248/jpmh2022.63.2S3.2766. PMID: 36479475; PMCID: PMC9710401.

29. US Food and Drug Administration. Is Rinsing Your Sinuses with Neti Pots Safe? Consumer Updates. 2023 October 5. https://www.fda.gov/consumers/consumer-updates/rinsing-your-sinuses-neti-pots-safe.

30. Yamprasert R, Chanvimalueng W, Mukkasombut N, Itharat A. Ginger extract versus Loratadine in the treatment of allergic rhinitis: a randomized controlled trial. BMC Complement Med Ther. 2020 Apr 20;20(1):119. doi:10.1186/s12906-020-2875-z. PMID: 32312261; PMCID: PMC7171779.

31. Blanco-Salas J, Hortigón-Vinagre MP, Morales-Jadán D, Ruiz-Téllez T. Searching for Scientific Explanations for the Uses of Spanish Folk Medicine: A Review on the Case of Mullein (Verbascum, Scrophulariaceae). Biology (Basel). 2021 Jul 2;10(7):618. doi:10.3390/biology10070618. PMID: 34356473; PMCID: PMC8301161.

32. Turker A, Camper N. Biological activity of Common Mullein, a medicinal plant.

Journal of ethnopharmacology. 2002;82:117-25. doi:10.1016/S0378-8741(02)00186-1.

33. Ghiya S. Alternate nostril breathing: a systematic review of clinical trials. International Journal of Research in Medical Sciences. 2017;5:3273. doi:10.18203/2320-6012.ijrms20173523.

34. Balban MY, Neri E, Kogon MM, Weed L, Nouriani B, Jo B, Holl G, Zeitzer JM, Spiegel D, Huberman AD. Brief structured respiration practices enhance mood and reduce physiological arousal. Cell Rep Med. 2023 Jan 17;4(1):100895. doi:10.1016/j.xcrm.2022.100895. Epub 2023 Jan 10. PMID: 36630953; PMCID: PMC9873947.

35. Balban MY, Neri E, Kogon MM, Weed L, Nouriani B, Jo B, Holl G, Zeitzer JM, Spiegel D, Huberman AD. Brief structured respiration practices enhance mood and reduce physiological arousal. Cell Rep Med. 2023 Jan 17;4(1):100895. doi:10.1016/j.xcrm.2022.100895. Epub 2023 Jan 10. PMID: 36630953; PMCID: PMC9873947.

36. Breathing Exercises. Wim Hof Method. https://www.wimhofmethod.com/breathing-exercises.

37. Kopplin CS, Rosenthal L. The positive effects of combined breathing techniques and cold exposure on perceived stress: a randomised trial. Curr Psychol. 2022 Oct 7:1-13. doi:10.1007/s12144-022-03739-y. Epub ahead of print. PMID: 36248220; PMCID: PMC9540300.

38. Si S Çeli K A, Kılınç T. The effect of laughter yoga on perceived stress, burnout, and life satisfaction in nurses during the pandemic: A randomized controlled trial. Complement Ther Clin Pract. 2022 Nov;49:101637. doi:10.1016/j.ctcp.2022.101637. Epub 2022 Jul 5. PMID: 35810525; PMCID: PMC9254653.

39. Jerath R, Beveridge C, Barnes VA. Self-Regulation of Breathing as an Adjunctive Treatment of Insomnia. Front Psychiatry. 2019 Jan 29;9:780. doi:10.3389/fpsyt.2018.00780. PMID: 30761030; PMCID: PMC6361823.

40. Corrado J, Iftekhar N, Halpin S, Li M, Tarrant R, Grimaldi J, Simms A, O'Connor RJ, Casson A, Sivan M. HEART Rate Variability Biofeedback for Long COVID Dysautonomia (HEARTLOC): Results of a Feasibility Study. Adv Rehabil Sci Pract. 2024 Jan 28;13:27536351241227261. doi:10.1177/27536351241227261. PMID:

38298551; PMCID: PMC10826406.
41. Lee YC, Lu CT, Cheng WN, Li HY. The Impact of Mouth-Taping in Mouth-Breathers with Mild Obstructive Sleep Apnea: A Preliminary Study. Healthcare (Basel). 2022 Sep 13;10(9):1755. doi:10.3390/healthcare10091755. PMID: 36141367; PMCID: PMC9498537.
42. LaComb C, Tandy R, Lee S, Young J, Navalta J. Oral versus Nasal Breathing during Moderate to High Intensity Submaximal Aerobic Exercise. International Journal of Kinesiology and Sports Science. 2017;5:8. doi:10.7575//aiac.ijkss.v.5n.1p.8.
43. Bahi C, Irrmischer M, Franken K, Fejer G, Schlenker A, Deijen J, Engelbregt H. Effects of conscious connected breathing on cortical brain activity, mood and state of consciousness in healthy adults. Current Psychology. 2023 Sep 8;43:10578-89. doi:10.1007/s12144-023-05119-6.
44. Londoño E. "Breathing Their Way to an Altered State" New York Times, Jan. 9, 2024.

13장. 수면 - 수분 섭취 - 호흡 결합하기
1. Svensson S, Olin AC, Hellgren J. Increased net water loss by oral compared to nasal expiration in healthy subjects. Rhinology. 2006 Mar;44(1):74-77. PMID: 16550955.

옮긴이 김하린

어릴 적 책을 좋아해서 '책순이'라는 별명과 더불어 덤으로 안경을 얻었다. 지적 호기심이 강하고 외국어와 우리말을 섬세하게 다루기를 좋아해 번역가의 길에 들어섰다. 정확하고도 감각적인 글을 지향하며, 바른번역 소속 번역가로 활동하고 있다. 옮긴 책으로는 『호구의 심리학』『예언자』『케이트 쇼팽과 그녀들의 이야기』가 있다.

노화는 나이가 아니라
습관이 결정한다

초판 1쇄 발행 2025년 8월 1일

지은이 마이클 브루스
옮긴이 김하린
펴낸이 김선준

편집이사 서선행
책임편집 이은애 **편집4팀** 송병규
디자인 엄재선
마케팅팀 권두리, 이진규, 신동빈
홍보팀 조아란, 장태수, 이은정, 권희, 박미정, 조문정, 이건희, 박지훈, 송수연, 김수빈
경영관리 송현주, 윤이경, 임해랑, 정수연

펴낸곳 페이지2북스
출판등록 2019년 4월 25일 제 2019-000129호
주소 서울시 영등포구 여의대로 108 파크원타워1, 28층
전화 070)4203-7755 **팩스** 070)4170-4865
이메일 page2books@naver.com
종이 월드페이퍼 **인쇄·제본** 한영문화사

ISBN 979-11-6985-149-7 (03510)

- 책값은 뒤표지에 있습니다.
- 파본은 구입하신 서점에서 교환해 드립니다.
- 이 책은 저작권법에 의하여 보호를 받는 저작물이므로 무단 전재와 복제를 금합니다.